栄養科学シリーズ NEXT
Nutrition, Exercise, Rest

人体の構造と機能及び疾病の成り立ち
栄養解剖生理学

河田光博・小澤一史・上田陽一／編

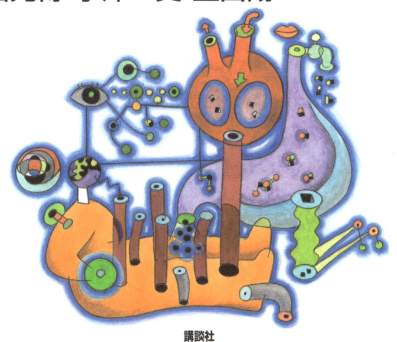

講談社

シリーズ総編集

木戸　康博　京都府立大学　名誉教授
宮本　賢一　龍谷大学農学部　教授

シリーズ編集委員

河田　光博　京都府立医科大学　名誉教授
桑波田雅士　京都府立大学大学院生命環境科学研究科　教授
郡　　俊之　甲南女子大学医療栄養学部　教授
塚原　丘美　名古屋学芸大学管理栄養学部　教授
渡邊　浩幸　高知県立大学健康栄養学部　教授

執筆者一覧

上田　陽一＊　産業医科大学　学長(9, 付録)
大島　勇人　新潟大学大学院医歯学総合研究科硬組織形態学分野　教授(5.1, 5.2AB)
小澤　一史＊　佛教大学保健医療技術学部　教授(9)
小野　克重　大分大学医学部病態生理学講座　教授(3, 4)
影山　晴秋　鎌倉女子大学家政学部管理栄養学科　教授(8.1)
上條義一郎　獨協医科大学埼玉医療センターリハビリテーション科　教授(2)
河田　光博＊　京都府立医科大学　名誉教授(1, 6, 7, 10)
林　　泰資　ノートルダム清心女子大学人間生活学部食品栄養学科　教授(8.1, 8.2)
樋口　　桂　文京学院大学保健医療技術学部理学療法学科　教授(3, 4)
松﨑　利行　群馬大学大学院医学系研究科生体構造学分野　教授(2)
三浦公志郎　北九州宗像中央病院　医師(5.4)
宮坂　京子　社団法人日本リウマチ研究所　理事(5.2C ～ F, 5.3)

(五十音順，＊印は編者，かっこ内は担当章・節・項)

まえがき

　本書は，管理栄養士を目指す学生向けの解剖生理学テキストブックである．同シリーズの『解剖生理学 人体の構造と機能 第2版』は，より平易な栄養士向けとすべく，現在第3版に向け改訂作業中である．本書はその内容をさらに深化し，現代の高度な栄養学が理解できる基盤を提供するコンテンツを含む．そのため書名を『栄養解剖生理学』にして区別した．

　執筆者はいずれもコメディカル系や管理栄養士を養成する大学等で講義経験を持つ先生方であり，解剖学・生理学の専門家である．本書の執筆，編集にあたっては，基礎的内容を踏まえること，図を多用し理解を助けることに留意し，章立ては日本栄養改善学会提案の「管理栄養士養成のための栄養学教育モデル・コア・カリキュラム」に準拠した．

　管理栄養士は国家資格であり，国家試験を受験しなければならない．当然，内容としては国家試験を意識しなければならないが，本シリーズの編集方針でもある"管理栄養士に必要な内容を盛り込み，十分学生が理解できるよう配慮し，その延長上に国家試験がある"というスタンスで構成されている．つまり，解剖生理学でからだの正常な構造と機能を学び，病理学で疾病の発生を学び，臨床栄養学で食事療法を学ぶ流れのスタート地点となるよう配慮されている．

　言うまでもなく，解剖生理学はヒトのからだの構造と機能を扱う学問である．栄養科学は，ヒトが食物を摂取し，消化，代謝されて健康体が維持されることを基本とする総合科学である．その中で，ヒトのからだの仕組みを十分に理解することは，栄養科学を学ぶ大変重要な基盤となる．なにごとにおいても基礎がしっかりしていないと，積み上げられない．とくに情報が満ちあふれている現代では，科学的エビデンスに基づいた，系統的な知識が求められる．

　高い志を持った管理栄養士を目指す学生に，本書がヒトの理解に役立ち，愛読書として使われることを心から願う次第である．

　最後に，本書の発行にご尽力いただいたシリーズ総編集，編集委員の先生方，ならびに神尾朋美氏には並々ならぬご支援をいただいたことを記して，謝意の意を表す．

　　2019年10月

編者　河田　光博
　　　小澤　一史
　　　上田　陽一

栄養科学シリーズ NEXT
新期刊行にあたって

　「栄養科学シリーズNEXT」は，"栄養Nutrition・運動Exercise・休養Rest"を柱に，1998年から刊行を開始したテキストシリーズです．2002年の管理栄養士・栄養士の新カリキュラムに対応し，新しい科目にも対応すべく，書目の充実を図ってきました．新カリキュラムの教育目標を達成するための内容を盛り込み，他の専門家と協同してあらゆる場面で健康を担う食生活・栄養の専門職の養成を目指す内容となっています．一方，2009年，特定非営利活動法人日本栄養改善学会により，管理栄養士が備えるべき能力に関して「管理栄養士養成課程におけるモデルコアカリキュラム」が策定されました．本シリーズではこれにも準拠するべく改訂を重ねています．

　この度，NEXT草創期のシリーズ総編集である中坊幸弘先生，山本茂先生，およびシリーズ編集委員である海老原清先生，加藤秀夫先生，小松龍史先生，武田英二先生，辻英明先生の意思を引き継いだ新体制により，時代のニーズと栄養学の本質を礎にして，改めて，次のような編集方針でシリーズを刊行していくこととしました．

　・各巻ごとの内容は，シリーズ全体を通してバランスを取るように心がける
　・記述は単なる事実の羅列にとどまることなく，ストーリー性をもたせ，学問
　　分野の流れを重視して，理解しやすくする
　・レベルを落とすことなく，できるだけ平易にわかりやすく記述する
　・図表はできるだけオリジナルなものを用い，視覚からの内容把握を重視する
　・4色フルカラー化で，より学生にわかりやすい紙面を提供する
　・管理栄養士国家試験出題基準(ガイドライン)にも考慮した内容とする
　・管理栄養士，栄養士のそれぞれの在り方を考え，各書目の充実を図る

　栄養学の進歩は著しく，管理栄養士，栄養士の活躍の場所も益々グローバル化すると予想されます．最新の栄養学の専門知識に加え，管理栄養士資格の国際基準化，他職種の理解と連携など，新しい側面で栄養学を理解することが必要です．本書で学ばれた学生達が，新しい時代を担う管理栄養士，栄養士として活躍されることを願っています．

シリーズ総編集　　木戸　康博
　　　　　　　　　宮本　賢一

人体の構造と機能及び疾病の成り立ち **栄養解剖生理学** ——— 目次

1. 人体の構造と機能：解剖生理学 ·········· 1

   1.1   人体の構成 ············· 1
      A. 人体を構成する物質 ············· 1
      B. 人体の構成：階層性 ············· 1
   1.2   細胞の構造と機能 ············· 3
      A. 細胞膜 ············· 3
      B. 細胞質 ············· 5
      C. 核 ············· 10
      D. 細胞周期と細胞分裂 ············· 11
      E. 染色体 ············· 13
   1.3   組織 ············· 14
      A. 上皮組織 ············· 14
      B. 支持組織 ············· 18
      C. 筋組織 ············· 21
      D. 神経組織 ············· 22
   1.4   からだの器官系 ············· 24
      A. 運動器系 ············· 24
      B. 循環器系 ············· 24
      C. 呼吸器系 ············· 25
      D. 消化器系 ············· 25
      E. 泌尿器系 ············· 25
      F. 生殖器系 ············· 25
      G. 内分泌系 ············· 25
      H. 神経系 ············· 25
      I. 感覚器系 ············· 26

2. 運動器系 ·········· 27

   2.1   骨格系 ············· 27
      A. 全身の骨格 ············· 27
      B. 骨の連結 ············· 27
      C. 骨格の構造 ············· 28
      D. 骨の機能 ············· 32
   2.2   筋系 ············· 41
      A. 筋の構造と機能 ············· 41

3. 循環器系 ·········· 55

   3.1   循環器系の構造と機能 ············· 56
      A. 体循環と肺循環 ············· 56

	B.	胎児循環	56
3.2		心臓の構造と機能	59
	A.	心臓の構造	59
	B.	心臓の活動	63
3.3		血管の構造と機能	70
	A.	血液の構造	71
	B.	心臓，血管と血圧	76
3.4		血液の成分と機能	79
	A.	血液の成分	79
	B.	血液の機能	80
3.5		リンパ系	87
	A.	リンパ系の構造と機能	87

4. 呼吸器系 91

4.1		呼吸器系の構造	92
	A.	鼻腔	92
	B.	副鼻腔と鼻涙管	93
	C.	咽頭	94
	D.	喉頭	94
	E.	気管と気管支	96
	F.	肺	97
	G.	呼吸に関係する筋	98
4.2		呼吸生理	101
	A.	肺の換気	101
	B.	肺循環	104
	C.	ガス交換	106
	D.	血液ガスの運搬	107
	E.	呼気ガス分析	110

5. 消化器系 113

5.1		消化器系の構造と機能の概要	114
	A.	食物からみた消化，吸収の経路	114
	B.	消化管壁	114
5.2		消化管の構造	116
	A.	口腔	116
	B.	咽頭	122
	C.	食道	124
	D.	胃	124
	E.	小腸	125
	F.	大腸	127
5.3		消化腺の構造	128
	A.	膵臓	128
	B.	肝臓	128
	C.	消化液	129

5.4	消化器系の機能	135
	A. 消化・吸収の調節	135
	B. 排便の調節	145

6. 泌尿器系 149

6.1	腎臓の構造とはたらきの概要	149
	A. 腎臓の内部構造	150
	B. 腎臓の血管系のはたらき	150
	C. 腎臓の調節機能	154
6.2	尿路	156
	A. 尿管の構造とはたらき	156
	B. 膀胱の構造	156
	C. 尿道の構造	157
	D. 排尿のメカニズムとプロセス	157
6.3	尿	159
	A. 尿の組成	159
	B. 尿量	160

7. 生殖器系 161

7.1	生殖器発生の基本	161
	A. 生殖細胞と性腺の分化	161
	B. 外生殖器の性分化	161
7.2	男性生殖器	162
	A. 精巣	163
	B. 精巣上体	165
	C. 精管	165
	D. 精嚢	165
	E. 前立腺	165
	F. 尿道球腺（カウパー腺）	166
	G. 陰茎	166
7.3	女性生殖器	167
	A. 卵巣	168
	B. 卵管	169
	C. 子宮	170
	D. 腟	171
	E. 外陰部と会陰	172
	F. 乳腺	172
7.4	女性の性周期	175
	A. 視床下部−下垂体系	175
	B. 卵巣の性周期	176
	C. 子宮の性周期	177
7.5	受精と発生	178
	A. 発生	178
	B. 胎盤の形成と構造	179

C. 分娩 ··· 182

8. 内分泌系 ··· 185

8.1 内分泌器官とホルモン ······························· 187
   A. 視床下部と下垂体 ································ 187
   B. 甲状腺 ······································· 190
   C. 副甲状腺(上皮小体) ···························· 192
   D. 膵臓 ··· 192
   E. 副腎 ··· 194
   F. 性腺 ··· 195
   G. 松果体 ······································· 199
   H. その他のホルモン ······························ 199
8.2 ホルモン分泌の調節と恒常性 ························· 201
   A. ホルモンの分泌調節 ····························· 201
   B. ホルモンによる恒常性の維持 ······················ 203

9. 神経系 ··· 209

9.1 脳と脊髄からなる中枢神経系 ························· 210
   A. 大脳(終脳) ··································· 210
   B. 間脳 ··· 213
   C. 小脳 ··· 214
   D. 脳幹 ··· 215
   E. 脊髄 ··· 217
   F. 髄膜,脳室,脳の血管 ··························· 221
9.2 末梢神経系 ··································· 223
   A. 脳神経と脊髄神経 ······························ 223
   B. 体性神経系と自律神経系 ························· 224
9.3 神経系と生体機構 ······························· 228
   A. 生体の恒常性の維持 ····························· 228
   B. ストレス反応 ································· 229
9.4 神経細胞の基本構造 ····························· 229
   A. 活動電位 ····································· 230
   B. 神経膠細胞(グリア細胞) ························· 231

10. 感覚器系 ··· 235

10.1 視覚系 ······································· 235
   A. 眼球 ··· 236
   B. 副眼器 ······································· 240
   C. 視覚,視野,両眼視 ····························· 241
10.2 聴覚・平衡覚系 ······························· 242
   A. 外耳 ··· 242
   B. 中耳 ··· 243
   C. 内耳 ··· 245
10.3 味覚 ··· 247

		A.	舌乳頭	247
		B.	味蕾	248
		C.	味覚受容体	248
		D.	味覚の神経支配	250
10.4	嗅覚			250
		A.	嗅細胞	250
		B.	支持細胞と嗅腺	252
		C.	嗅覚受容体	252
10.5	皮膚			252
		A.	表皮	252
		B.	真皮	255
		C.	皮下組織	255
		D.	皮膚の付属器	255
		E.	皮膚感覚	258

付録：栄養解剖生理学を学ぶための単位の基礎知識 ……………………………… 263

参考書 …………………………………………………………………………………… 267
索　引 …………………………………………………………………………………… 269

1. 人体の構造と機能：解剖生理学

　からだの正常な構造（形態）と機能（はたらき）を理解することは，栄養学の基本である．私たちのからだは，構造があって機能があり，構造と機能は互いに密接に関連して生命活動を維持している．人体の構造（形態）を扱う学問が解剖学であり，機能（はたらき）を扱う学問が生理学である．近年，解剖学と生理学は合体して，解剖生理学というように，構造と機能を合わせてダイナミックに理解し，学習を深めるような体系となってきている．本書ではこの構造と機能を一緒にして，からだのしくみを理解する．

1.1　人体の構成

A.　人体を構成する物質

　私たちのからだを構成する物質は，原子や分子からできている．からだを構成する元素は，炭素(C)，酸素(O)，水素(H)，窒素(N)の4つが最も多く，これらの元素によってからだの有機化合物が作られる．からだは水分が50〜60%占めている．からだの主たる有機化合物は，タンパク質，脂質，糖質，核酸であり，これらのほかにからだにはカリウム(K)，ナトリウム(Na)，カルシウム(Ca)，鉄(Fe)などの微量な元素が存在している．

B.　人体の構成：階層性

＊細胞の大きさを10 μmの立方体とし，密度を水と同じとすると，体重60 kgのヒトで60兆個になる．最近（2013年）になり，約37兆個や約30兆個といった報告もでてきている．

　水分や有機化合物，微量の元素によって人のからだは成り立っているが，他の生物と同じように，からだを構成する機能の基本単位は細胞である．私たちのからだには約60兆個＊の細胞があり，また，その種類は200種類あるとされる．細胞はこのように多種類あるが，基本的に同じような形，同じような性質をもっ

たものがある目的をもって集まる．これを組織という．からだの基本的な組織には4種類あり，上皮組織，支持組織，筋組織，神経組織に分けられる．これらの組織が集まり，ある特定の機能を果たすために特有の形をなす器官（または臓器）

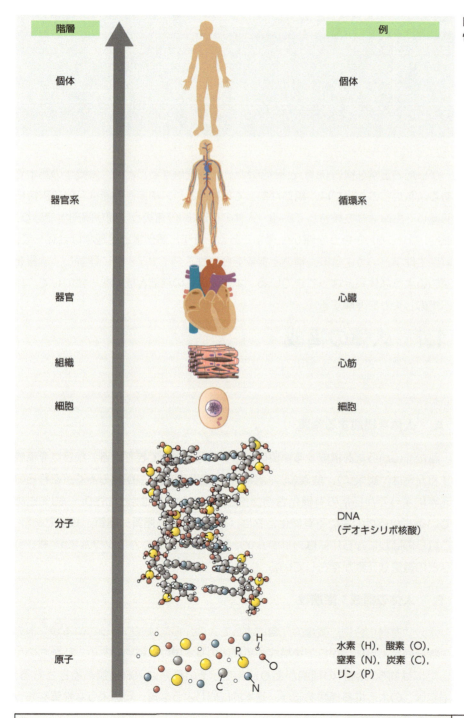

図1.1　からだの階層性

といわれる独立した肉眼的にもまとまりのあるものとなる．さらに器官は集まって大きな機能，たとえば，消化，呼吸などを行う．ある特定の目的をもった器官の集まりを器官系（または系統）という．これらの器官系が集まったものがからだとなり，個体としての人体は11種類の器官系から構成されている（1.4節参照）．

このように，私たちのからだは，原子・分子－細胞－組織－器官－器官系－個体というように，小さな粒子から肉眼で見ることのできる存在に至るまで，一定の規則性，秩序性をもって配列している．有機体の合目的な積み重ねを階層性といい，からだの統合されたシステムの基盤を作っている（図1.1）．

1.2 細胞の構造と機能

細胞は多様で，いちばん小さな細胞は直径5μmのリンパ球から，200μmに達する大きな卵細胞までさまざまである．細胞の形も扁平，球形，立方形，円柱形，紡錘形などいろいろある．細胞は共通の基本的な構造とはたらきをもっている（図1.2）．すべての細胞は，細胞膜によって細胞の内外が仕切られ，細胞の内部には細胞質と細胞小器官（オルガネラ）が存在する．核は細胞小器官の1つである．

A. 細胞膜

細胞膜はリン脂質の二重層からなり，その二重層の間に膜タンパク質やコレステロールがはさまっている（図1.3）．リン脂質の分子は棒付きキャンディのように，頭部と尾部の2つの部分から成り立っている．リン脂質の尾部と向かい合うリン脂質の尾部がくっ付き合い，頭部が細胞の外と内側に向けて配列しているため，細胞膜は二重層となる．リン脂質の頭部はリン酸を含んで水に対して親和性があるので親水基といわれるが，尾部は脂肪酸を含んで水に対して親和性が低いので疎水基といわれる．このように膜の内部組成が疎水基で占められているため，細胞膜は水溶性分子を通さない．

膜タンパク質は，輸送体，連結体，受容体，酵素としてはたらく（図1.4）．

a. 輸送体

輸送体は，3つの機能タンパク質に分けられる．①イオン（ナトリウム（Na），カリウム（K），カルシウム（Ca），塩素（Cl））を孔の開閉を通して輸送するイオンチャネル，②濃度勾配や電気的な勾配に逆らって物質を輸送するポンプ（Na^+ポンプ：Na^+＋K^+ ATPアーゼなど），③グルコースなどを細胞内に取り込む担体（トランスポーター）である．

b. 連結体

連結体は，隣り合う細胞と細胞間結合や細胞外マトリックスと接着する役割を

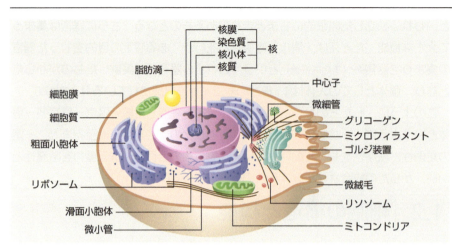

図 1.2 細胞の基本構造

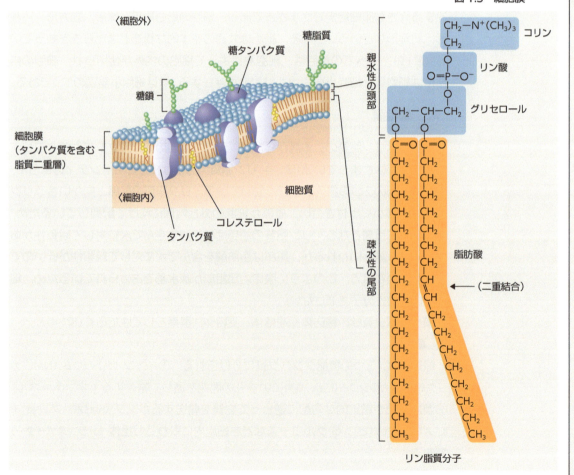

図 1.3 細胞膜

図1.4 膜タンパク質のはたらき

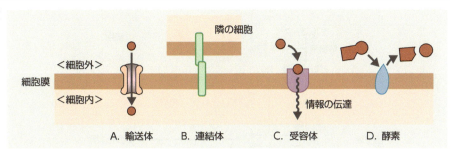

果たす．カドヘリンやインテグリンがこの連結体に分類される．

c. 受容体

受容体（レセプター）は，ホルモンや神経伝達物質と結合し，細胞内にその情報を伝えるものである．

d. 酵素

膜の酵素は細胞外の物質を分解する．消化管粘膜上皮細胞の細胞膜にみられる消化酵素がこのタイプである．細胞の外に露出している膜タンパク質には枝状の多糖類（糖衣・糖鎖）が付き，血液型の決定や細胞どうしの認識，相互作用に重要な機能を果たしている．これらの膜タンパク質は膜を自由に動くことができ，また細胞膜にはリン脂質以外にもコレステロールが存在するため，細胞膜の流動性をさらに高めている．

B. 細胞質

細胞質とは細胞膜の内側で，核の外側の部分をいう．細胞質には液体成分からなるサイトソルのほかに，細胞小器官，細胞骨格，細胞内封入体が存在する．

a. 細胞小器官

多くの細胞小器官は膜で包まれ，特有の形体と機能をもっている（図1.2参照）．

(1) ミトコンドリア　ミトコンドリアは細胞のエネルギー源であるアデノシン三リン酸（ATP）を作るので，細胞の発電所ともいわれている（図1.5）．ミトコンドリアは小さなソーセージ型をしており，二重の膜（外膜と内膜）でできている．内膜はクリステといわれるヒダを内部に出して，表面積を拡大しているが，この膜には電子伝達系（酸化的リン酸化反応）にかかわる酵素が存在する．

食物として摂取した糖質は分解され，細胞内に入ったグルコースはサイトソルで酸素の関与なしに分解され，ピルビン酸とATPになる．これを嫌気的解糖系という．ピルビン酸はミトコンドリア内に入り，酸素の関与のもとアセチルCoA，クエン酸回路の反応系を経て酸化され，電子伝達系で最終的に二酸化炭素と水，さらに大量のATPが産生される．食物由来の脂肪酸も同じくミトコンドリア内に入り，β酸化を受けて最終的にアセチルCoAを経て，クエン酸回路

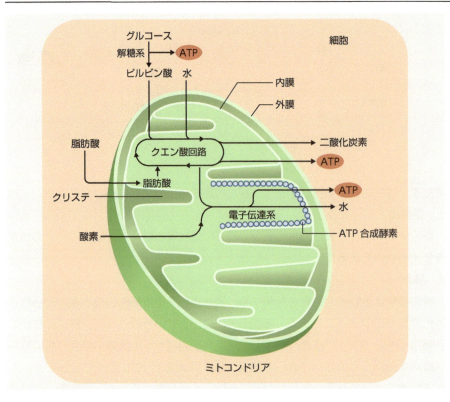

図 1.5 ミトコンドリア

に入る．また，ミトコンドリアには細胞の核に存在するDNAとは異なる独立したDNA（ミトコンドリアDNA）が存在し，ミトコンドリア独自の分裂，増殖にかかわっている．

(2) リボソーム　リボソームは，小さな顆粒状の構造物で，成分はリボソームRNAといわれるRNAとタンパク質から成り立つ（図1.6）．リボソームにおいて核DNAのコピーであるメッセンジャーRNA（mRNA）の遺伝情報（コドン）をもとに翻訳され，トランスファーRNA（tRNA）によって運ばれてきたアミノ酸がそれぞれつなぎ合わさってタンパク質ができる．リボソームはいわば細胞のタンパク質製造工場といえる．リボソームは，小胞体の膜に付着して粗面小胞体となるものと，細胞質に遊離しているもの（遊離リボソーム）の2種類がある．粗面小胞体のリボソームでは，細胞外に分泌顆粒として放出されるタンパク質や，細胞膜に埋め込まれるタンパク質（膜タンパク質）が作られる．遊離リボソームでは，細胞自身に必要な細胞質や核で使われるタンパク質が作られる．

(3) 小胞体　小胞体は，膜で囲まれた腔が袋状になってつながっている構造物で，膜にリボソームが付着しているものはあたかもざらざらしている感を与えるので粗面小胞体といわれる（図1.7）．粗面小胞体の膜上のリボソームで作られたタンパク質は，小胞体の腔内に送られて3次元構造を取ったのちにゴルジ装置に

図 1.6 リボソーム
[井上裕康ほか, 分子栄養学(宮本賢一ほか編), p.4, 講談社(2018)]

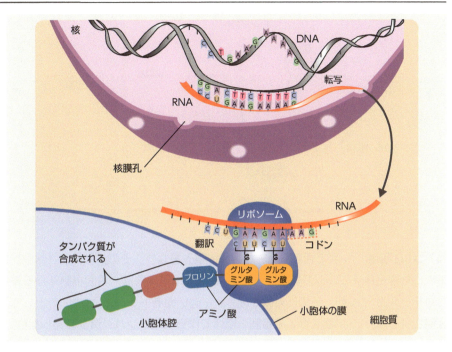

図 1.7 粗面小胞体とリボソーム

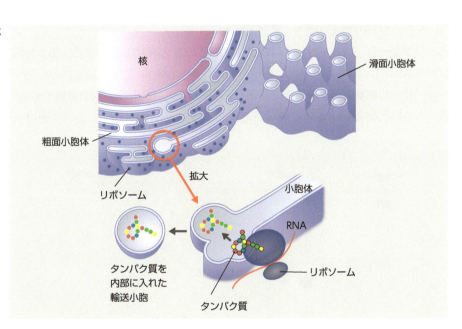

送られ，細胞外に分泌され，また膜タンパク質として膜に取り込まれる．一方，リボソームが付着していない小胞体は滑面小胞体といわれ，脂質代謝(コレステロールの合成や分解)や解毒，ステロイドの産生，カルシウムイオン(Ca^{2+})の貯蔵の場となっている．

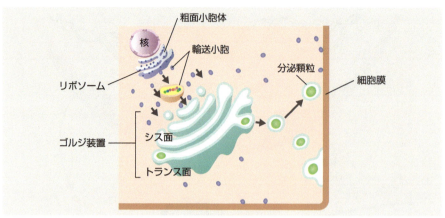

図 1.8　ゴルジ装置

(4) ゴルジ装置　膜で囲まれた袋が数層に積み重なり，その外側に小さな袋が集まった複合体をゴルジ装置という（図1.8）．ゴルジ装置は，粗面小胞体から続く面をシス面(形成面)，その反対側で細胞膜に近い面をトランス面(成熟面)として区別される．これらの面を介して粗面小胞体で作られたタンパク質を濃縮したり，糖を付加したりして修飾する．そして修飾されたタンパク質は，分泌小胞として細胞外へ放出あるいは細胞膜や他の膜構造に組み込まれる．ゴルジ装置はこのようにタンパク質の加工，梱包，発送工場といえる．

(5) リソソーム　リソソームはさまざまな大きさの袋状の構造物で，加水分解酵素を含んでいる(図1.9)．リソソーム内は常に酸性(約pH 5)で，細胞外の異物や不要になった細胞成分を膜とともに取り込み，その取り込み小胞内の物質を分解・消化するいわば細胞の解体工場といえる．リソソームは段階的に 2 つに分けら

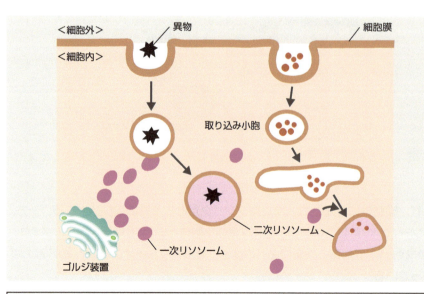

図 1.9　リソソーム

れる．ゴルジ装置で作られた一次リソソームはまだ分解・消化作用を行っていないものであり，二次リソソームは細胞外からの異物を取り込んだ膜構造物や不要物と一次リソソームが癒合したものである．

(6) ペルオキシソーム　ペルオキシソームは，膜状の袋で，内部に強力な酸化酵素（オキシダーゼ）を含む．ペルオキシソームは細胞内で発生したフリーラジカル（不対電子対を持った反応性の高い分子や原子，活性酸素など）を過酸化水素に，さらにカタラーゼによって水に分解する．

(7) 中心体　中心子といわれる微小管から成り立っている小さな構造物が，2つ互いに直交するような形で存在しているものを中心体という．細胞が有糸分裂するときに細胞の両端に移動して娘染色体を紡錘糸とともに引き寄せるはたらきをもつ．

b. 細胞骨格

細胞骨格とは，細胞内の線維状のタンパク質で，ネットワークを作ってあたかもからだの骨のごとく，細胞を内側から支え，細胞の形を決める．また細胞小器官を細胞質内で支持したり，物質の輸送，細胞の運動能，隣り合う細胞どうしの結合などにも深く関与する．径の大きさから3種類ある（図1.10）．

(1) ミクロフィラメント　直径が5 nmの糸状のタンパク質からなる線維（アクチンフィラメント）で，球状のアクチンが連なったものである．

(2) 中間径フィラメント　直径が10 nmのタンパク質フィラメントの総称で，ケラチン，ビメンチン，ニューロフィラメント，グリア線維性酸性タンパク質（GFAP），ラミンなどさまざまある．

GFAP：glial fibrillary acidic protein

(3) 微小管　直径が25 nmの管状の構造物で，チューブリン（αとβ型がある）と

図1.10　細胞骨格

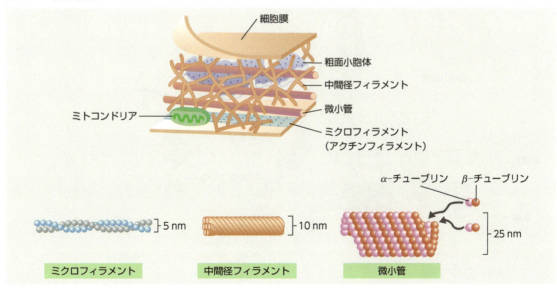

いうタンパク質から成り立っている．細胞の形のみならず，細胞小器官の位置や細胞内での物質輸送にかかわっている．

c. 細胞内封入体

脂肪細胞では脂肪小滴，肝細胞や筋細胞ではグリコーゲン，皮膚ではメラニンなどが細胞質に存在する．

C. 核

細胞は通常，1個の核をもつ．核にはその個体の遺伝情報を担うデオキシリボ核酸（DNA）が存在する．核は内外2枚の膜（核膜）で包まれているが，外側の核膜は粗面小胞体の膜と連続している．核膜には核膜孔という孔があいており，この孔を介して核と細胞質の物質のやり取りが可能となる．核内のDNAの情報を運ぶmRNAは核から細胞質へ，逆に転写因子などの物質は細胞質から核へ，この核膜孔を通って出入りする（図1.11）．

核には球形の核小体が1個，あるいは複数個存在する．核小体はリボソームRNAとタンパク質からなるが，リボソームRNAは核膜孔から細胞質に出てリボソームに組み込まれる．

核小体以外の核の部分はクロマチン（染色質）といわれる．DNAがヒストンというタンパク質に巻きついたものをヌクレオソームという．クロマチンには，このヌクレオソームがらせん状になって強く凝集している部分と，ヌクレオソームが

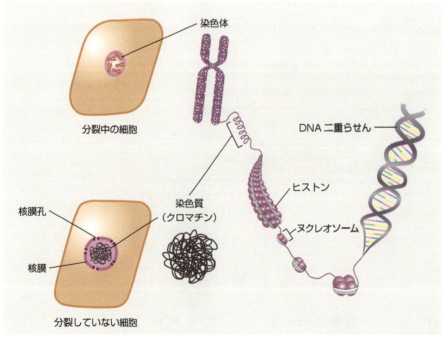

図1.11 核とクロマチン

ゆるんでいる部分があり，前者をヘテロクロマチン，後者をユークロマチンという．ヘテロクロマチンはDNAの転写などが起こっていない不活性な領域であり，ユークロマチンは逆に転写が活発に起こっている領域である．細胞分裂が起こるときには，クロマチンは強く凝縮しはじめ，染色体という杆状の構造物が出現する．

D. 細胞周期と細胞分裂

　細胞は分裂によって数を増やしていく．細胞分裂が始まってから次の分裂を始めるまでを細胞周期といい，DNA合成前期（G_1期），DNA合成期（S期），分裂前期（G_2期），分裂期（M期）の各ステージに分けられる（図1.12）．

　G_1期，S期，G_2期を合わせて分裂間期といい，M期（分裂期）に比べるとこの分裂間期ははるかに長い．また細胞そのものや細胞の状態によって，これらの各時期は異なるが，一般にG_1期が最も長いとされる．細胞によっては長らく分裂をしない細胞もあり，このような細胞はG_0期にあるとされ，なんらかのシグナルが生じた場合に，G_1期に入る．

a. DNA（deoxyribonucleic acid）

　DNAの合成はDNAの複製と言い換えることができる．すなわち，DNAは塩基，糖分子，リン酸基からなるヌクレオチドが相補的配列を保ちながら2本鎖のらせん構造を取っている．この二重らせん構造はDNAの複製が始まると，対をなしていた塩基どうしの水素結合がはずれ，あたかもファスナーを開くように一本の鎖となるが，その塩基に対して相補的な塩基が次々と結合して，新たな二本鎖ができることとなる．塩基グアニン（G）にはシトシン（C）が，アデニン（A）にはチミン（T）が結合するため，もとの塩基配列の鎖と同じ塩基配列の鎖ができる．新しく作られた2本の二重らせんはセントロメア（動原体）といわれる部分でくっついており，染色分体といわれる染色体の中に折り込まれている．

b. 体細胞分裂と減数分裂

　細胞分裂には，一般の器官などの細胞分裂である体細胞分裂と，精子や卵子などの生殖細胞の細胞分裂である減数分裂の2種類があり，異なる様相を呈する．

（1）体細胞分裂　　体細胞分裂の細胞分裂期は4期（前期，中期，後期，終期）に分かれる（図1.12参照）．前期では，中心体が分かれて細胞の両極（両端）に移動し，核小体や核膜が消失し，クロマチンは次第に凝集し始め，2本の染色分体からなる染色体が出現する．中期では，ばらばらに分布していた染色分体が赤道面に並び，紡錘糸が染色分体の動原体に付く．後期では各染色分体がそれぞれ縦裂面で分かれて両極に移動し，再び染色体といわれるようになると同時に，細胞質にくびれが生じて細胞分裂が始まる．終期では両極に分かれた染色体が再び核膜に包まれ，核小体も出現し，細胞分裂が終わりを迎える．

1.2　細胞の構造と機能

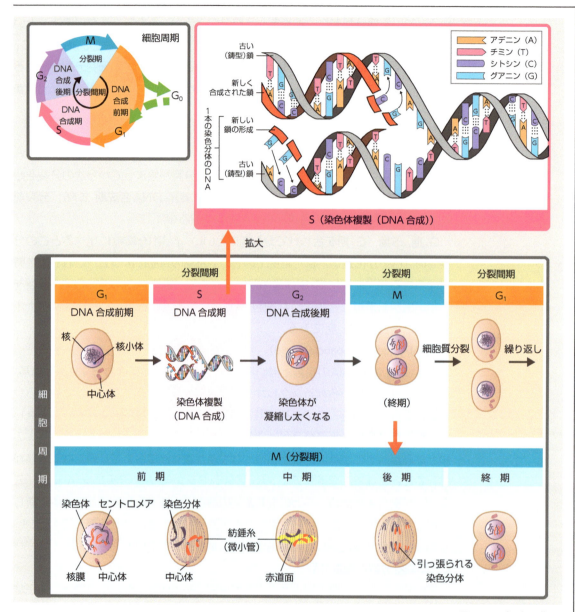

図 1.12 細胞周期と体細胞の細胞分裂

(2) 減数分裂 減数分裂は生殖細胞に見られる分裂で，2 回細胞分裂が起こる．第 1 回分裂では相同染色体は 1 つずつ 2 つに分かれ，第 2 回分裂では体細胞分裂と同様に染色分体が縦裂面で分かれて 2 つになる．したがって，1 つの細胞から染色体が半減した 4 つの細胞が形成されることとなり，精子は同じ大きさの 4 つの細胞が生まれるが，卵子は 1 個の大型細胞と 3 つの小さな細胞（極体）になる．

E. 染色体

　細胞分裂のときに出現する染色体は46本で，対をなしているので，相同染色体という（図1.13）．ヒトの男性の場合には性染色体がXYとなり相同ではないため，相同染色体は22対である．その22対は男女ともに同じなので常染色体といわれ，残りの1対は遺伝的な性を決める染色体なので性染色体といわれる．

　常染色体は大きいものから1対ずつ番号がつき，第1染色体が最も大きく，第22染色体が最も小さい．性染色体は男性ではX染色体とY染色体（XY型），女性ではX染色体が2つ（XX型）と表示するが，X染色体は常染色体の第5と6の染色体の間，Y染色体は第20と21染色体の間に位置している．

　染色体異常として21番染色体が3本あるダウン症候群，性染色体の異常によるターナー症候群（45,X），クラインフェルター症候群（47,XXY）などがある．

図1.13　染色体の模式図

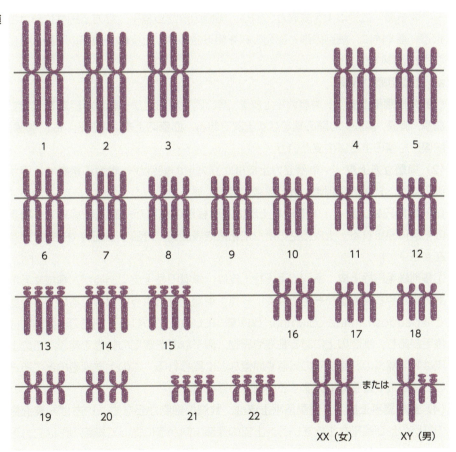

1.2　細胞の構造と機能

1.3 組織

　同じ構造と機能をもつ細胞の集団を組織という．組織はこれらの細胞と，細胞の間を埋めている細胞間質からなる．細胞間質はさらに線維成分と基質（細胞外マトリックス）から構成される．

　からだの組織は4種類，上皮組織，支持組織，筋組織，神経組織に分けられる．

A. 上皮組織

　上皮組織はからだの体表や内腔（消化管，呼吸器，生殖器などの管腔，胸腔や腹腔などの体腔）の表面を被う細胞集団である．上皮細胞の下面（底面）側には基底膜という薄い膜が存在する．上皮組織は，その構成細胞の配列の数によって，一層であるものを単層，二層以上を重層と区別し，細胞の形から扁平，立方，円柱に分けられる．基本的に，細胞の形と配列の数を組み合わせ，上皮の分類が以下のようになされる（図1.14）．

a. 上皮組織の分類

（1）単層扁平上皮　　単層扁平上皮は，薄い扁平な細胞が一層並ぶ組織で，肺胞，血管，腹膜，胸膜，心膜の壁をなす上皮である．血管の上皮は内皮といい，腹膜，胸膜，心膜の上皮は中皮という．

（2）単層立方上皮　　単層立方上皮は，立方形の細胞が一層並ぶ組織で，甲状腺の濾胞，腎臓の尿細管，外分泌腺の導管に見られる．

（3）単層円柱上皮　　単層円柱上皮は，円柱形の細胞が一層並ぶ組織で，胃腸の粘膜に見られる．上皮細胞の所々に粘液を表面側に分泌する細胞（杯細胞）が存在する．

①多列線毛円柱上皮：多列線毛円柱上皮は，単層円柱上皮であるが，構成する細胞の高さや核の位置が一定でなく，一見，重層上皮のように思われるので，英語ではpeudostratified columnar（偽重層円柱上皮）といわれる．細胞の表面側には線毛があり，細胞の上にある粘液や異物，卵子などを線毛の動きで運ぶ．この上皮は呼吸器系の肺胞までの気道や卵管などに見られる．この上皮細胞のところどころに粘液を管腔側に分泌する杯細胞も存在する．

（4）重層扁平上皮　　重層扁平上皮は，数層の細胞からなり，いちばん表面側の細胞の形が扁平な上皮をいう．上皮の深部に向かうに従って細胞の形は立方形になる．機械的な刺激に強い上皮で，皮膚，口腔から食道，肛門，腟に見られる．

（5）重層円柱上皮　　重層円柱上皮は，最表層の細胞の形が円柱状で，数層の細胞から構成される上皮で，結膜，尿道に見られる．

図 1.14 上皮の種類と分類

重層上皮は一層目だけが基底膜に接するのに対し，多列上皮は核の位置を見ると重層のようであるが，すべての細胞が基底膜と接している．

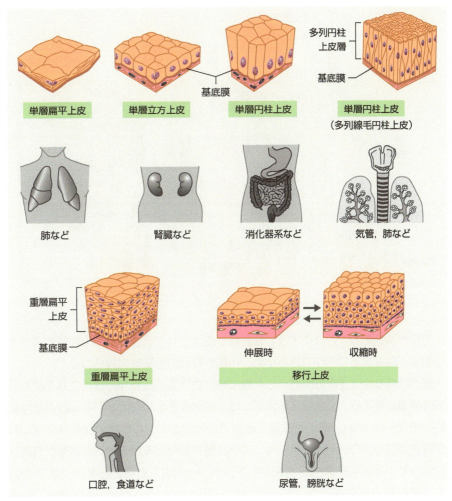

(6) 移行上皮 移行上皮は，上皮細胞の形と層の細胞数が内圧の変化によって変わる上皮をいい，泌尿器系の腎盤，尿管，膀胱に見られる．尿が少なく，器官に張力がかからないような時は上皮の細胞層は数層になり厚く，表層の細胞は球形であるが，尿量が増し，器官に内圧がかかると上皮細胞は引き伸ばされて扁平な形となり薄くなる．このように機能の変化によって上皮の形態が移行するため，その名がついている．

b. 上皮細胞の特徴

上皮組織を構成する上皮細胞は，互いに密着してシート状になり，からだの外と内側を境する．したがって，上皮細胞の細胞膜に3つの面ができることになる．外と接する細胞膜を自由面，隣り合う面を側面，内側（底側）に向き合う面を基底面という．これを上皮細胞の極性という（地球の南極や北極に相当する）（図1.15）．

上皮細胞の自由面には，微絨毛といわれる細胞質の一部が突出した細胞の小さ

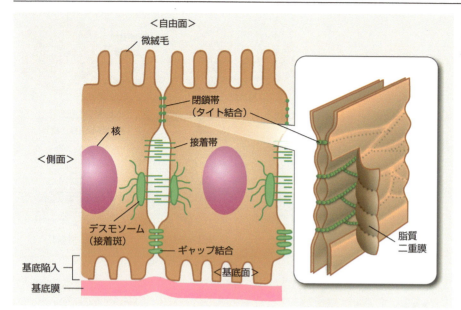

図 1.15 上皮細胞の特徴（3つの面）と細胞間接着装置
細胞膜は水溶性の物質を通さないが，基底膜は通すことができる．

な突起が多数ある．これによって表面積が拡大され，管腔側からの物質や液体を効率よく吸収することができるため，小腸や腎臓の尿細管に見られる．

側面は隣り合う上皮細胞どうしを固く結びつける構造物があり，これを細胞間接着装置と称する．細胞間接着装置には，細胞膜どうしを隙き間なく接着させる閉鎖帯（タイト結合），電子顕微鏡で確認できるほどの少しの間隙が特殊なタンパク質で結びついている接着帯，同じように隙き間があるがその結合状態が斑点状になっているデスモソーム（接着斑），デスモソームよりも細胞間隙（ギャップ）が狭く，隣り合う細胞膜どうしが共通の孔の開いたタンパク質で結び合っているギャップ結合がある．

基底面には，細胞膜そのものが複雑に入り込んでいる基底陥入という構造と，細胞の基底面のさらに外に基底膜といわれる薄い膜が存在する．基底膜の成分は糖タンパク質やコラーゲンからなる細胞外マトリックスで，細胞の極性を決める重要なはたらきをする．上皮細胞の悪性腫瘍を癌というが，癌の転移は基底膜の破壊が起こり，癌細胞が上皮内から上皮外へ浸潤していくことによる．

c. 腺

腺は，上皮組織が深部の組織に落ち込んでできたもので，特定の物質を作り，細胞外へ分泌する．腺は外分泌腺と内分泌腺の2つに分けられる（図1.16）．

(1) 外分泌腺と内分泌腺　外分泌腺は，分泌する細胞と，その分泌物を通して外に放出する導管からなる．内分泌腺は導管ではなく，分泌物（ホルモンという）を血中や組織中に放出する．腺の特殊なものとして，上皮細胞（呼吸器や消化管など）の間に分泌能をもつ細胞を杯細胞がある．

図 1.16 外分泌腺と内分泌腺

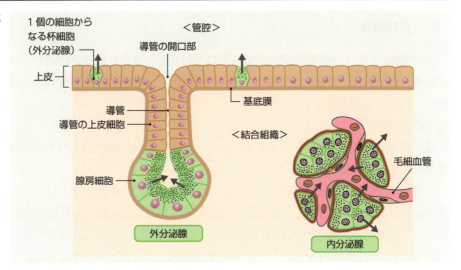

(2) 外分泌腺の種類 外分泌腺の分泌する細胞を，終末部または腺房といい，腺房から分泌される物質の性質によって分かれる．漿液腺は少量のタンパク質を含む水溶性の漿液を分泌し，粘液腺はムチンといわれる糖タンパク質を含む粘液を分泌する．混合腺は漿液と粘液の両方を分泌する．

具体的には，漿液腺は耳下腺，胃腺，涙腺など，粘液腺は消化管，気道に多く見られ，混合腺は顎下腺，舌下腺などが相当する．脂質を分泌する皮膚の皮脂腺もある．汗を分泌する汗腺はその成分によって2種に分かれる．エクリン汗腺（小汗腺）は全身の皮膚に分布して水分を排出するが，アポクリン汗腺（大汗腺）は腋窩や乳頭，陰部など特定の部位に限局し，脂質やタンパク質を含み特有の臭いを発する．

(3) 外分泌腺の分泌様式 外分泌腺からの分泌物放出の様式は4種類ある．

①**開口分泌**（エキソサイトーシス）：顆粒を含んでいる小胞の細胞膜が，自由面の細胞膜と癒合し，あたかも細胞膜が口を開いたように内容物を細胞外へ放出する様式である．タンパク質成分の分泌物を放出する一般的な様式で，膵臓や唾液腺に見られる．

②**離出分泌**（アポクリン分泌）：細胞質の一部が持ち上がって，ちぎれるように分泌物が放出される様式で，乳腺や腋窩の汗腺などに見られる．

③**全分泌**：細胞全体が分泌物となって排出されるもので，皮脂腺や眼球の眼瞼腺に見られる．

④**透出分泌**：細胞質中の分泌物が細胞膜をしみ出るように放出される様式で，脂質などの分泌がこの様式にあたるが，不明な点も多い．

B. 支持組織

　支持組織とは，からだの組織と組織を結びつけたり，支えたりする組織で，結合組織，軟骨組織，骨組織からなる．いずれも細胞と，豊富な細胞間質（線維と細胞外マトリックス）で構成される．

a. 結合組織

　結合組織はからだ全体に広く分布しており，器官，組織，細胞のそれぞれの隙き間を埋めて結びつけている（図1.17）．

(1) 細胞成分　　結合組織で最も多い細胞は線維芽細胞で，細胞外マトリックス（線維成分や無形基質）を産生し，細胞外に放出する．結合組織には，脂肪細胞のほかに，①異物や老廃物を食べるマクロファージ（大食細胞），②ヒスタミンやヘパリンなど分泌しアレルギー反応にかかわる肥満細胞，③Bリンパ球から分化した細胞で抗体（免疫グロブリン）を産生する形質細胞，④リンパ球や白血球などが見られる．

(2) 細胞外マトリックス　　細胞外基質ともいわれ，細胞周囲に存在する線維成分と形をなさない無形基質からなる．

①線維成分：線維芽細胞が作り出す線維には，膠原線維，細網線維，弾性線維の3種類がある．膠原線維は結合組織で最も多く見られるタンパク質性の線維で，からだのタンパク質の約4分の1を占める．膠原線維は張力に対する抵抗が強く，配列は規則正しく密に並んでおり，腱や靱帯などに多く分布し，Ⅰ型コラーゲンといわれる分子からなる．細網線維は膠原線維よりも細く，細胞が自由に通ることができる空間や繊細な網工を作り，Ⅲ型コラーゲンからなる．弾性線維は文字通り弾性に富み，黄色靱帯や弾性軟骨のほか，太い動脈の壁に多く含まれる．弾性線維はエラスチンといわれるタンパク質からなる．

図1.17　結合組織の細胞と線維

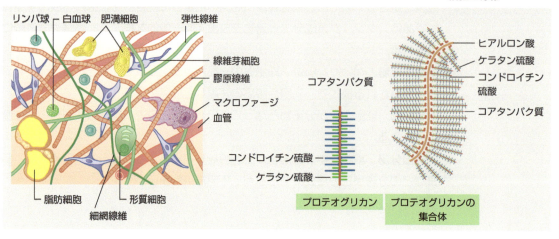

②**無形基質**：細胞間にある線維成分を取り除いたもので，通常の顕微鏡では見ることのできないものである．成分はグリコサミノグリカンとプロテオグリカン，糖タンパク質，水からなる．グリコサミノグリカンとは，ウロン酸とアミノ糖の二糖単位の繰り返し構造を有する直鎖状の巨大な多糖類（ヒアルロン酸やコンドロイチン硫酸）であり，以前はムコ多糖類といわれていた．グリコサミノグリカンは陰性に荷電しており，ナトリウムイオン(Na^+)などの陽性イオンを引きつけるため，それに伴って水と結合することになる．このことが，細胞の外に水分を引き込む物理化学的基盤となる．プロテオグリカンはタンパク質分子にグリコサミノグリカンが結合した巨大分子で，分子構造はシダ状になっている（図1.17）．

(4) 結合組織の種類　結合組織は存在する細胞の種類や線維成分の多さ，基質の性質などによって以下のように分類されている．

①**疎性結合組織**：からだのあらゆる部位に認められ，さまざまな結合組織の細胞や膠原線維，弾性線維がまばらに，かつ不規則に配列している．細胞間は細胞外マトリックス成分と血管からしみ出た成分とで構成される組織液で満たされており，組織液が過剰となるとからだは腫れた状態，浮腫となる．

②**密性結合組織**：膠原線維が多数存在し，そのほかの細胞外マトリックス成分はほとんどない組織である．線維芽細胞以外の細胞は少なく，膠原線維が規則的に配列している腱や靭帯，不規則に配列している皮膚の真皮などがあり，外力に対して強い抵抗力をもつ強靭な組織である．

③**細網組織**：リンパ節や脾臓，扁桃などのリンパ組織や骨髄に見られる組織で，星型をした特殊な線維芽細胞（細網細胞という）と細網線維によって網の目状になっている．

④**脂肪組織**：体の大半は白色脂肪細胞が多数集団をなしている組織で，とくに皮下組織や腸間膜に認められる．脂肪細胞の間には細網線維が存在する．男性で体重の15 〜 20%，女性で20 〜 25%を占める．胎児期や新生児期にはこの白色脂肪細胞とは異なる褐色脂肪細胞が特定の領域（首の後ろ，肩甲骨の間，腋窩など）に見られ，熱産生に関与している．

⑤**弾性組織**：弾性線維に富む組織で，大動脈の壁や脊柱の椎骨と椎骨の間に存在する黄色靭帯などに見られる．

⑥**膠様組織**：胎児に見られる結合組織で，未分化な細胞（間葉細胞）がまばらで，細胞外マトリックスにはヒアルロン酸が大量に存在するため，ゼリー状を呈する．臍帯の組織が典型で，ワルトン（Walton）のゼリーともいわれる．

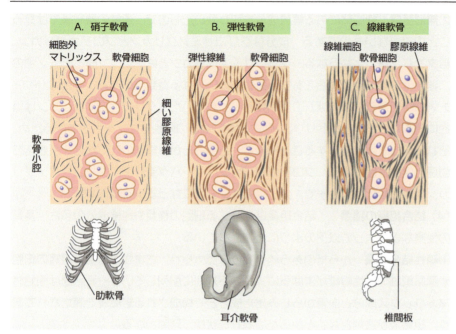

図 1.18 軟骨組織

b. 軟骨組織

　軟骨は骨よりも柔らかく，メスで切ることができることが骨と異なる．軟骨は軟骨細胞と，軟骨細胞が作り出した線維，細胞外マトリックスから構成されるが，細胞外マトリックスにはヒアルロン酸をはじめとするグリコサミノグリカンが豊富に含まれ，これが軟骨を柔らかくしている（図1.18）．軟骨には血管や神経は存在しない．軟骨は線維成分の性質によって硝子軟骨，弾性軟骨，線維軟骨の3種類に分けられる．

(1) 硝子軟骨　　身体のなかで最も一般的に見られる軟骨であり，半透明の乳白色をして，ガラス状である．関節軟骨，肋軟骨，気管軟骨などが硝子軟骨である．軟骨細胞は自らが作り出した線維や細胞外マトリックスによって取り囲まれ，2，3個の軟骨細胞が軟骨小腔といわれる領域に存在している．多数の細い膠原線維（Ⅱ型コラーゲン）が認められる．また，軟骨は最初にある一定の形をなして存在し，発生の過程でその部位が（同様の形の）骨組織に置き換わるという軟骨内骨化の様式で骨に置換される．

(2) 弾性軟骨　　軟骨細胞のまわりに多数の弾性線維が存在するため，弾力に富む軟骨となる．耳介や喉頭蓋は弾性軟骨である．

(3) 線維軟骨　　多数の膠原線維からなり，細胞外マトリックスは少ない軟骨で，椎間板（線維輪），恥骨結合，膝（ひざ）の関節半月などが線維軟骨でできている．

図 1.19 骨組織

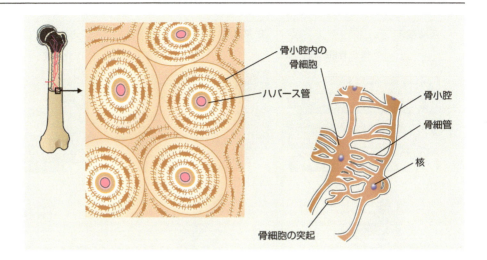

c. 骨組織

　骨は人体の支柱をなしている硬組織であるが，骨細胞と線維，細胞外マトリックスから構成される．とくに細胞外マトリックスにリン酸とカルシウムからなるヒドロキシアパタイトといわれる微細な結晶があり，また多量の膠原線維（Ⅰ型コラーゲン）も規則性をもって配列しているため，骨そのものが硬くなる．

　骨の主体となる細胞は骨細胞であり，このほかに骨芽細胞，破骨細胞が存在する．骨芽細胞から線維や細胞外マトリックスが細胞の外に放出されると，骨芽細胞は骨小腔といわれる小さな穴に閉じ込められ，骨細胞と名を改める（図1.19）．骨細胞は小さな突起を周りに出し，突起は骨細管の中に存在している．別の骨小腔からの骨細管が連絡し合っているのと同時に，骨細管は血管とも結合しているため，血液からの栄養素や酸素を受け取る．

　骨細胞のほかに，骨が新たに作られる部位には骨芽細胞が，骨が壊される部位には破骨細胞が存在する．細胞外マトリックスはこの骨芽細胞と破骨細胞のバランスによって絶えず更新され，再構築（リモデリング）が行われている．骨の再構築はホルモンや骨に加わる力によって制御されている．

C. 筋組織

　刺激によって収縮する筋細胞は，細長い形状から筋線維ともいわれる（膠原線維などの線維とは意味が異なる）．からだには骨格筋，平滑筋，心筋の3種類の筋細胞が存在する（図1.20）．骨格筋は文字通り，おもに骨に付いて骨を動かすことで，身体の運動を生じさせる．

(1) 骨格筋　　骨格筋は線維状の長い細胞質に横縞があり，意思によって動かすことのできる随意筋である．細胞質には太いタンパク質の線維であるミオシンと

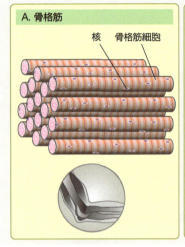 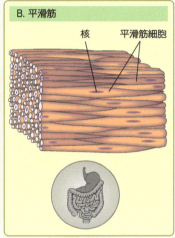 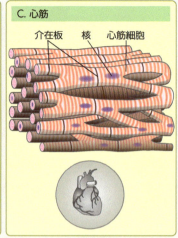

図 1.20　筋組織

細い線維であるアクチンが規則正しく配列しており，そのために横縞が生じる．運動神経が興奮すると，その神経終末からアセチルコリンが放出され，筋細胞の受容体に結合する．その結果，筋細胞に膜電位が生じ，筋細胞内にカルシウムイオン（Ca^{2+}）が増えて，アクチンとミオシンが結合することで筋細胞が収縮する．

(2) 平滑筋　　平滑筋は横縞がないため平滑という名称がつけられている．平滑筋にはアクチンとミオシンが細胞内に存在するが，骨格筋のようにそれらが規則正しく配列していないため横縞がない．平滑筋は意思によって動かすことができない不随意筋であり，自律神経によって支配されている．内臓や血管に多数存在する．

(3) 心筋　　心筋は心臓の壁を構成しているが，骨格筋と同様に横縞が存在する．心筋細胞どうしは介在板（かいざいばん）というギャップ結合からなる特殊な結合様式をもっており，このことによって心臓が素早く同期しながら収縮することができる．自律神経によって支配されており，不随意筋である．心臓にはこれらの心筋細胞とは異なる，特殊心筋があり，心臓の規則的な興奮の発生と伝導を行っている．

D.　神経組織

感覚器官からの情報を集めて入力し，それらをまとめて判断したのち，運動機能として出力していく神経組織は，神経細胞と神経膠細胞の2種類から構成される（図1.21）．

(1) 神経細胞　　神経細胞はニューロンともいわれる細胞で，電気化学的なインパルスを受け取り，別の神経細胞に伝えていく．そのために，神経細胞には細胞体に加えて樹状突起（じゅじょうとっき）と軸索（じくさく）という長い突起がある．

樹状突起は細胞体から枝分かれしながら多数伸びていく突起で，別の神経細胞

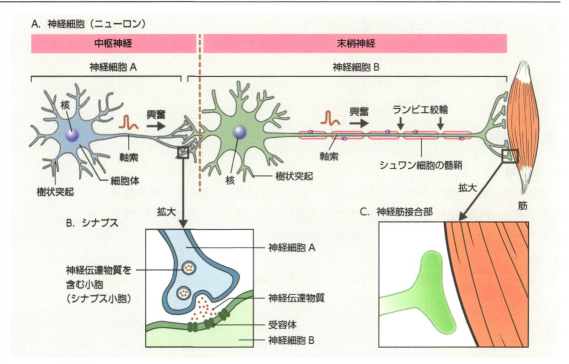

図 1.21　神経組織

の軸索からの信号を受け取る．この接続部位をシナプスといい，電気的な興奮がこの部位に伝わると神経伝達物質（アセチルコリン，ノルアドレナリン，セロトニン，グルタミン酸，γ-アミノ酪酸（GABA））がシナプス小胞から放出される．樹状突起の受容体を介して興奮は細胞体に伝えられる．

　軸索は細胞体から出る1本の突起で，他の神経細胞の樹状突起や細胞体と（末梢神経系の場合は筋細胞）シナプスを作る．

(2) 神経膠細胞　神経膠細胞はグリア細胞ともいわれるが，神経細胞を支持し，栄養素を与えたり，血管からの物質を選択的に神経細胞に運ぶ役割をもつ星状膠細胞（アストログリア），軸索を取り巻いて絶縁機能を有する髄鞘を形成する希突起膠細胞（オリゴデンドロサイト），食作用を有する小膠細胞（ミクログリア）が区別される．なお，末梢神経の軸索を取り巻く細胞はシュワン細胞といわれ，髄鞘の途切れた部分はランビエの絞輪となって興奮がこの部位を跳躍するように伝わっていく（跳躍伝導）．

1.4 からだの器官系

私たちのからだは以下の器官系から成り立っている（図1.22）．

A. 運動器系

a. 骨格系
骨格系は，骨，軟骨，靱帯，関節からなり，からだを支持し，運動の枠組みを作る．また，内臓などの臓器を守る保護的な作用もあり，骨はカルシウムの貯蔵場所としてはたらくとともに，その内部は血球などを作る造血場所でもある．

b. 筋系
筋系には骨格筋，平滑筋，心筋があるが，からだの運動には骨格筋がおもにはたらく．全身には約400個の骨格筋がある．

B. 循環器系

循環器系は，心臓と血管からなり，血液を全身に循環させて酸素や栄養素，ホルモンをからだの細胞へ運び，また運び去る．

a. 免疫・リンパ系
免疫・リンパ系は，脾臓，扁桃，リンパ節，リンパ管，胸腺からなり，血管から漏出した体液成分を回収し，血液に戻す．また，免疫に関与する白血球やリン

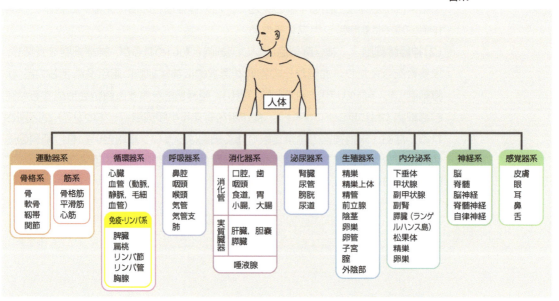

図1.22 からだの器官系

パ球などの細胞を収容する．循環器と関係が深いことから，本書ではまとめて記載している．

C. 呼吸器系

呼吸器系は，鼻腔，咽頭，喉頭，気管，気管支，肺からなる．肺にある肺胞でガス交換が行われ，からだに酸素を供給し，二酸化炭素を回収するはたらきがある．

D. 消化器系

消化器系は，管腔構造をもつ消化管と，肝臓や膵臓などの実質臓器からなる．消化管は，口腔からはじまり，歯，咽頭，食道，胃，小腸，大腸，肛門からなる．消化管は，食べ物を摂取し，吸収したのち，余剰不要物を体外に排泄させるための管状構造である．

一方，実質臓器の肝臓は栄養素となる物質の合成，貯蔵，不要な物質の分解などのはたらきがある．さらに消化に必要な胆汁も肝臓で作られ，胆嚢で貯えられる．膵臓は消化酵素を含む膵液を生成する．唾液腺は三大唾液腺として耳下腺，顎下腺，舌下腺や小さな唾液腺も消化酵素を含む唾液を生成する．

E. 泌尿器系

泌尿器系は，腎臓，尿管，膀胱，尿道からなり，血液中から老廃物を取り除き，尿として排泄する．

F. 生殖器系

生殖器系は，子孫を作るための器官系で，男女で異なる．男性生殖器系は，精巣，精巣上体と精子・精液を運ぶ精管と前立腺，付属腺および交接器である陰茎からなり，女性生殖器系は卵巣，卵管，子宮，腟，および外陰部から構成される．

G. 内分泌系

内分泌系は，ホルモンといわれる化学物質を産生し，血液中や周りの組織に放出する器官系で，脳の一部である視床下部が上位の中枢となる．下垂体，甲状腺，副甲状腺（上皮小体），副腎，膵臓のランゲルハンス島，松果体，精巣，卵巣などがある．

H. 神経系

神経系は，体内や外界の情報を中枢へ伝え，統合し，指令を出して，体内・体外の変化に対応する系で，中枢神経系と末梢神経系からなる．また，自律神経

系として特に体内のホメオスタシスにかかわる．脳，脊髄，脳神経，脊髄神経，自律神経からなる．

I.　感覚器系

　からだの皮膚は深部の組織を守ると同時に，発汗などを通して体温調節を行う．また皮膚には体性感覚といわれる触覚，圧覚，温度覚，痛覚，さらには深部感覚などを司る受容器があり，視覚，聴覚，平衡覚，嗅覚，味覚などの特殊感覚を司る眼，耳，鼻，舌などがある．

- からだは，炭素（C），酸素（O），水素（H），窒素（N）などの元素と水で構成される．
- 細胞は，細胞膜で囲まれ，内部は核と細胞質からなる．
- 核は，核膜で囲まれ，遺伝情報であるDNAが存在する．
- 細胞質には，ミトコンドリア，ゴルジ装置，小胞体，リソソームなどの細胞小器官が観察される．
- 細胞分裂には，体細胞分裂と減数分裂がある．
- 組織は，上皮組織，支持組織，筋組織，神経組織の4つがある．
- 器官系は，運動器系（骨格系，筋系），循環器系（免疫・リンパ系を含む），呼吸器系，消化器系，泌尿器系，生殖器系，内分泌系，神経系，感覚器系に分かれる．

---

2. 運動器系

身体を支える骨格系と，骨格に結合し，運動を引き起こす筋系を合わせて運動器系という．消化器系や呼吸器系などは機能を中心とした分類であるのに対し，運動器系は形態による分類を基本とする．

2.1 骨格系

A. 全身の骨格

全身の骨格は，身体の幹をなす体幹と，体幹から伸び出す上肢と下肢から構成される．表2.1には全身の骨格を構成するおもな骨の名称をまとめ，図2.1には全身の骨格の様子を示す．

a. 体幹

体幹は頭蓋と脊柱および胸郭から構成される．頭蓋は頭顔部の骨格で，脳を収め保護するはたらきと，顔の形をつくるはたらきがある．脊柱は体軸を支え，脊髄を収め保護するはたらきがある．胸郭は心臓や肺，下気道，食道，大動脈，大静脈などを収め，外力から守るはたらきがある．

b. 上肢と下肢

上肢は上腕，前腕，手から構成され，上肢を体幹に連結する部分を上肢帯という．下肢は大腿，下腿，足から構成され，下肢を体幹に連結する部分を下肢帯という．下肢帯の寛骨と脊柱の仙骨と尾骨で骨盤を形成し，骨盤は膀胱や生殖器などの内臓を収め，保護するはたらきがある．

B. 骨の連結

骨どうしは連結して骨格を形成している．骨の連結には，関節といわれる運動

体幹	頭蓋		前頭骨，頭頂骨，後頭骨，側頭骨，蝶形骨，篩骨 鼻骨，鋤骨，涙骨，下鼻甲介，上顎骨，口蓋骨，頬骨，下顎骨，舌骨
	脊柱		頸椎　第1〜第7頸椎（C1〜C7） 胸椎　第1〜第12胸椎（T1〜T12） 腰椎　第1〜第5腰椎（L1〜L5） 仙椎　第1〜第5仙椎（合わさって仙骨となる） 尾椎　第1〜第4尾椎（合わさって尾骨となる）
	胸郭		肋骨　第1〜第12肋骨 胸骨 胸椎　第1〜第12胸椎（T1〜T12）
体肢	上肢	上肢帯	肩甲骨，鎖骨
		上腕	上腕骨
		前腕	橈骨，尺骨
		手	手根骨（舟状骨，月状骨，三角骨，豆状骨，大菱形骨，小菱形骨，有頭骨，有鈎骨） 中手骨（第1〜第5中手骨） 指骨（基節骨，中節骨，末節骨）
	下肢	下肢帯	寛骨（腸骨，坐骨，恥骨）
		大腿	大腿骨
		下腿	脛骨，腓骨，膝蓋骨
		足	足根骨（距骨，踵骨，舟状骨，内側楔状骨，中間楔状骨，外側楔状骨，立方骨） 中足骨（第1〜第5中足骨） 趾骨（基節骨，中節骨，末節骨）

表2.1　全身の骨格
C：cervical vertebrae，T：thoracic vertebrae，L：lumbar vertebrae

性の高い連結と，骨どうしが結合組織や軟骨で連結され，ほとんど動かない連結がある．たとえば，頭蓋を構成する骨の連結は縫合といわれ，結合組織で連結された，動きのほとんどない連結である．

C.　骨格の構造

a.　構造

　ヒトの骨格を構成する要素としては骨と軟骨があり，骨が連結されて骨格を形成する．骨格は身体の支持構造であり，身体を支えるはたらきのほかに胸郭や骨盤には内臓を保護するはたらきがある．また，骨は体内のカルシウム貯蔵部位としても重要である．さらに骨の内部には骨髄が存在し，赤血球や白血球などの血液細胞を作り出す造血の場も提供している．

（1）骨の構造　　骨はそのかたちから，長管骨，短骨，扁平骨，不規則骨に分類される．

　長管骨は上肢や下肢にみられる長い骨で，短骨は掌（手のひら）の内部にみられる手根骨や足の内部にみられる足根骨など，短い骨である．図2.2には代表的な長管骨として，上腕骨を取り上げた．長管骨の場合，両端を骨端といい，幹の部分を骨幹という．扁平骨は頭を被う頭蓋骨や肩甲骨のように扁平な骨で，不規則骨は上記のいずれにも分類されないような不規則な形をした骨で，脊柱を構成す

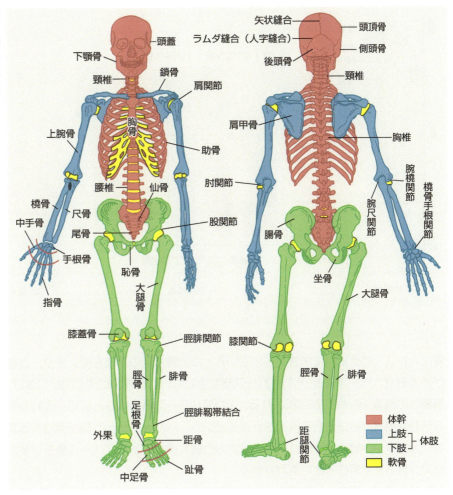

図 2.1　成人の全身の骨格と関節
［森田泰博, 人体の構造と機能 解剖生理学実習（森田規之ほか編）, p.45, 講談社（2015）に着色］

る椎骨などが含まれる．いずれの形の骨も，その表面は非常に硬く，この部分を緻密質（皮質骨）という．また内部はスポンジ状に空洞がみられ，海綿質（海綿骨）といわれる．

　図 2.2 には上腕骨の骨幹部分の組織構造を示した．緻密質も海綿質も構成している成分は同じである．さらに，長管骨では海綿質の内部に髄腔という完全な腔がある．骨は支持構造として硬く丈夫な緻密質が必要であるが，仮に骨全体が緻密質で構成されているとすると，重量が増し運動が難しくなる．したがって表面を硬くし，内部には腔所を作り軽くしている．

　髄腔には骨髄といわれる骨とは別の組織がある．ここで造血幹細胞が赤血球や白血球，血小板などの血液細胞をつくって血液中へ放出している．なお，長管骨は小児では赤色骨髄が多いが，加齢とともに脂肪で置き換わり黄色骨髄となる．緻密質の外側，すなわち骨の外表面は骨膜で覆われており，骨膜から血管が

2.1　骨格系

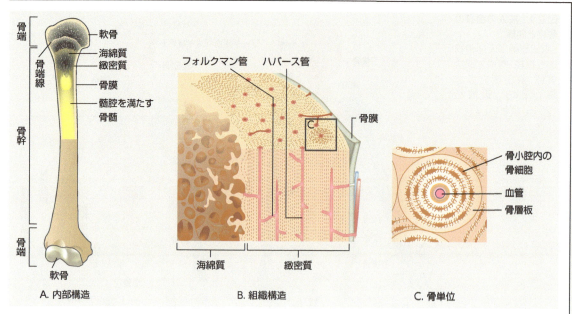

図 2.2 骨の構造（長管骨；上腕骨）

骨に入り込んで骨細胞に栄養を与えている．緻密質で骨の長軸方向に走り，血管が通る管をハバース管といい，ハバース管を中心にして骨細胞が同心円状に並び，層板状の構造（骨層板）が形成される．1つのハバース管を中心として，それを取り囲む骨層板で構成される構造を骨単位という．ハバース管どうしを連絡する管をフォルクマン管といい，ハバース管内の血管も連絡する．ハバース管もフォルクマン管も緻密質にできた空洞である．

(2) 骨の微細な構造　緻密質と海綿質を構成しているのは，細胞が合成して細胞外に沈着させた細胞外マトリックスである．骨の硬い性質は細胞外マトリックスが担う．骨の細胞外マトリックスは膠原線維（コラーゲン）といわれるタンパク質と，リン酸カルシウムがおもなものである．

　膠原線維などの細胞外マトリックスを作り出す細胞を骨芽細胞というが，リン酸カルシウムによるヒドロキシアパタイト結晶ができると，骨芽細胞は硬い細胞外マトリックスに埋もれて，骨細胞となる．骨は非常に硬い構造であるが，常に一部を壊して，作り直すことを繰り返している（リモデリング：図2.6参照）．骨を一部壊す細胞を破骨細胞という．

(3) 軟骨の構造　軟骨も細胞と細胞外マトリックスからなる点は骨と同じである．骨では細胞外マトリックスが結晶化して非常に硬くなっているが，軟骨では細胞外マトリックス成分が結晶化していない点が骨とは大きく異なる．軟骨はおもに関節面に存在する．また，関節面以外では胸郭の一部である肋軟骨や気管の周囲，耳介の内部，椎骨の間，関節の内部などにも存在する．

(4) 軟骨の微細な構造　軟骨はその構成成分から硝子軟骨，弾性軟骨，線維軟骨に分類され，細胞は軟骨細胞といわれる（図1.18参照）．

硝子軟骨は細胞外マトリックスとして，コラーゲンで構成される細い線維と，プロテオグリカンといわれる糖とタンパク質からなる大きな分子を含む．このプロテオグリカンが存在することで，細胞外に多くの水を保持することができ，硝子軟骨に柔軟性と弾力性を与える．関節面は硝子軟骨で覆われる．肋軟骨や気管軟骨も硝子軟骨である．

弾性軟骨では細胞外マトリックスとして，弾性線維を豊富に含むことから強い弾性を与える．たとえば耳介内部に存在し，耳介に弾性を与えている．

線維軟骨は細胞外マトリックスとして，太い膠原線維を豊富に含むことから強靭な構造となり，顎関節の関節円板，椎骨の間の椎間板や膝関節内の関節半月を形成する．

(5) 関節の構造（図2.3）　関節は骨どうしの可動性のある連結で，連結部分は，関節包で包まれている．関節包は内面を覆う滑膜と，その外側を覆う線維膜から構成される．関節包内部の腔を関節腔というが，ここには滑液という粘性の高い液を含み，骨どうしの運動が滑らかに起こるようにしている．また，関節面を覆う硝子軟骨は，摩擦の軽減や，衝撃を吸収するはたらきをしている．関節包の外側の骨を連結するように結合組織がとくに発達した部分を靱帯という．股関節や膝関節のような大きな関節には，関節の内部にも骨を連結する靱帯が存在する．また，線維軟骨は，顎関節（図5.8参照）では関節内で骨と骨の間を，椎骨でもその間を完全に仕切り，膝関節内では不完全に仕切る．それらの仕切りをそれぞれ関

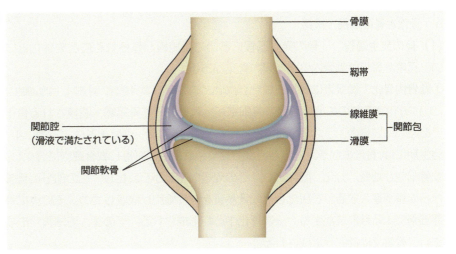

図 2.3　関節の一般構造

節円板，椎間板，関節半月といい，関節にかかる力を分散させる．

(6)関節の形状と可動性　　関節はその形状によって，大きく，球関節，楕円関節，鞍関節，蝶番関節，車軸関節のように分類される．形状によって動きが異なるが，たとえば，肩関節や股関節は代表的な球関節であり，可動範囲が大きい．とくに肩関節の可動範囲の大きさは上肢の動きを考えればわかるであろう．しかし，一方で可動範囲が大きな関節は不安定であり，関節を形成する骨どうしの位置関係がずれる脱臼が起こりやすい．

D.　骨の機能

a.　骨の組成と機能の概要

(1) 骨の組成　　骨を構成する成分は大きく，無機物が約70％，コラーゲン20％，水分8％，その他である．骨の有機成分のほとんどはコラーゲンであり，ほかに少量のグリコサミノグリカン（ムコ多糖）も含む．骨は有機成分に骨塩が沈着して形成される．骨塩はカルシウム，リン酸塩，および水酸化物であり，これに少量のマグネシウム，ストロンチウム，フッ素も含まれる．コラーゲン相は強固で，骨におけるミネラルとコラーゲンは，骨の強度に影響する．ミネラルが過剰であると，脆弱性が増大し，遺伝子異常によるコラーゲンの減少は易骨折性・進行性の骨変形などの骨脆弱性を示す（骨形成不全症）．

　成人の骨は大きく緻密質と海綿質に分けられる．平均的には，緻密質と海綿質は80％と20％であるが，椎体骨は25％と75％で，大腿骨頭では50％と50％である．このように，この割合は部位により変わる．

(2) 骨の機能　　骨に備わる機能として，①体を支持し，②筋肉と連動して運動や移動を可能にし，③内臓を保護し，④無機質（カルシウムイオンなど）のホメオスタシスの維持や酸塩基平衡にかかわり，⑤成長因子やサイトカインの貯蔵，⑥骨髄内の造血のための環境を整えることが挙げられる．

b.　骨化と骨の成長，維持

(1) 骨の発生過程　　骨の発生過程において骨組織が作られることを骨化といい，正常な骨化は軟骨内骨化と膜内骨化がある．

①**軟骨内骨化**：間葉系に属する細胞（骨細胞，心筋細胞，軟骨細胞，腱細胞，脂肪細胞など）に分化する前の未分化間葉系幹細胞が，軟骨を経て骨組織へ置換される骨化である．四肢骨のような長管骨，頭蓋骨底部の骨，椎骨，骨盤を形成する（図2.4）．胎生期には，骨形成が予定される領域で間葉系幹細胞が凝集し軟骨細胞に分化し，軟骨細胞が増殖，分化，肥大化し，その周辺の基質が石灰化し，この部分に骨膜から血管が進入する．石灰化した軟骨基質を破骨細胞が吸収しつつ，その後に骨芽細胞による骨形成が生じ，一次骨化中心が形成される．その後，海綿質が形成され，骨幹では髄腔が形成される．

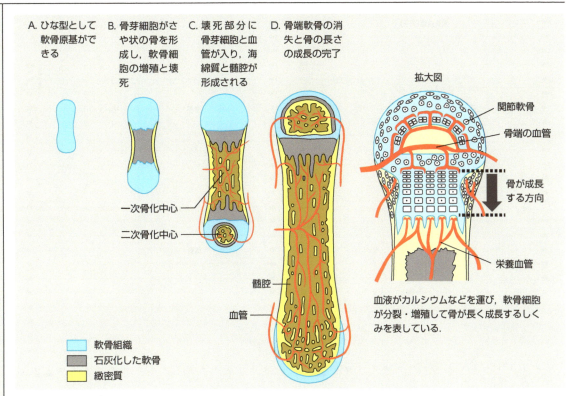

図 2.4 軟骨内骨化

出生後に長管骨の両骨端部にも血管進入により骨化が始まる．これを二次骨化中心（図2.4）という．一次，二次骨化中心に挟まれた軟骨層を骨端軟骨板という．骨端軟骨板では成長ホルモンの作用により骨端側から骨幹に向かって柱状に整列した軟骨細胞が分化・増殖を繰り返し，軟骨柱の高さが増す．同時に，骨端部から軟骨細胞の石灰化が進行し，その結果，長軸方向への成長が促される．

②**膜内骨化**：未分化間葉系幹細胞が間葉系組織の中で直接，骨芽細胞に分化して骨組織を形成する骨化で，頭蓋の前頭骨，頭頂骨，後頭骨，側頭骨，上顎骨，下顎骨の一部のような扁平な骨組織や，鎖骨の発生過程で見られる．さらに長管骨の横軸方向への成長もこの骨化で促される．

(2) 骨の成長（モデリング）　骨の成長にかかわる現象にモデリングがある．骨長軸方向の成長速度は，新生児期から乳児期にかけてと思春期に亢進し，成長ホルモンやインスリン様成長因子（IGF-1），力学的ストレスがかかわる．成人になるとモデリングは減少する．

モデリングは骨の基本的な形状を変化させずに，骨の長軸方向，骨の外径，髄腔径，緻密質の厚さを増大させ，骨格を大きくする．成長期に起こる現象である．

ヒトの出生前後における骨長軸の成長は，新生児期から乳児期にかけて最も大きく，それ以後，成長速度はいったん減少するが，思春期には再びその速度は亢

IGF-1：insulin-like growth factor-1

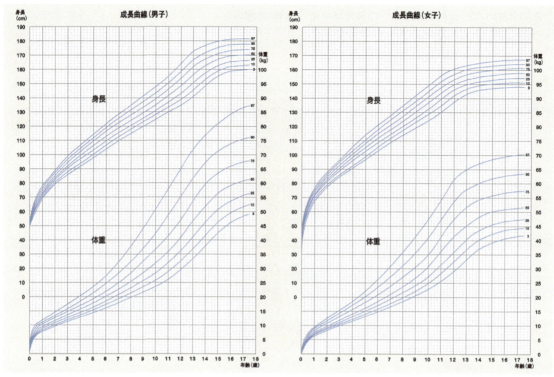

図 2.5 ヒトの成長曲線
[厚生労働省，成長曲線を描いてみよう（リーフレット），(2004)]

進する（図 2.5）．思春期以降には成長ホルモン分泌は低下し，骨端軟骨板で骨端と骨幹が融合し，骨端線となり，骨の長軸成長は終了する．

発育期の骨の長軸成長には，成長ホルモンが関与する．このホルモンは軟骨細胞に分化する前の未分化前駆軟骨細胞に直接作用し，これを増殖させるとともに，肝臓でのインスリン様成長因子（IGF-1）の合成を促し，これを介して間接的にも軟骨細胞の増殖を刺激する．

成人になると，後に述べるリモデリングに比べ，モデリングの割合は非常に小さくなる．しかし，ホルモン異常により，思春期を過ぎても骨化が続く場合があり，末端肥大症や，巨人症を引き起こす．副甲状腺機能低下症，腎性骨ジストロフィー，ステロイド療法でもモデリングは増加する．

骨に対する力学的ストレスもモデリングにかかわる生理学的調節機構である．成長期において，運動部に所属しない者は所属する者に比べて骨密度が低い，という報告もある．

(3) 骨の維持機構
①リモデリング：一度作られた骨は，絶えず古い骨から新しい骨に入れ替わる．骨吸収と骨形成が互いにバランスをとるように続き，成長が完了した正常な個体では骨量，形態は不変である．この維持機構をリモデリングという（図 2.6）．胎

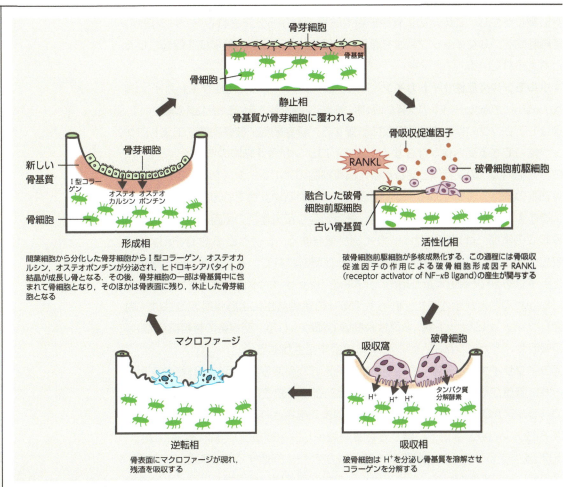

図 2.6 骨のリモデリング

生期から個体が死ぬまで続く.

　リモデリングはランダムに進展するが,修復が必要な微細な亀裂や骨細胞のアポトーシスが引き金となり生じることもある.成人では,緻密質のリモデリングは非常に低下し,骨強度を維持するためには2〜3%／年の回転率があれば十分である.したがって,リモデリングのほとんどは,海綿質を形成する骨梁で生じる.この過程には,破骨細胞による骨吸収と,骨芽細胞による骨基質形成(石灰化)がかかわり,大きく5相(静止相,活性化相,吸収相,逆転相,形成相)に分けられる(図2.6).ヒトにおいて1サイクルに数か月を要する.

②**力学的ストレス**:骨に対する力学的ストレスはリモデリングにおいても重要な生理学的調節機構である.19世紀からWolffにより「骨格の形状や内部構造は骨格に伝達される荷重や歪みの影響を強く受けて機能的に適応している」ことが知られていた.無重力環境にある宇宙飛行士や寝たきり状態の患者では,著しい骨量の減少をきたすことも知られている.骨細胞にかかる圧力が増加すると,骨細

胞に電位が生じ，このために骨芽細胞や破骨細胞から分泌されるタンパク質が，骨細胞間をつなぐギャップ結合を通り，各細胞に伝えられ，骨形成を促進させると考えられている．

③**ホルモンや炎症性サイトカイン**：エストロゲンや一部の炎症性サイトカイン（細胞から分泌される低分子タンパク質で，周囲の細胞に影響を与える生理活性物質の総称）は，骨リモデリングの骨形成や骨吸収に影響する．骨芽細胞，破骨細胞にエストロゲンが結合できる受容体が存在する．エストロゲンが骨芽細胞の機能を促進させ，破骨細胞内のこの受容体と結合すると破骨細胞のアポトーシスを早めることで破骨細胞の分化・増殖を抑制する．閉経後の女性や若い女性でも過度のスポーツによる血中エストロゲン濃度の低下は，骨粗鬆症や疲労骨折の原因となる．炎症性骨吸収の調節には炎症性サイトカインが関与する．IL-1，IL-6やTNFαは骨吸収を促進し，INFγやIL-4は抑制することが報告されている．最近，破骨細胞分化因子であるreceptor activator of NFκB ligand（RANKL）が同定され，骨吸収にかかわることが示された．IL-6やTNFαの過剰産生による骨吸収亢進は，関節リウマチ，バジェット病，多発性骨髄腫で認められる．閉経後の骨粗鬆症では，骨吸収サイトカイン（IL-1，IL-6，TNFα）の過剰産生がある．

④**ライフサイクルと骨量**：思春期までは骨形成が骨吸収を上回り，体格の変化とともに骨量が増加する．この増加は20歳前後まで続き，成人期には形成と吸収のバランスが取れ，骨量が安定し，初老期まで維持される．女性では閉経時のエストロゲンの急激な低下に伴って骨量も減少し，閉経後20年間に骨量は20 ～ 30％減少する．これは，骨形成，骨吸収がともに亢進する高回転型であるが，骨形成に比べ骨吸収が高いために生じ，また，海綿質の骨梁幅ではなく，骨梁数の減少が起きることが特徴的である．男性，女性を問わず，60歳以降には老化による骨量減少が生じる．低回転型骨粗鬆という．老化による骨量の減少は，重力負荷の加わらない横方向の海綿質の骨梁間の構造的連絡から失われていくため，緻密質より優先して生じる．緻密質量の減少は，外層での骨形成は一生を通じて行われるが，その速度より緻密質の内層での骨吸収速度が上回ると生じる．このような骨梁減少は，骨芽細胞の機能低下に加え，消化管におけるビタミンDの吸収量の低下によってカルシウムの吸収が減少し，血中カルシウム濃度低下を防ぐために，副甲状腺ホルモンの分泌が亢進して骨吸収が亢進することによる．いずれも骨粗鬆症といわれ，高齢者の腰痛や骨折の原因となる．膠原病や関節リウマチの治療に広く使用されているステロイドの長期投与は副作用として骨粗鬆症を引き起こす．長期ステロイド治療を受ける患者の30 ～ 50％に骨折が起こる．ステロイドは間葉系幹細胞から骨芽細胞への分化・増殖機能を減弱させ骨形成を抑制し，反対に破骨細胞形成を促進する．また，十二指腸および上部空腸に直接はたらき，さらに活性型ビタミンD産生も低下させて腸管からのカルシウム吸

収を抑制し，腎臓では尿中カルシウム排泄を亢進させる．その結果，カルシウムの負のバランスが生じ，二次性副甲状腺機能亢進症となり，さらに下垂体ホルモンの分泌も抑制するため，特にエストロゲンの分泌低下は骨粗鬆症を増悪させる．

c. 骨カルシウム代謝異常と血中カルシウム濃度調節

(1) カルシウムの体内分布　成人では体内カルシウムは1,000g程度あり，カルシウムの99%は骨や歯に存在し，1gが細胞外液に存在する（図2.7）．破骨細胞によって骨質から吸収されたカルシウムは血中に入り，それぞれの細胞に分配される．とくに筋細胞はカルシウムを多く必要としているため筋細胞内に貯蔵されている．

(2) カルシウムの吸収と排泄　カルシウムのような二価の陽イオンは，腸管から吸収されにくい．しかし，ビタミンDはカルシウムの能動的な吸収を亢進するため必要量が吸収できる．1日のカルシウム摂取量は約1,000 mgで，腸管（おもに十二指腸）からの吸収は350 mg程度，そのうち250 mgは消化液として分泌され，正味100 mgが体内に取り込まれる．カルシウム排泄の90%は糞便からで，10%は尿からである．吸収されたカルシウムは細胞外プール（細胞外液）に入り，細胞内液，糸球体濾液および骨との間で常に交換されている．細胞外液カルシウムは骨カルシウムとも交換する．糸球体濾液には10,000 mg/日含まれ，そのほとんどが再吸収される（70%が近位尿細管でナトリウムイオンとともに受動輸送され，太いヘンレのループ上行脚で20%，残りは遠位尿細管である）．尿中への排泄量は約100 mg/日，汗には30〜120 mg/日が含まれる．

(3) 血中カルシウム濃度の液性調節因子　生体が正常な機能を営むために，血中カルシウム濃度は9〜10 mg/dLという狭い範囲に維持されている．遊離イオン型とタンパク質結合型とがほぼ半分ずつとなっている．血中カルシウム濃度の恒常性は，骨，腎臓，および小腸のはたらきにより保たれ，おもにPTH，カルシトニンおよびビタミンD（活性型は1,25[OH]$_2$D$_3$）などにより調節されている．

①**副甲状腺ホルモン（PTH，パラトルモン）**：副甲状腺は上皮小体ともいい，甲状腺

図 2.7　体内のカルシウム

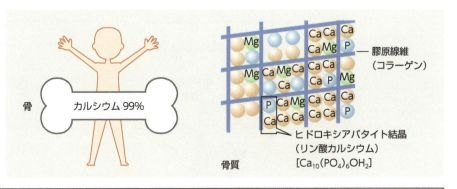

後面の4個に分かれて存在する重量120 mg程度の内分泌器官で，PTHは主細胞から分泌され，骨，腎臓，小腸に作用する．PTHの生理学的作用は，血中カルシウム濃度上昇，血中無機リン濃度低下である．骨にはたらき骨細胞を刺激し，骨吸収を促進することで，血中カルシウム濃度を上昇させる．腎臓にはたらき，活性型ビタミンD形成を促進させる．また，腎尿細管からのカルシウム再吸収を亢進させ，一方でリンの再吸収を抑制するため，尿中無機リン排斥を上昇させる．さらに腸管では活性型ビタミンDを介してカルシウムの吸収を促進させる（図2.8）．PTHはおもに血中カルシウム濃度低下によりその分泌が刺激され，その上昇により抑制される．1.5 mg/dLの血清カルシウム濃度の低下に対し，PTHの分泌は約4倍に増える．

②**カルシトニン**：甲状腺の傍濾胞細胞，副甲状腺，胸腺から分泌される．血中カルシウム濃度が正常なら，カルシウムイオンを低下させる作用はない．高カルシウム血症により刺激され，これを予防するはたらきがあり，いくつかの消化管ホルモンによっても刺激される．また破骨細胞の作用も抑制する．生理的作用は，骨吸収を低下させるために，血中カルシウム濃度を低下させる．ほかにも，血中無機リン濃度も低下させる．一方，腎臓にはたらき，ビタミンDの活性化やカルシウムの再吸収促進作用もある．

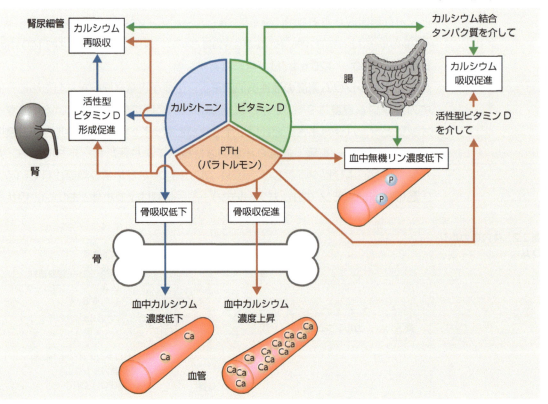

図 2.8　PTHとカルシトニンとビタミンD

③ビタミンD：肝臓および腎臓で水酸化され活性型となりPTH分泌を抑制することで，骨吸収を促進させる．一方，腸管（おもに十二指腸）に作用し，カルシウム輸送体（腸管上皮細胞膜）やカルシウム結合タンパク質（腸管壁）を介して能動輸送によるカルシウム吸収を促進する．さらに腎尿細管においてはカルシウムの再吸収促進および副甲状腺ホルモンの分泌を抑制することで，リン再吸収を亢進させる．

（4）骨カルシウム代謝異常　　骨カルシウム代謝異常の原因には，カルシウム代謝に関係するホルモンの分泌異常と，骨，腎臓，肝臓，などの基質的および機能的異常がある．高カルシウム血症，低カルシウム血症を伴うことが多いが，血中カルシウム濃度はまったく正常な疾患もある．副甲状腺ホルモン（PTH）関連ペプチドが腫瘍細胞から過剰に分泌されると高カルシウム血症が生じ，種々の骨障害をきたす．PTH分泌が低下すると，低カルシウム血症をきたし，テタニー（強縮）を生じる．

①**副甲状腺機能亢進症**：腺腫などにより過剰にPTHが分泌される結果，骨密度の低下，膀胱結石が生じる．高カルシウム血症，低リン血症，高窒素血症を伴わない血清PTH濃度上昇とアルカリホスファターゼ上昇を認める．

②**副甲状腺機能低下症**：PTHの分泌低下により低カルシウム血症，高リン血症を呈する．

③**偽性副甲状腺機能低下症**：低カルシウム血症を伴うが，PTHの分泌低下によるものではなく，PTH受容体機能低下が原因である．

④**くる病，骨軟化症**：日光不足，ビタミンD摂取不足などが原因で腸管からのカルシウム，リンの吸収が促進されず低カルシウム血症をきたす．骨塩量も減少するが，骨粗鬆症とは違いコラーゲンは減少しない．くる病では脊柱や下肢の骨が変形し，骨軟化症では骨痛やしゃがんだ位置から立ち上がれないなどの筋力低下が主症状となる．

⑤**異所性骨化**：本来骨形成の起こらない軟部組織（筋肉，腱，靱帯，臓器）に認められる骨形成の総称で異所的骨形成ともいう．脊椎の靱帯に骨化が生じる後縦靱帯骨化症，黄色靱帯骨化症が多く見られる．幼少期に発症する進行性骨化性筋炎，外傷後に見られる外傷性骨化性筋炎，外傷後や人工関節置換術後に関節周辺にもみられる．

フレイル(図2.9)

わが国の高齢者人口は2014年に26%となり，2025年には後期高齢者が2,000万人を超えることが予想されている．厚生労働省の統計によれば，後期高齢者の要介護の原因の1位は老衰，加齢に伴う恒常性の低下，フレイルである．フレイルとは，個々人の生命維持活動の余力が低下した状態を指し，このために軽度の感染症や事故，手術などの外的ストレスによる侵襲に対する脆弱性が亢進した状態である．フレイルには各種疾病，免疫異常，神経内分泌異常などが複合的に関与し，サルコペニアは最も重要な寄与因子である．

フレイルへの介入の理想はフレイルな高齢者の生命維持機能のほころびを埋めて，生命維持活動の余力を維持・回復させることである．この代表が，運動療法と食事療法である．在宅フレイル高齢者を対象としたシステマティックレビューによると，運動療法は筋肉量や筋力の増強や歩行速度の改善により転倒事故も減少させ，骨密度を強化させ，ADL*改善に寄与する．より重度の施設入所高齢者を対象にした検討でも，最適な運動強度は明らかになってはいないが，週2回の筋力トレーニングで筋力維持効果があり，歩行では週約1.6 km程度で身体機能低下が防止できると報告している．

食事療法でも，わが国において，在宅サルコペニア女性に3か月間の高ロイシン配合アミノ酸摂取により，歩行速度・下肢筋量に改善作用が認められるが，その効果は運動療法を組み合わせた場合に最大となるという報告もある．

運動療法に併用して高タンパク質食を適切に摂取することは，フレイル改善のための介入として安全であり理にかなった方法といえる．

*移動，食事，洗面，入浴などの日常生活動作．

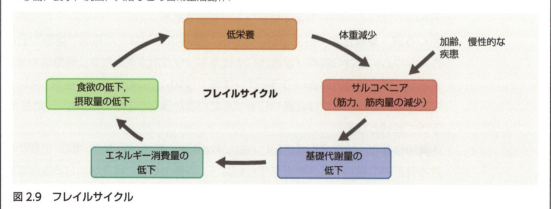

図2.9 フレイルサイクル

2.2 筋系

A. 筋の構造と機能

a. 骨格筋，心筋，平滑筋の特徴の比較

　筋には骨格筋，心筋，平滑筋がある（図2.10）．いずれも収縮することに特化した細胞で，骨格や内臓の運動に関係する．骨格筋は全身の運動に関係する筋で，たとえば，上腕部で力こぶを作る上腕二頭筋などである．心筋は心臓の壁を作り，心臓の運動に関係する筋である．平滑筋は血管や内臓の壁を作り，その運動に関係する筋である．

（1）骨格筋　　骨格筋である上腕二頭筋は，顕微鏡で観察すると，筋線維または筋細胞といわれる細胞が集まってできている．個々の細胞は円柱状で細長く，その長さはほぼ骨格筋の長さに一致する．これらの筋細胞が収縮することで，上腕二頭筋全体が収縮し運動を行う．

（2）心筋　　心臓は心筋線維または心筋細胞といわれる細胞が集まってできてい

図2.10　筋組織

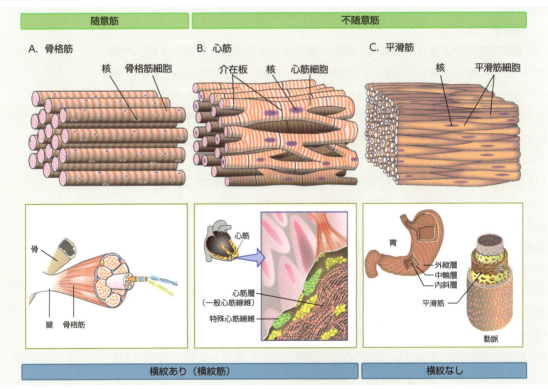

る．心筋細胞は円柱形であるが枝分かれをし，顕微鏡で介在板として観察される部位で別の心筋細胞と連結して心臓の壁を形成している．介在板では心筋細胞どうしはギャップ結合で連絡し，収縮の同期を可能にしている．

（3）平滑筋　　胃や腸の壁，血管の壁などは平滑筋細胞が集まってできている．平滑筋細胞は紡錘形で隣接する平滑筋細胞どうしは心筋細胞と同様にギャップ結合で連絡する．また同じ方向に配列して層構造を形成する．たとえば胃では内斜層，中輪層，外縦層を形成し，それぞれの層内では平滑筋細胞が同じ方向に配列している．

（4）横紋の有無　　骨格筋，心筋，平滑筋ともに，個々の細胞内には細胞が収縮するためのアクチン，ミオシンというタンパク質を多量に含んでおり，骨格筋と心筋ではアクチンやミオシンの規則正しい配列によって顕微鏡で横紋が観察される．平滑筋では横紋は観察されない．

（5）随意，不随意　　機能面では，骨格筋は随意筋ともいわれ，意思によって神経の制御によって運動させることができる．一方，心筋と平滑筋は不随意筋といわれ，意思とは関係なく，生命維持のために自律神経系の調節のもと運動している．とくに心臓は自発的に規則正しい収縮を繰り返すことができる．これは，心筋線維のなかに特殊心筋線維といわれる心筋線維が心臓全体に広がり，収縮の刺激とリズムを伝えているうえ，心筋細胞どうしはギャップ結合で連絡しているからである．

b.　骨格筋（図2.11）

（1）骨格筋の起始と停止　　骨格の運動に関与する骨格筋は，関節をまたいで隣接する2つの骨に付着している．付着部のうち，体幹に近い方を起始といい，遠い方を停止という．起始と停止では筋は腱といわれる結合組織になっている．起始や停止は複数に分かれることもあれば，複数の筋が同じ起始や停止となることもある．たとえば，アキレス腱は腓腹筋とヒラメ筋の遠位が合した腱であり，踵骨に停止する．

（2）骨格筋どうしの関係　　肘関節（ひじ）を例にとると，蝶番関節であり，運動としては屈曲と伸展である．屈曲にはたらくおもな筋としては，上腕筋・上腕二頭筋・腕橈骨筋の3つの筋があり，これらの筋どうしを協力筋という．一方，肘関節の伸展にはたらくおもな筋には上腕三頭筋があり，上腕三頭筋は上腕筋・上腕二頭筋・腕橈骨筋の拮抗筋であるという言い方をする．一般に一つの運動を行うにも多数の筋が同じ方向にはたらく必要がある．これら同じ方向の運動に参加する筋群を協力筋という．またその反対方向にはたらく筋群を拮抗筋という．

（3）骨格筋の名称　　個々の骨格筋の名称は，その形や作用，所在，走行（筋線維が走る向き）を反映してつけられていることが多い．たとえば，上腕二頭筋は上腕部にあり，起始が2つに分かれている筋である．

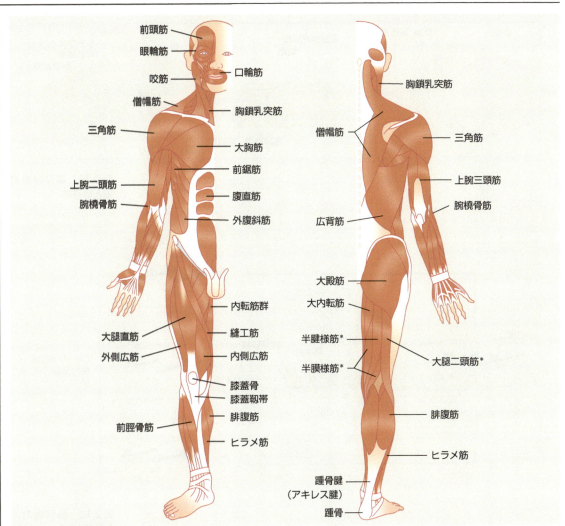

図 2.11　全身の骨格筋
＊3つを合わせてハムストリングという．
［森田泰博，人体の構造と機能　解剖生理学実習（森田規之ほか編），p.47，講談社（2015）より改変］

(4) 全身の骨格筋とその作用　　上肢，下肢の骨格筋は，上肢，下肢の運動に関与する．頭顔部の筋には，眼輪筋のように表情を作り出す筋や，咬筋のように咀嚼に関与する筋がある．体幹の骨格筋には，肋骨の運動により呼吸に関与する筋や，外腹斜筋のように腹圧を高めて排便などに関与する筋が存在する．また，胸腔と腹腔の間に膜状に存在する横隔膜も骨格筋で，呼吸に関与する．

c.　骨格筋の筋収縮

(1) 骨格筋が収縮するしくみ　　運動をしようとすると大脳皮質運動野から活動電位が発生し，この信号が延髄の錐体から脊髄を通り脊髄前角に存在する運動神経の細胞体に達する．この経路を錐体路系という．運動神経が興奮すると神経終末部（神経筋接合部）において，神経末端から伝達物質であるアセチルコリンが放出され，筋線維膜のアセチルコリン・チャネルを開口させる（図2.12）．この開口に

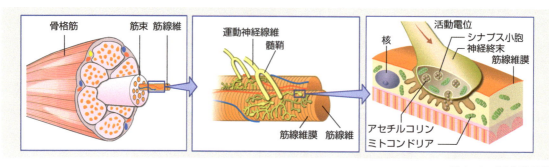

図 2.12 運動神経終末と骨格筋

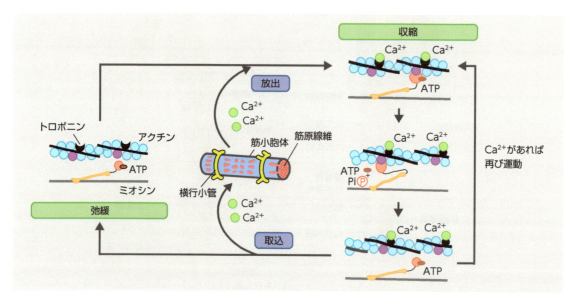

図 2.13 筋収縮のメカニズム

より大量のナトリウムイオンが筋線維内へ流入し，筋線維の細胞膜に活動電位が生じ，運動神経の興奮が筋線維膜へ伝えられる．

細胞膜へ伝わった活動電位は横行小管を通り筋線維内部の筋小胞体に伝えられ，筋小胞体に貯蔵されていたカルシウムイオンが細胞質内へ放出される（図2.13）．カルシウムイオンが細胞質内で 10^{-8} M を超えると，これが引き金となり，ATPのエネルギーを利用して，ミオシンフィラメントとアクチンフィラメントが互いを引き寄せ滑り込ませることで筋線維が収縮する．その後すぐにカルシウムイオンは筋小胞体に取り込まれ，筋線維は弛緩する．

①**ミオシン**：ミオシンは2個の重鎖と4個の軽鎖で構成される．2個の重鎖は互いにらせん状に絡みつき（尾部），それぞれの一端は球状に折りたたまれて頭部を形成する．ここに2個ずつ軽鎖が付く構造をとる．ミオシン頭部にはATPアーゼが存在するため，筋収縮過程でエネルギーを与えることができる．ミオシンフィ

ラメントは200個以上のミオシンの尾部が束ねられ，頭部がその束の外側に向くように構成され，その長さはほぼ均一で1.6μmである．

②**アクチンフィラメント**：アクチンフィラメントは，アクチン，トロポミオシン，トロポニンの3つのタンパク質からなる．長さは1μmである．アクチンフィラメントにはミオシン頭部（クロスブリッジ）と結合する活性化部位があり，ここにはADPが付加している．弛緩時にはトロポニン-トロポミオシン複合体はこの活性化部位を覆っていて，この状態ではミオシンフィラメント・クロスブリッジとは結合はできない．しかし，トロポニンにカルシウムイオンが結合すると，トロポニン-トロポミオシン複合体による覆いが外れ，アクチンフィラメントが活性化する．

③**アクチンフィラメントの活性化**：アクチンフィラメントが活性化されると，ミオシンのクロスブリッジが結合し，アクチンフィラメントを引き寄せ，筋収縮が生じる．この際には，すでに放出されていたATPがADPとPi（無機リン酸）に分解されると，クロスブリッジとの結合が解かれる．すると，ATPが充てんされ，次の収縮に使われる．これが筋収縮が完了するまで次々と繰り返される．

(2) 骨格筋の神経支配

①**運動単位**：すべての骨格筋線維は1本の運動神経であるα運動ニューロンにより支配され，これを運動単位という．素早く正確な動きが必要な小さな筋群では，運動単位に対する支配される筋線維の数は少なく，たとえば喉頭筋は2～3本である．一方，繊細なコントロールが必要ない大筋群では，たとえば下肢の筋では数百本にもなる．

②**単収縮**：運動神経から筋線維へ伝わる活動電位が弱すぎると筋線維は収縮しないが，その興奮がある閾値に達すると筋線維は最大に収縮する．それ以上刺激を強めても収縮の度合いは変わらない（全か無かの法則）．1回の活動電位による刺激を受けると1回だけ収縮し，力を発揮して弛緩することを，単収縮という．筋収縮が生じている間，筋長が変化しない収縮を等尺性収縮，筋長は短くなるが筋線維自体に発生する張力が変わらない収縮を等張性収縮という．等尺性収縮は異なる筋タイプの収縮特性の比較に使用される．たとえば，眼筋では収縮時間は1/40秒以下しか持続しないが，腓腹筋は1/15秒程度，ヒラメ筋では1/5秒である．これは，眼球運動は非常に素早く対象物に眼球を動かし固定しなければならず，また，腓腹筋はランニングやジャンプ時に必要であり，ヒラメ筋は重力に抗して姿勢保持をする役割があることの違いである．

③**筋線維タイプ**：筋線維はその収縮の特性により，速筋線維と遅筋線維の2つのタイプに分けられる．

速筋線維：大きな収縮力を発揮でき，解糖系酵素を豊富に備え，毛細血管による血液供給は少なく，細胞質にはミトコンドリアも少ない．したがって，好気的代

謝はこのタイプでは重要ではない．白色筋ともいわれる．

遅筋線維：速筋線維とは逆で，最大収縮力は弱く，支配神経の数も少ないが，毛細血管による血液供給が豊富で，ミトコンドリアの数も多い．さらに，大量のミオグロビンを含む．ミオグロビンは酸素と結合し，これを貯蔵する役割がある．このタイプの筋線維では好気的代謝がおもに行われる．ミオグロビンを含むために赤く見えるので，赤色筋ともいわれる．

④**反射**：筋の作用はその収縮により行われ，屈曲，伸展，内転，外転，外旋，内旋などの運動が行われる．

　筋紡錘は骨格筋の中にあって骨格筋の伸縮状態を感知する受容体で，全長7mmの細長い紡錘形をした構造である．結合組織の被膜に覆われ，その両端は並走する錘外筋線維に付着している．筋紡錘は2〜12本の錘内筋線維からなる．その中央部には2種類の感覚神経であるⅠaまたはⅡ群線維の末端が終止する．各錘内筋線維は運動神経（γ線維）によって支配されている（図2.14）．筋を一定のスピードで伸張したり，新しい長さに保持するとき（静的反応），一次終末，二次終末の両方の発射頻度が増大するが，筋が引き伸ばされているとき（動的反応）には一次終末の発射頻度が増大する．

　筋紡錘は周囲の錘外筋が伸びると同方向に引っ張られて伸び，伸張刺激は知覚性線維（Ⅰa）が後根を介して脊髄に送られ，直接，脊髄前角の運動ニューロンに伝えられる．このため，運動ニューロンを介して収縮が生じる．この一連の反射

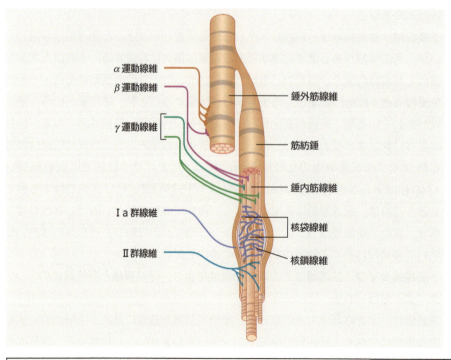

図2.14　筋紡錘

を伸張反射という．

d. 骨格筋へのエネルギー供給のメカニズム（図2.15）

骨格筋の収縮時のエネルギーは，ATPがADPとPi（無機リン酸）に加水分解されることによって補われる．ATP 1 molあたり10 kcalのエネルギーが放出される．よくトレーニングされた運動選手の全骨格筋内のATPの平均濃度は0.6 Mであり，これは最大運動収縮時には，約10秒で枯渇する量である．このATPは，運動開始から約10秒間はクレアチンリン酸系，1分間は解糖系，それ以降は好気的代謝系によって供給される．クレアチンリン酸系，解糖系は無気的代謝系である．

（1）クレアチンリン酸系　筋内に存在するクレアチンリン酸は，クレアチンとリン酸基が高エネルギー結合しており，その結合が解かれるときにエネルギーを放出する．筋収縮のためにATPが分解されるとすぐにクレアチンリン酸が分解して高エネルギーを放出し，このエネルギーを用いてATPが再合成される．クレアチンリン酸は体内にはごくわずかしか存在しないため，運動の持続時間にし

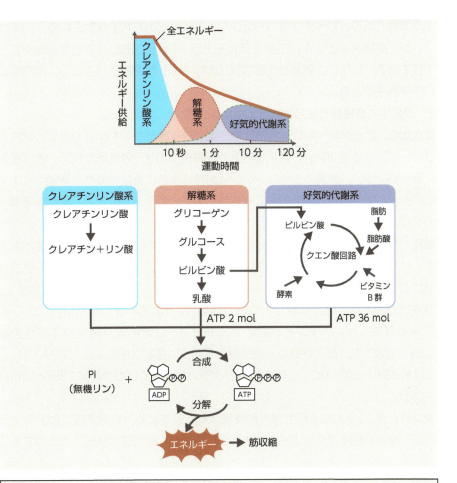

図2.15　骨格筋へのエネルギー供給

て約8秒しか持たないが，エネルギー供給速度が13 cal/kg/秒と大きいので，スプリント走やジャンプ，キックといった短時間に爆発的な力を発揮する運動の際に重要である．クレアチンリン酸系のATPの完全回復には3〜5分を必要とする．

(2) 解糖系　筋肉に蓄えられているグリコーゲンはグルコースに加水分解され，酸素消費がない状態で乳酸まで分解され，その過程で1 molのグルコースに対して2 molのATPが産生される．このエネルギー供給系は細胞質で行われる．ATPの産生速度は2.5 M/分で，酸素供給が十分でない運動開始時や高強度の運動時においてエネルギー供給源となる．乳酸産生によるH$^+$はHCO$_3$$^-$により緩衝されるが，わずかに残ったH$^+$が解糖系律速酵素にはたらきATP産生を抑制するため，ATPやクレアチンリン酸の分解により蓄積したリン酸がカルシウムと結合し，筋小胞体からの放出が減り，骨格筋収縮が抑制される．最大筋力で運動した時，解糖系によるエネルギー供給は30〜40秒が限界とされている．

(3) 好気的代謝系　糖質，脂質，タンパク質をもとに，ピルビン酸などの代謝基質をミトコンドリア内で電子伝達系を経て二酸化炭素（CO_2）と水（H_2O）に酸化する過程である．1 molグルコースより，36 molのATPが産生される．効率はいいが，解糖系に比べてATP産生スピードは1 M/分であり，高強度運動時には不適である．しかし，酸素と代謝基質（糖質や脂質）が供給される限り，無制限にATPを産生できる．

e.　運動中に骨格筋で使用されるエネルギー源

炭水化物：炭水化物（糖質）の生理的燃焼量は1 gあたり4.1 kcalである．体内グリコーゲンは体重70 kgのアスリートで肝臓に100 g，骨格筋に500 gと圧倒的に骨格筋に多い．肝臓のグリコーゲンは血糖値調節に重要であり，運動中にエネルギーとして使われるのはおもに骨格筋に蓄えられたものである（骨格筋：肝臓＝80：20）．

脂質：脂質の生理的燃焼量は1 gあたり9.3 kcalである．体内脂肪の貯蓄エネルギーは90,000 kcalで全貯蓄エネルギーの70％に相当し，ほとんどがトリグリセリド（トリアシルグリセロール）として脂肪組織に存在する．遊離脂肪酸となって，血中から活動筋へ促進拡散により取り込まれ，β酸化を経て細胞質内でアシルCoAとなり，カルニチンと結合してミトコンドリアに取り込まれてアセチルCoAに分解され，酸化される．脂肪酸の利用率は運動強度により，25% VO$_{2max}$では約85％，65% VO$_{2max}$では30％，80% VO$_{2max}$ではわずかに13％といわれている．

タンパク質：1 gあたりの生理的燃焼量は4 kcalである．飢餓状態で脱アミノ反応後，糖新生を経てグルコースになったり，クエン酸回路で酸化されたりする．

乳酸シャトル説とモノカルボン酸輸送担体(MCT)(図2.16)

従来，乳酸は運動中の細胞内の好気的代謝系の容量の限界を超えた運動強度による相対的な酸素不足よって生じる一種の老廃物という考えが一般的であったが，現在は乳酸自体もエネルギー基質として代謝されると考えられている．特に最近，各組織の細胞膜表面に促進拡散による乳酸の輸送担体(monocarboxylate transporter：MCT，アイソフォームMCT1～4)が同定された．MCT1は心臓，骨格筋の遅筋線維に多く分布し，細胞外から内への乳酸輸送を促進する一方で，MCT4は骨格筋の速筋線維に分布し，細胞内から外への乳酸輸送を促進する．さらに，骨格筋の遅筋線維のミトコンドリア膜においてもMCT1が同定された．これらの結果は，速筋線維で産生された乳酸は血液に拡散し，心臓や骨格筋の遅筋線維内に輸送され，ミトコンドリア内でエネルギー基質として利用されることを示している．

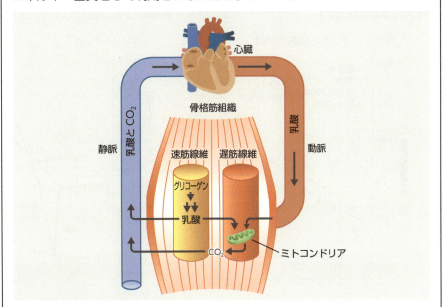

図2.16 乳酸シャトル説
[Brooks, *et al.*, *Exercise Physiology, 2nd ed.*, p.75, Mountain View (1995)]

f. 骨格筋と糖尿病

骨格筋は体重の40%を占める，人体最大の臓器である．一方，血糖の80%以上は骨格筋によって取り込まれる．したがって，骨格筋は血糖調節に重要な役割を果たす．

食後，血中グルコース濃度が上昇すると膵臓からインスリンが分泌されるが，このインスリンは全身の骨格筋に作用して血糖取り込みを促進させる．インスリンが筋線維膜表面のインスリン受容体に結合すると，GLUT 4 (glucose transporter 4)といわれるグルコース輸送体が筋線維膜表面へ移動し，これを介し

筋グリコーゲン

健常者が，通常食を摂取した場合，筋グリコーゲンの初期量は約100 mmol/kg筋肉で，その人の最大酸素摂取量の75%で運動した時，平均115分で運動ができなくなった．脂肪とタンパク質に偏った食事を3日間摂取すると，筋グリコーゲン量は35 mmol/kg筋肉まで低下し，同じ強度の運動も60分間しか続けられなかった．ところが，炭水化物（のうち糖質）中心に3日間摂取すると，筋グリコーゲン量は220 mmol/kg筋肉まで増加し，運動も平均で170分まで続けることができた（図2.17A）．これは運動開始前のグリコーゲン量が運動継続時間を決定することを示している．

さらに別な研究で，ただ3日間炭水化物中心に摂取しても，筋グリコーゲン量は約60%しか増加しないが，高強度の運動を30分以上行い，筋肉内のグリコーゲンを減少させ，その後，3日間脂肪とタンパク質に偏った食事をして一度筋肉内のグリコーゲンを枯渇させると，その後の3日間の高炭水化物食摂取により，約130%も増加することが報告されている（図2.17B）．この結果は，持久性競技前に筋肉にグリコーゲンを効率よく蓄積させる方法として活用できる．

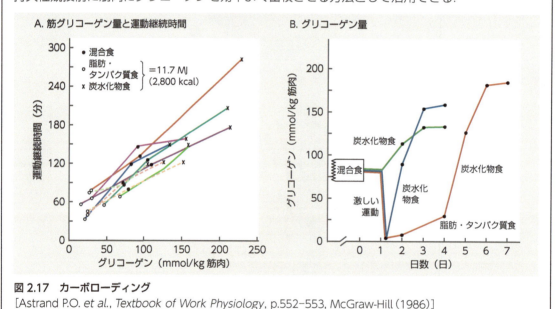

図2.17　カーボローディング
[Astrand P.O. et al., *Textbook of Work Physiology*, p.552-553, McGraw-Hill (1986)]

て，グルコースが細胞内へ取り込まれる．これにより，上昇した血糖は元に戻り，取り込まれた血糖は筋内でグリコーゲンに合成されて筋に蓄えられる．

　GLUT 4は筋収縮によっても発現する．筋収縮はAMP依存性タンパク質キナーゼが活性化し，インスリン非依存性にGLUT 4の移動を誘導し，血糖取り込み促進する作用がある．

　肥満や運動不足などが原因でインスリン受容体の発現の低下が生じると，GLUT 4の移動が悪くなる．これをインスリン抵抗性という．この状態が長引けば，2型糖尿病となる．したがって，糖尿病患者に対しては，食事・薬物療法だ

けでは根本的な治療とはならない可能性がある．運動をすることによって血糖コントロールを容易にし，さらにはインスリン抵抗性を少しでも軽減することが重要である．運動時には低血糖に留意しながら行う必要がある．

g.　心筋

(1) 心筋の構造　　骨格筋と異なり個々の心筋細胞は分岐して相互に網状につながる点が特徴である．これらの部分を介在板といい，電気抵抗が極めて低く，活動電位は極めて容易に伝導する．細胞膜には境界板(ギャップ結合)がみられ，細胞間の連絡を行っている．したがって心臓の洞房結節のペースメーカー細胞で発生した活動電位は，短時間のうちに心臓を形成するすべての心筋細胞に伝わり，心臓はあたかも1個の心筋細胞が収縮・弛緩をしているようにふるまう(詳細は3章参照)．これを機能的合胞体という．病的な心筋ではギャップ結合の活性が低下していることが多い．

(2) 心筋細胞　　ミトコンドリアを多く含む点が特徴として挙げられる．心臓は生涯休むことなく拍動し続け，この拍動に必要なエネルギー(ATP)を作り出すのがミトコンドリアである．ミトコンドリアが効率よくはたらくには酸素が必要となる．

(3) 心筋の収縮　　心筋では筋小胞体や横行小管系(T細管)もよく発達している．心筋の収縮様式の概要は，活動電位が細胞膜に伝わると膜上の電位依存性ナトリウムチャネルが開口し点脱分極し(＝オーバーシュート)，次に電位依存性カルシウムチャネルにより細胞外や筋小胞体からカルシウムが流入し，筋収縮が生じ，カルシウムの流入中は高い膜電位が長く維持される(＝プラトー電位)．心筋にも骨格筋と同様のアクチンとミオシンが含まれ，骨格筋と同様に互いがスライドすることにより収縮する．

h.　平滑筋

　平滑筋も機能的合胞体を呈する．通常筋線維は，シートや束のように集まる形状を取り，それらの細胞膜は，複数の箇所で互いに接している．さらに細胞膜にはギャップ結合があり，一線維で生じた活動電位が隣に伝わるような構造で，百から万単位の筋線維がまるで1ユニットのようにともに収縮する．単元性平滑筋といわれ，全身の動静脈，肺胞に至るまでの下気道，腸管，胆管，尿管，膀胱，子宮に存在する．瞳孔散大/括約筋にはギャップ結合はなく，多元性平滑筋といわれる．

　平滑筋にもアクチンやミオシンフィラメントが存在するが，骨格筋のような横紋を呈する配置ではない．多くのアクチンはdense bodiesに束ねられ，細胞膜表面や細胞内に存在する．ミオシンはアクチンの2倍以上の太さをもつが，その数はアクチンの1/15しか存在せず，ミオシンに対するアクチンの長さの比は骨格筋に比べて大きい．横紋筋においては，神経末端からの伝達物質であるアセチ

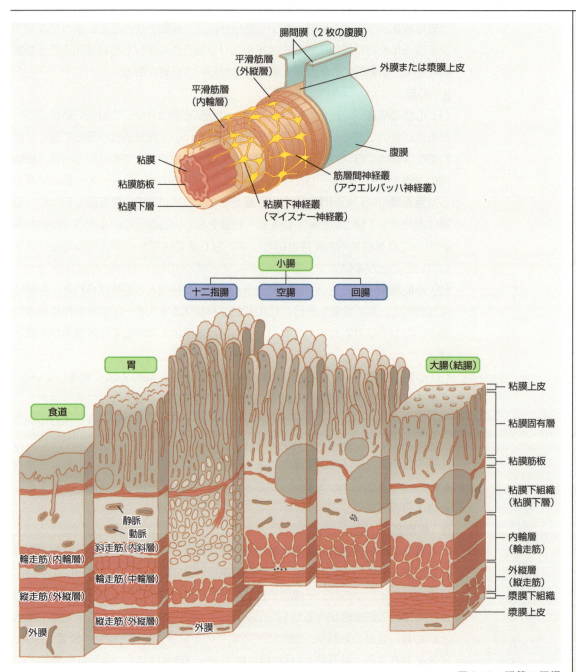

図 2.18 腸管の平滑筋（輪走筋や縦走筋）
粘膜筋板で高さをそろえている.

ルコリンが細胞膜に活動電位を生じさせ，筋小胞体からカルシウムイオンが細胞質内へ放出されることで筋収縮が起きるが，平滑筋では交感神経と副交感神経の二重支配を受け，それぞれノルアドレナリンとアセチルコリンが引き金となり，血管の場合は交感神経の支配を受け，細胞内カルシウム濃度が上昇し，アクチンとミオシンの結合による収縮が生じる．しかし，平滑筋にはトロポニンが存在せ

ず，トロポミオシンがミオシンを収縮する．収縮−弛緩のサイクルの頻度は骨格筋の1/10から1/300で，収縮−弛緩時間が骨格筋に比べて遅い．

小腸や大腸の腸管には図2.18のように外膜の内側に平滑筋層がある．平滑筋層は外縦層（縦走筋）と内輪層（輪走筋）からなり，間に筋層間神経叢（アウエルバッハ神経叢）がある．アウエルバッハ神経叢は消化管の運動を支配し，副交感神経活動の上昇は同神経叢の活動の増加をもたらし，交感神経活動の上昇は同神経叢の活動を抑制する．

小腸の運動には，混和運動（分節/振り子運動）と移送運動（蠕動運動）がある．輪走筋の律動収縮により分節運動が，縦走筋の収縮により振子運動が生じる．蠕動運動は腸壁が伸展されるとその部位の求心性神経が興奮し，同神経叢を介して口側の運動性神経が興奮し，輪状収縮が生じ，肛門側の運動性神経が抑制され弛緩する．この運動が肛門側へ伝わって，内容物が移送される．

- 運動器系には，骨格系と筋系がある．
- 骨格は，体の支持，筋と連動した運動，内臓保護，酸塩基平衡，成長因子などの貯蔵，造血を行う．
- 骨格は，骨と軟骨からなる．
- 骨は，緻密質と海綿質からなる．
- 骨格は，体幹，上肢，下肢の骨から構成される．
- 骨の連結には，縫合と関節がある．
- 骨は，カルシウムの貯蔵庫で，体内カルシウムの99%は骨組織にある．
- 骨組織が作られることを骨化といい，維持することをリモデリングという．
- 筋は，骨格筋，心筋，平滑筋に分類される．
- 筋は，横紋の有無や，随意か不随意かで分けることができる．
- 骨格筋は，横紋筋で随意筋である．全身の運動に関与する．
- 筋収縮には，カルシウムイオンとミオシンフィラメントとアクチンフィラメントが関与する．
- 収縮時のエネルギー（ATP）は，クレアチンリン酸系，解糖系，好気的代謝系の順に供給される．
- 心筋は，心臓を動かす横紋筋で不随意筋である．
- 平滑筋は，横紋はなく，不随意筋である．胃壁や血管壁などで筋層を構成する．

3. 循環器系

　循環器系は，心臓と血管からなり，血液を全身に循環させて酸素（O_2）や栄養素，ホルモンを各細胞へ運び，また，各細胞からの老廃物などを運び去る（図3.1）．循環は，大きく体循環と肺循環に分けられる．

図 3.1　循環器系
― 動脈（動脈血），
― 静脈（静脈血），
― 肺動脈（静脈血），
― 肺静脈（動脈血）
心臓と血管のイメージを示す．

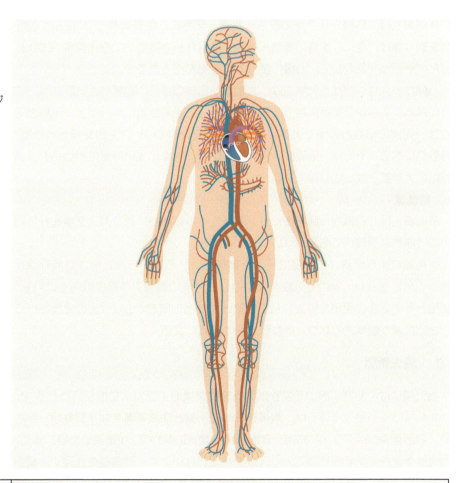

心臓は，循環器系の中心的な臓器であり，律動的に収縮することで血液の流れを生み，ポンプの役割を果たす．血管は，全身の組織と心臓との間での血液の循環路となる．血管は心臓から血液を運び出す動脈，全身の組織に張りめぐらされた毛細血管，心臓に血液を戻す静脈に分けられる．

本章では，循環器系を流れる血液と，血球の免疫機能にも触れる．また，循環はしていないが，循環器系とかかわりの深いリンパ系も扱う．

3.1 循環器系の構造と機能

A. 体循環と肺循環

心臓を中心として，全身をめぐる体循環（大循環）と，肺をめぐる肺循環（小循環）という2つの循環路がある．

a. 体循環

体循環とは，心臓から全身の器官－組織－細胞に，栄養素やO_2に富んだ動脈血を送り届け，逆に，全身の細胞－組織－器官から老廃物や二酸化炭素（CO_2）に富んだ静脈血を回収して，心臓に戻ってくる循環路である（図3.2）．

心臓から全身へ向かう動脈血は，大動脈から体の各部の動脈へと分配され，さらに各器官のなかで動脈末端である細動脈を経て毛細血管に移行する．毛細血管では，周囲の細胞との間で栄養素・老廃物の交換やO_2とCO_2の交換を行って，静脈血になる．その後，静脈血は静脈に注いで，徐々に太い静脈に集められ，最終的に大静脈となって心臓に戻る．

b. 肺循環

肺循環とは，心臓から肺をめぐり，戻ってくる循環で，肺でガス交換を行うための機能的な循環路である（図3.2）．

体循環により全身から心臓に戻った静脈血は，心臓から押し出され肺動脈を通って肺に送られ，肺内で分岐を繰り返して肺胞の周囲で毛細血管内を流れる．肺胞とその周囲の毛細血管を介して空気と血液との間でCO_2とO_2の交換を行うことで血液が動脈血となり，肺静脈を経て心臓に戻る．

B. 胎児循環

胎児期には，胎盤において栄養素・老廃物交換およびガス交換が行われる（胎児循環，図3.3）．胎児循環では，臍帯を通って胎盤と血液循環をなす臍動脈，臍静脈，静脈管（別名，アランチウス管；臍静脈と下大静脈を連絡する）が重要である．また，胎児は羊水中にいるので肺でのガス交換ができないため，肺循環を迂回する循環

図 3.2 体循環と肺循環,およびリンパ系

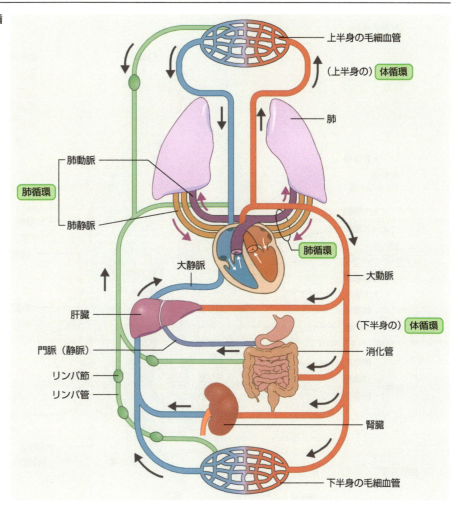

路である卵円孔(心房中隔にある)と動脈管(別名,ボタロー管;肺動脈と大動脈弓を連絡する)も重要である.

　母体の動脈から運ばれた血液中の栄養素や酸素は,胎盤の絨毛で胎児の血液中に取り込まれて,臍静脈により胎児の肝臓へ運ばれる.胎児内を循環した胎児血液は,臍動脈によって胎盤に運ばれる.胎盤内の毛細血管の内皮細胞,結合組織,栄養膜細胞層は胎盤関門といわれ,ここを介して胎児血液と母体血液の物質交換が行われる.

　出生後,臍動脈,臍静脈,静脈管は役割を終え,それぞれ,臍動脈索,肝円索,静脈管索となる.動脈管も肺循環が開始されると動脈管索となる.

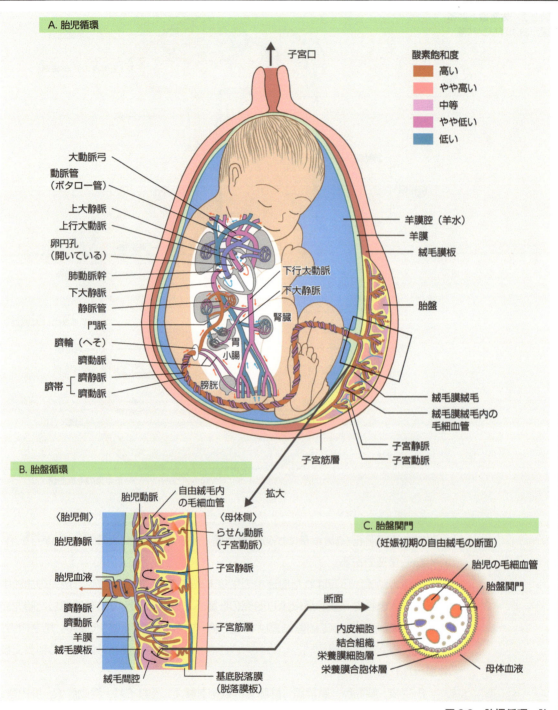

図 3.3 胎児循環，胎盤循環と胎盤関門
実際胎児の頭は下にある．

3.2 心臓の構造と機能

A. 心臓の構造

　心臓は，およそ「握りこぶし大」の大きさとして知られる．胸部の中央（胸骨の直後）で，左右の肺の間を縦に仕切る縦隔のなかにあって，漿膜でできた心膜の袋（心囊）にくるまれている．漿膜性の心膜は，心膜腔を作ることで，心臓が拍動する際に心臓と周辺の臓器との摩擦を軽減する．心臓の前下端のとがった部分を心尖といい，左胸の第5肋間（乳頭腺のやや内側）に位置する（図3.4）．

　心臓の表面には左右の冠状動脈があり，その周囲には脂肪組織が付着する（図3.5）．

a. 心房と心室

　心臓は，静脈からの血液を受け入れる心房と，動脈に血液を拍出する心室とに区分される（図3.6）．心臓の表面から見て，心房と心室の間には冠状溝があり，この溝に沿って心臓壁を養う動脈・静脈が走行する．

　心房は，心臓の後上部にあって，心臓に戻る静脈によって血液が注ぎ込み，それを心室に送り出す．左右の心房は心房中隔によって仕切られる．胎児のときには心房中隔に左右の心房を連絡する卵円孔が開いており，右心房から左心室へ血液が流れる．出生後，卵円孔は胎児循環の終了と同時にふさがって卵円窩となる．
右心房：体循環において，全身から心臓へ戻る上大静脈，下大静脈と心臓自身の静脈（冠状静脈洞）が注ぐ．それらの血液は右心房から右心室へと送られる．
左心房：肺循環において，肺から心臓に戻る左右の肺静脈（ガス交換を終えた後の酸素に富む動脈血）が注ぐ．それらの血液は左心房から左心室へと送られる．

　心室は，心臓の前下部にあり，その下端が心尖である．心室は，心房から送ら

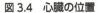

図 3.4　心臓の位置

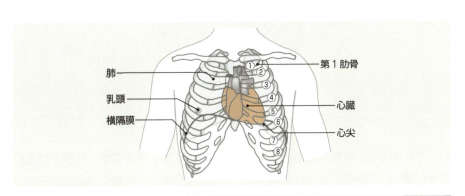

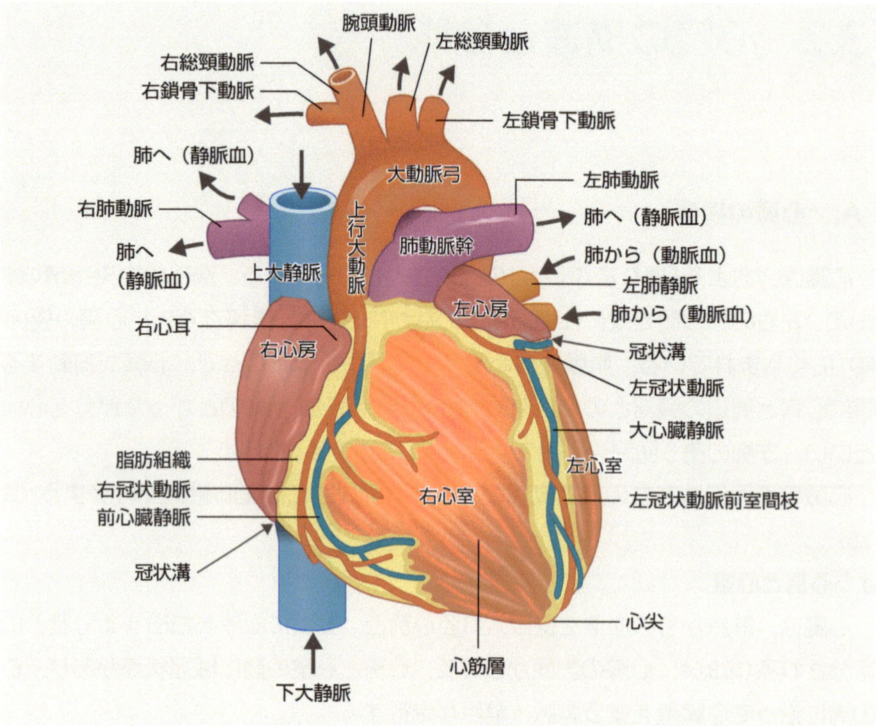

図 3.5 心臓前面と動脈と静脈

図 3.6 心房と心室の血流の流れ

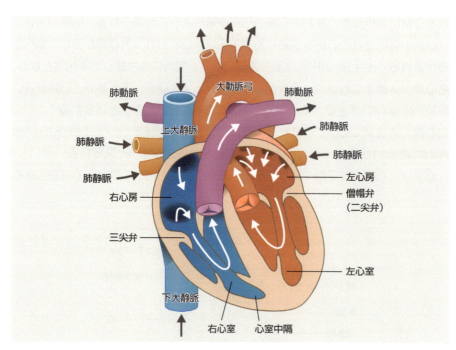

れてきた血液を心室筋の収縮によって動脈に力強く押し流すので，心房よりも心筋層が厚い．左右の心室は心室中隔によって分けられる．内腔には心室筋の一部

がタケノコ状に突出した乳頭筋がある．乳頭筋は腱索というヒモを介して房室弁の弁尖に接続する．乳頭筋には心室の収縮時に房室弁が翻って血液が心房へ逆流しないように房室弁を引く作用がある．

右心室：右心房から受け入れた静脈血を肺動脈に送り出す．

左心室：左心房から受け入れた動脈血を大動脈に送り出す．もっとも心筋層が厚い．

b. 心臓壁

　心臓壁は，心外膜，心筋層，心内膜の3層からなる（図3.7）．

心外膜：心臓の表面を覆う漿膜とそれを裏打ちする結合組織からなる．心外膜の漿膜は臓側板にあたり，心臓に出入りする大血管の基部で翻転して心嚢内面をなす漿膜性心膜（壁側板）に移行する．

心筋層：心臓壁の主体をなす心筋組織（横紋筋の一種）の層である．心房よりも心室で厚い（左心室がもっとも厚い）．心室筋の一部は心室内腔に突出し，乳頭筋となる．乳頭筋は房室弁が翻ってしまうのを防ぐ．

心内膜：血管内膜から続く単層扁平上皮が，心房・心室の内面を覆った構造である．房室弁や動脈弁は心内膜のヒダで，心臓内を流れる血液の逆流を防ぐ．

c. 心臓の弁

　心臓の弁は，心室の入口（房室口）と出口（動脈口）に4つあり，心室に出入りする血液が心室の強力な収縮・拡張に影響されて逆流しないように防ぐ（図3.8）．

房室弁：心房と心室の間にあり，心室の収縮によって血液が心房に逆流するのを防ぐ．ヒラヒラとした弁尖には腱索を介して乳頭筋が接続し，弁の翻りを防止する．右は3枚の弁尖があるので三尖弁，左は2枚の弁尖からなるので二尖弁あるいは僧帽弁という．

動脈弁：右心室から出る肺動脈の基部には肺動脈弁，左心室から出る上行大動脈の基部には大動脈弁がある．半月形をした3枚のポケットが向かい合うように配置されるので半月弁ともいわれ，心室の拡張によって肺動脈や大動脈に流出した血液が再び心室に引き戻されるのを防ぐ．

図3.7　心臓壁の構造

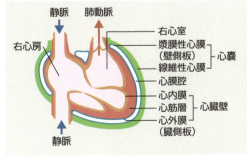
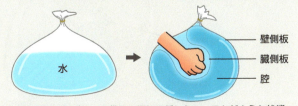

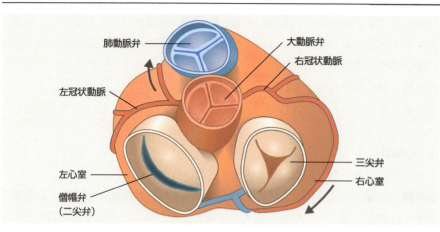

図 3.8 心臓の4つの弁を上から見た図

d. 刺激伝導系

心筋層をリズミカルに動かし，心臓を鼓動させるしくみを刺激伝導系という．刺激伝導系は，心臓の収縮リズムの起点（ペースメーカー）から心臓全体へ収縮のリズムを伝えるはたらきをもった，特殊な心筋線維から構成される（図3.9）．

洞房結節：右心房の上部で上大静脈の開口部付近にある．ペースメーカーとして拍動のリズムはここを起点に発生し，さらに心房に広がって房室結節に向かう．

房室結節：右心房の下壁にある．収縮刺激は房室束へと導かれる．

房室束（ヒス束）：房室結節から始まり，心室中隔へと進む線維束である．心房と心室の間を連絡する唯一の心筋線維で，心房から心室へと収縮刺激を伝える．心室中隔では，右脚，左脚に移行する．

右脚，左脚：房室束は心室中隔を下行する際に，右心室側に向かう右脚と，左心室側に向かう左脚に分岐する．

プルキンエ線維：右脚，左脚から分配され，それぞれ一般の心室筋に向かう線維

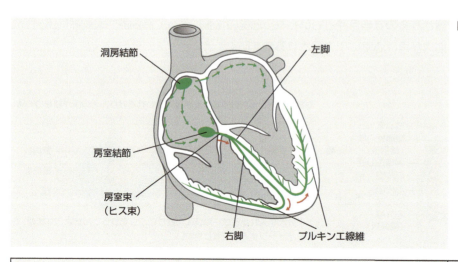

図 3.9 刺激伝導系

である.

e. 心臓の血管

心臓の活動に必要な栄養素を運ぶ血管は，心房と心室の間にある冠状溝を走りながら心臓壁を養う（図3.5参照）.

心臓の動脈：上行大動脈から出る左右の冠状動脈が心臓を養う. 右冠状動脈は，右心室の上縁に沿って冠状溝を回り込み，心臓の後面にて左右の心室の間を下行する（後室間枝）. 左冠状動脈は，心臓前面にて左右の心室の間を下行する枝（前室間枝）を出すほか，左心室の上縁に沿って冠状溝を回り込む枝（回旋枝）を分ける.

心臓の静脈：心臓の後面にて冠状溝に集まって冠状静脈洞を形成し，右心房に注ぐ.

B.　心臓の活動

心臓は骨格筋と類似の横紋筋によって構成されている臓器で，血液の身体循環を担うことを主作用とする作業（一般）心筋線維（図3.10）と特殊心筋線維がある. 心臓が血液を送り出すポンプのはたらきができるのは，収縮と弛緩を繰り返す拍動のためであり，拍動は電気信号を発生，伝導させることで生じる.

心臓の電気活動は，心臓の機械活動（収縮と弛緩）を制御しており，心臓を構成する約200億個の心筋細胞が活動電位を形成することで，心筋細胞内へのカルシウム（Ca^{2+}）の流入が始まり，心筋細胞の収縮が生じる（図3.11）. その後，心筋細胞内のカルシウム濃度は減少し，心筋は弛緩する. この一連の動作を，興奮収縮連関（ECカプリング）という. 心筋は骨格筋と同じ横紋筋ではあるが不随意筋で，自律神経（交感神経，副交感神経）の調節を受ける.

心拍数を増やすはたらきを陽性変時作用といい，逆に心拍数を減らすはたらきを陰性変時作用という. 心筋の収縮を強めるはたらきを陽性変力作用といい，逆に心筋の収縮を弱めるはたらきを陰性変力作用という. 心臓支配の交感神経の活動が高まると，心拍数は増加し，心臓の収縮は強まるので，交感神経は陽性変力作用と陽性変時作用を発揮し，副交感神経は陰性変力作用と陰性変時作用を発揮する（図3.11）.

a. 活動電位

心臓の電気活動は，自ら刺激を出すことができる刺激伝導系を構成する特殊心筋による. 伝導といっても神経ではなく，また，作業心筋線維と比べかなり太い.

心筋細胞から記録される電圧変化の記録を活動電位という. 活動電位の波形は心臓の各部位で異なる（図3.12）. 心臓の活動電位は基本的に作業心筋（心房筋，心室筋）と特殊心筋（洞房結節，房室結節など）で異なる. 作業心筋では，第0相：急速脱分極相，第1相：初期再分極相，第2相：プラトー相，第3相：再分極相，第4相：静止相の5相に分類される（図3.13）.

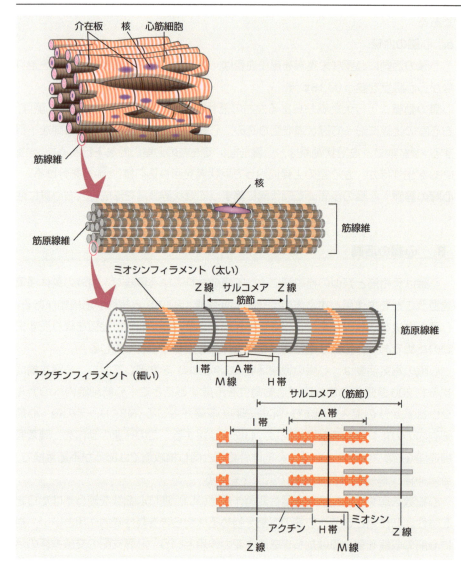

図 3.10 作業（一般）心筋線維の構造
心筋は横紋筋であり，明帯である I 帯と暗帯である A 帯のすじからなる．I 帯の中心部には Z 線が走り，Z 線と Z 線の間を筋節（サルコメア）という．サルコメアの中央に見られる濃い線を M 線といい，太いミオシンフィラメントどうしを結ぶ特殊なタンパク質が存在する．

　第0相は，ナトリウムイオン（Na^+）チャネルの開口によって細胞外から細胞内に急速に Na^+ が流入することで生じる．イオンチャネルは基本的に濃度の濃い場所から濃度の低い場所にイオンが流れる．第2相はカリウムイオン（K^+）の細胞外への移動とカルシウムイオン（Ca^{2+}）の細胞内への移動が拮抗するため，電位変化が生じない場所である．第3相は K^+ チャネルの開口が優勢になり，細胞内から細胞外への K^+ の移動により，細胞内が相対的に電気的に負に荷電するためマイナスの電位に戻る(再分極する)時相である．

　洞房結節などの自動能を有する細胞では静止相をもたず，初期再分極相をもたない．

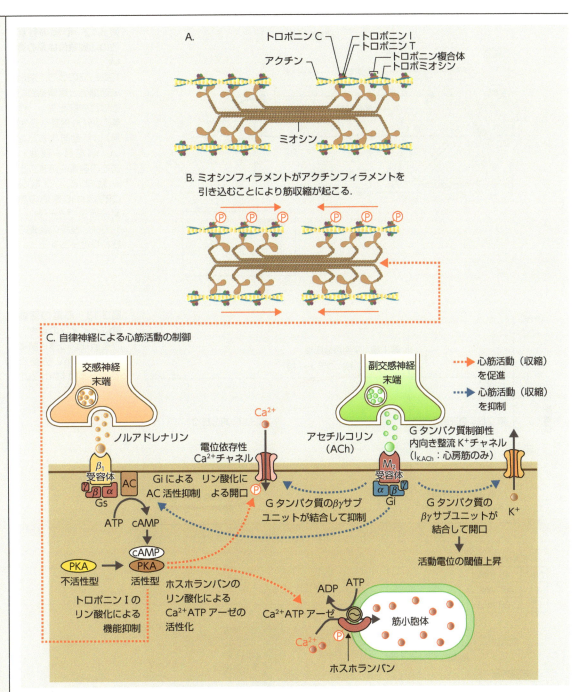

図 3.11 心筋の内部の収縮・弛緩関連分子と自律神経のかかわり
交感神経作動物質であるノルアドレナリンはアデニル酸シクラーゼ（AC）を活性化してプロテインキナーゼ A（PKA）活性を高め，心筋の収縮を促進させる．副交感神経作動物質であるアセチルコリンはアデニル酸シクラーゼを抑制プロテインキナーゼ A 活性を低下させ，心筋の収縮を抑制する．ノルアドレナリン系は細胞内セカンドメッセンジャーを介して心筋活動を促進し，アセチルコリン系は G タンパク質が直接はたらいて心筋活動を抑制する．
β_1：アドレナリン β_1 受容体，M_2：ムスカリン M_2 受容体，Gs：促進性 G タンパク質，Gi：抑制性 G タンパク質，AC：アデニル酸シクラーゼ，PKA：プロテインキナーゼ A

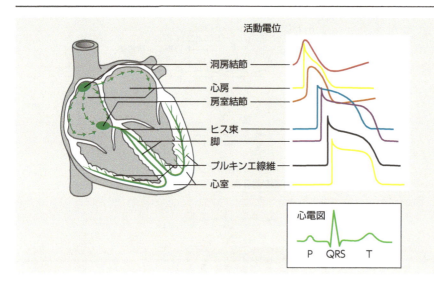

図 3.12 心臓の各部位の活動電位は系の違い
特殊心筋のうち、洞房結節細胞と房室結節細胞は自動能を有し、作業心筋（心房筋、心室筋）は自動能をもたない。心電図 P 波は心房筋の興奮の始まりと一致する。心電図 QRS 波は心室筋の興奮の始まりと一致し、T 波は心室筋の興奮の終わりと一致する。

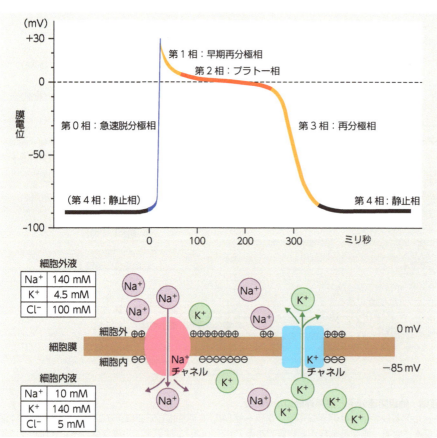

図 3.13 心室の活動電位とイオンの動き
心室筋細胞の静止膜電位は -85 mV 前後である。mM は mEq/L である。

b. 興奮の伝導

洞房結節で生じた活動電位は細胞間のギャップ結合を介して伝導し，最終的には心臓全体に達する．この刺激の伝導には，刺激伝導系という特殊な経路を必要とする．心房筋と心室筋は線維輪と房室弁（三尖弁，僧帽弁）という2つの絶縁体（結合組織）によって隔絶されており，刺激の伝導は生じない．心房と心室を結ぶ唯一の経路は房室結節であり，この経路を介して洞房結節で生じた電気活動は心室に伝わる．したがって，刺激伝導の経路は，洞房結節→心房筋→房室結節→ヒス束→脚（右脚，左脚）→プルキンエ線維→心室筋の順に心臓全体に伝播される．このうち，洞房結節，房室結節とヒス束の一部はCa^{2+}チャネルの開口によるカルシウム電流が関与する遅い電流に依存する．一方，心房筋とヒス束の一部，プルキンエ線維と心室筋はNa^+チャネルの開口によるナトリウム電流が関与する速い電流に依存する．遅い電流のはたらきとは，心房筋の収縮と心室筋の収縮に時間的ずれを生じさせるためのものであり，心房の収縮による心房から心室への血流が心室の拡張期に生じるように機能する．

c. 心電図

心臓の約200億個の心筋細胞は1心拍の間に合計200億個の活動電位を発生する．これをとらえるのが心電図検査であり（図3.14），この活動電位の合計を体表面でまとめて記録したものが心電図である．したがって，心電図には心房筋の興奮，心室筋の興奮，心房と心室の興奮伝導などのさまざまな情報が記録されている．しかし，洞房結節や房室結節は構成細胞数が少なく（ともに数千個の細胞群の塊），体表面で測定する心電図では電気現象が記録されない．図3.15に心電図と心臓への血液の流入を示す．

心電図は体表面から記録される生体の電圧変化であり，たとえば胸部誘導ではその端子の直下の心筋の電位差が記録される．心室筋の興奮（活動電位）は心内膜

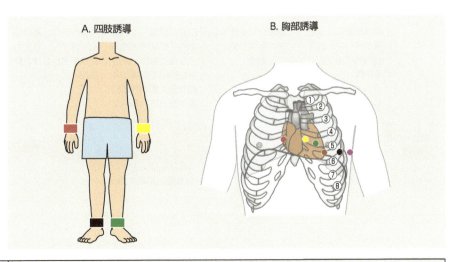

図3.14 心電図検査の電極装着位置
カラーコードが決められている．

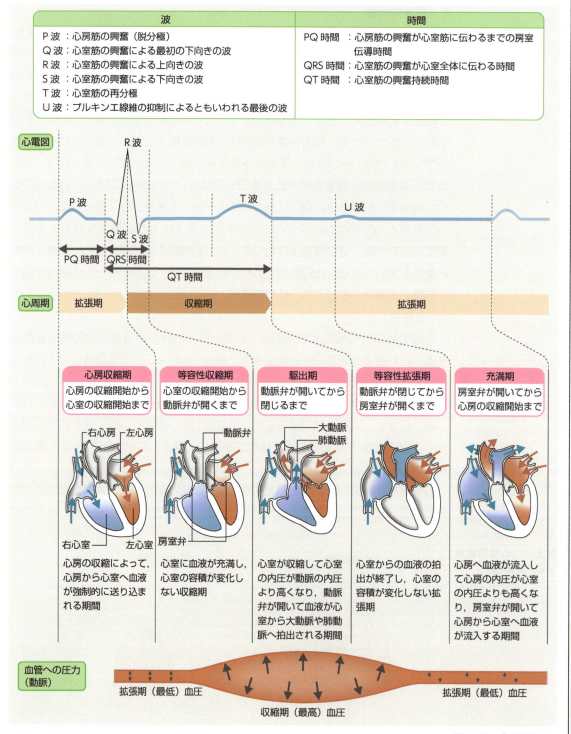

図 3.15　心電図と心臓への血液の流れ

図 3.16　正常心電図波形と代表的な不整脈の特徴
A. 正常心電図のP波，QRS波，T波．B. 心房期外収縮（APC）．C. 心室期外収縮（VPC）の単発と三連発．D. 心房細動ではP波が見られず，心房の不規則な動きを示すf波（fibrillation）が多発する．E. 心房粗動ではP波に替わり，心房粗動波であるF波（Flutter）が規則的に認められる．F波は三尖弁の周囲を旋回するリエントリー波によって作られる．

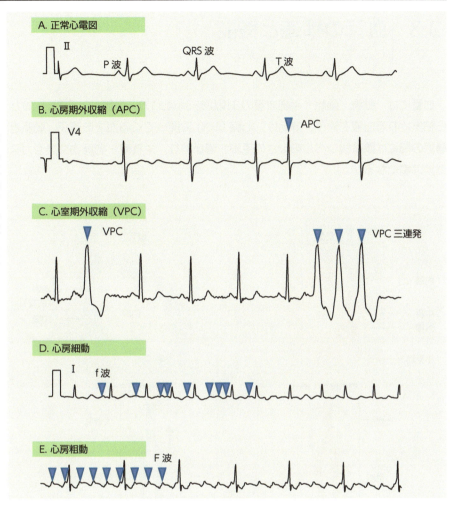

側に分布するプルキンエ線維の興奮に先導されるため，心内膜側心筋が先に興奮し，その後心外膜側心筋が興奮する．一方，心外膜側心筋の活動電位持続時間は心内膜側心筋の活動電位持続時間より短いため，いち早く再分極してしまう．そのため，正常心筋の心電図では両者の電位差として記録される，QRS波とT波は同じ向きに記録される．心臓の拍動が不規則になり，心臓の興奮の開始が洞房結節以外の場所から生じるとき，これを不整脈という（図3.16）．

d. 心周期

心臓の動きを分析すると1拍ごとに収縮期と拡張期があることがわかる（図3.15参照）．厳密にいえば，これは心室筋の収縮期と拡張期である．これを合わせて心周期という．左心室圧が左心房圧より高くなると僧帽弁が閉じる．大動脈圧が左心室圧より高くなると大動脈弁が閉じる．大動脈弁と肺動脈弁はほぼ同時に閉じる．

3.3 血管の構造と機能

血管には，動脈，静脈，毛細血管の3種がある（図3.17）．動脈は，心臓（心室）から拍出される血液を運ぶ．静脈は，心臓（心房）に戻ってくる血液を運ぶ．動脈と静脈の間には顕微鏡レベルの太さの毛細血管があり，栄養素・老廃物交換やガス交換の場になる．

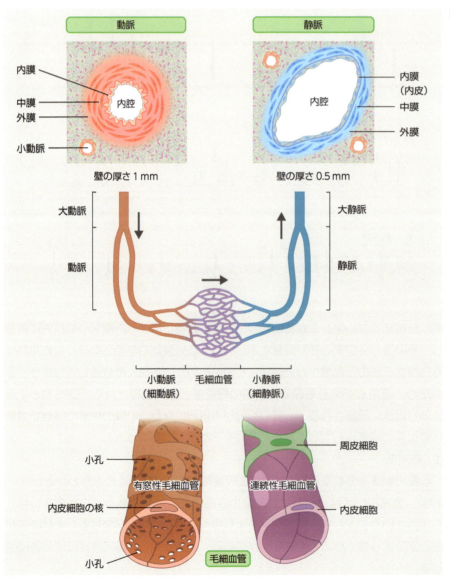

図 3.17　血管

A. 血管の構造

動脈と静脈の壁は，いずれも3層(内膜，中膜，外膜)からなる(図3.18).

内膜：血管の内表面をコーティングする内皮細胞(単層扁平上皮)がみられる．静脈の内膜には静脈弁がつくられ，血液の逆流を防ぐ．

中膜：血管壁の主体をなし，平滑筋と弾性線維がみられる．動脈壁では中膜が厚く，静脈壁では薄い．

外膜：線維性結合組織からなる．

毛細血管の壁は，内皮細胞とそれを裏打ちする基底膜からなる．

a. 動脈系

(1) 大動脈　　大動脈は，左心室から直接出る太い血管(直径約3 cm)で，走行する位置により上行大動脈→大動脈弓→胸大動脈→腹大動脈に区分される(図3.19).

上行大動脈：大動脈の基部であり，左右の冠状動脈を分枝する．

大動脈弓：ステッキの柄のようなアーチを形成し，左後方にある胸椎前面へ向かう．大動脈弓の枝として，①腕頭動脈(右鎖骨下動脈と右総頸動脈の共通幹)，②左総頸動脈，③左鎖骨下動脈がある．

胸大動脈：胸椎の前面に沿って横隔膜(大動脈裂孔)まで下行する．胸大動脈のおもな枝として，①食道動脈，②気管支動脈(気管支および肺の栄養血管)，③肋間動脈(胸壁に分布)がある．

腹大動脈：横隔膜(大動脈裂孔)を貫通した後，腰椎前面に沿って下行し，第4腰椎の高さで総腸骨動脈に分かれる．図3.20に示すように腹大動脈のおもな枝として，①腹腔動脈(胃〜十二指腸・肝臓・脾臓・膵臓に分布)，②上腸間膜動脈(十二指腸〜

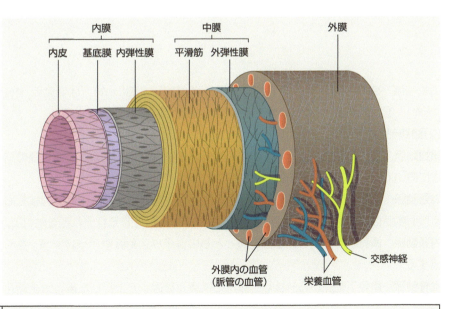

図3.18　動脈壁の組織

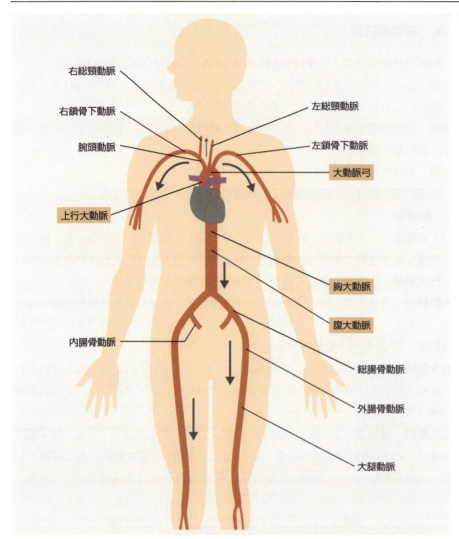

図 3.19　おもな動脈

回腸・盲腸～横行結腸に分布），③下腸間膜動脈（横行結腸～直腸に分布），④腎動脈（腎臓に分布），⑤性腺動脈（精巣あるいは卵巣動脈），⑥腰動脈（腹壁に分布）がある．

(2) 頭頸部の動脈（図9.15参照）

総頸動脈：頸部の深層を上行して内頸動脈と外頸動脈に分岐する．喉頭上縁の高さにおいて胸鎖乳突筋の前縁で脈が触れる．

外頸動脈：おもに顔面や頭部の浅層に分布する動脈を分ける．外頸動脈の枝である顔面動脈は下顎角の前方で，浅側頭動脈はこめかみ付近でそれぞれ脈を触れる．

内頸動脈：頭蓋底を貫通し，脳底動脈とともにウイリス動脈輪（大脳動脈輪）を形成する．

椎骨動脈：鎖骨下動脈から分枝し，頸椎の横突孔を通って上行した後，大後頭孔

図 3.20 腹大動脈から消化器系へのおもな動脈

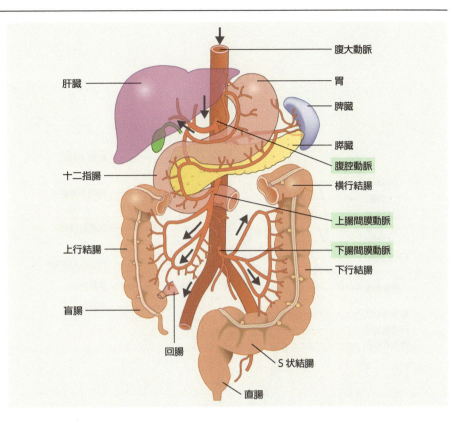

から頭蓋腔に入る．左右の椎骨動脈は橋の前面で合して脳底動脈となり，中脳の前方で左右の後大脳動脈に分岐することによってウイリス動脈輪の後方部分をなす．

脳の血管（ウイリス動脈輪；大脳動脈輪）：ウイリス動脈輪は，内頸動脈の枝（前大脳動脈，前交通動脈，中大脳動脈，後交通動脈）と脳底動脈の枝（後大脳動脈）によってできた動脈のリングであり，脳の底面から大脳を栄養する前・中・後大脳動脈を分枝する．

(3) 上肢，下肢の動脈　　上肢の動脈の幹は，鎖骨下動脈→腋窩動脈→上腕動脈へと移行し，前腕にて橈骨動脈と尺骨動脈に分かれる．上腕動脈は上腕二頭筋の内側縁で，橈骨動脈は橈骨下端の前面でそれぞれ脈が触れる．

　下肢の動脈の幹は，総腸骨動脈から分かれる外腸骨動脈であり，外腸骨動脈→大腿動脈→膝窩動脈へと移行し，下腿では前脛骨動脈と後脛骨動脈に分かれる．

　大腿動脈は大腿基部の前面で，後脛骨動脈は足首の内果後方でそれぞれ脈が触れる．

3.3　血管の構造と機能

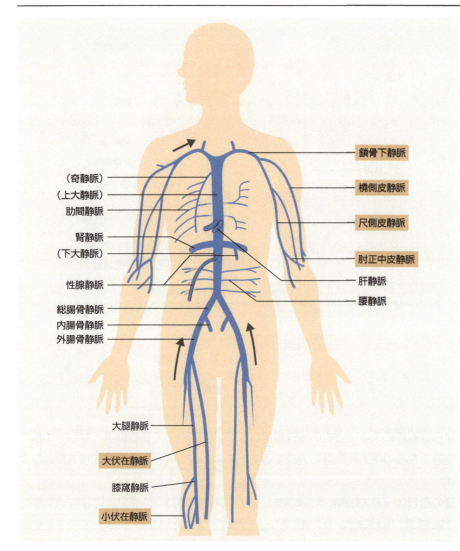

図 3.21 おもな静脈と動脈に伴行しない静脈
（ ）が伴行しない静脈．

b. 静脈系

　一般に，からだの深部を走る静脈は動脈に伴行する同名の静脈である．伴行しない静脈をまとめると，次のとおりになる．

(1) 上大静脈，下大静脈，奇静脈(図3.21)

上大静脈：上肢の静脈を集めた鎖骨下静脈と，脳の静脈である硬膜静脈洞から続く内頸静脈とが合してできた腕頭静脈が左右で合流することによって上大静脈になる．上大静脈には胸壁および食道の静脈を集める奇静脈も合流し，右心房の上面に注ぐ．

下大静脈：下肢と骨盤の静脈を集めた左右の総腸骨静脈が合してできる．腹部の静脈（腰静脈，腎静脈，肝静脈など）を集めながら上行して横隔膜の大静脈孔から胸腔

に入り，右心房の下面に注ぐ．

(2) 皮膚の静脈

①頸部の皮静脈

外頸静脈：頭頸部の皮下の静脈を集めて外頸部の皮下を下行し，鎖骨下静脈に注ぐ．

②上肢の皮静脈

橈側皮静脈：上腕二頭筋の外側縁に観察できる．

尺側皮静脈：上腕二頭筋の内側縁に観察できる．

肘正中皮静脈：肘窩にて橈側皮静脈と尺側皮静脈を斜めにつなぐ．採血部位として用いることが多い．

③下肢の皮静脈

大伏在静脈：下腿および大腿内側を上行し，大腿の基部で大腿静脈に注ぐ．

小伏在静脈：ふくらはぎ(腓腹部)を上行し，膝窩にて膝窩静脈に注ぐ．ふくらはぎに静脈瘤として観察されやすい．

(3) 硬膜静脈洞 脳の静脈であり，脳の周囲を覆う硬膜の中に集まる．頭蓋底に開いた頸静脈孔を通って頭蓋腔を出て，内頸静脈に移行する．

(4) 門脈 血液は通常，心臓→動脈→毛細血管網→静脈→心臓と流れる．特殊な場合として，心臓→動脈→毛細血管網1→門脈→毛細血管網2→静脈→心臓があり，この2つの毛細血管網にはさまれた血管を門脈という（図3.22）．門脈とい

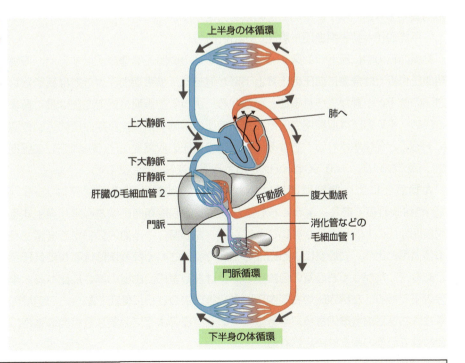

図 3.22 体循環と門脈循環（肺循環を省略している）
門脈には肝門脈のほか，下垂体門脈や副腎門脈などもある．

3.3 血管の構造と機能

えば肝門脈をさすことが多い．門脈は，脾静脈，上腸間膜静脈，下腸間膜静脈が合流してできる静脈で，肝臓の下面にある肝門から肝臓内に入る．肝臓には，消化管から摂取された栄養素や薬物などの代謝や，脾臓で破壊された赤血球の残骸から胆汁を生成する機能がある．このように門脈は肝臓の機能血管として，胃腸や脾臓の静脈を集めて形成される．

B. 心臓，血管と血圧

心室の収縮によって血液には強い圧力がかかり，動脈を通って血液が循環される．右心室の拍動は肺循環を維持し，左心室の循環は体循環を維持する．通常，「血圧」という際は左心室の収縮によって形成される体循環での血管内圧をさす．一般に，

血圧＝心拍出量×末梢血管抵抗

の関係がある．したがって，高血圧症は心臓の過度の収縮と，末消血管抵抗の増大の2つの因子によって維持される．

a. 血圧の測定

標準的な血圧測定法は水銀血圧計によるものであるが，「水銀に関する水俣条約」の発効により，今後は日本工業規格に準じた電子血圧計の使用が血圧測定の標準となる．

収縮期血圧を最高血圧，拡張期血圧を最低血圧という場合がある．収縮期血圧と拡張期血圧の差を脈圧という．平均血圧とは，単に収縮期血圧と拡張期血圧の平均値ではない．以下に平均血圧の求め方を示す．

平均血圧＝拡張期血圧＋脈圧/3（mmHg）

動脈血管の中に圧トランスデューサを差し込み動脈圧を連続記録すると，収縮期血圧付近では急激に血圧の上昇と下降が見られ，拡張期血圧付近では緩やかな血圧の低下と上昇が見られることがわかる．よって拡張期付近で血圧は長く留まるため，平均血圧は収縮期血圧と拡張期血圧の中間点より拡張期血圧に近い位置にあることが理解される．ちなみに安静時の血圧の収縮期血圧（最高血圧）/拡張期血圧（最低血圧）が，140/90 mmHgを超える場合を高血圧症という．

大動脈圧に比べ肺動脈圧ははるかに低い．肺動脈圧の正常値は25/5〜10 mmHg程度である．よって右心室が発生する収縮期血圧は左心室が発生する収縮期血圧の1/5程度しかないことになる．左心室による血液の拍出で維持される体循環と比べ，右心室による血液の拍出で維持される肺循環ははるかに低圧系であり，したがって右心室の自由壁の厚さは左心室の自由壁の厚さに比べると半分以下である．左房内圧や右房内圧は右心室圧よりさらに低圧であり，心房筋の厚さは右室自由壁厚のさらに半分以下である．このように必要な収縮力の強さに合わせて心筋の厚さは決定される．

> **水銀血圧計の扱い**
> ①上腕を心臓(右心房)の高さに設置しマンシェットを巻く
> ②聴診器を上腕動脈(または肘窩)付近に当てる
> ③ポンプを押してマンシェットに空気を送り水銀柱を徐々に押し上げていく
> ④聴診器から血管音が聞こえなくなる圧力点よりさらに20 mmHgほど水銀柱を上げる
> ⑤ポンプのバルブを緩め，1秒間に2 ～ 3 mmHgほど水銀柱が下がる程度にマンシェット圧を下げていく
> ⑥ある時点で血管雑音(コロトコフ音)が聞こえ始めるが，この時点の水銀柱の高さを収縮期血圧とする
> ⑦さらに水銀柱を下げコロトコフ音が聞こえなくなる時点を拡張期血圧とする
> ⑧収縮期血圧/拡張期血圧 mmHgと表記する

b. 心臓と血圧の調節

心臓と血圧の調節は，自律神経による神経性調節と，ホルモンなどによる液性調節の2つの制御を受ける.

(1) 神経性調節　心臓は交感神経と副交感神経の2重支配による神経性調節を受けている. 交感神経の節後神経は洞房結節と作業心筋(心房筋，心室筋)に分布しており，広く心臓全体の機能を制御する. 一方，副交感神経(迷走神経)は洞房結節に分布が集中しており，その機能は心拍数の調節が主である.

①圧受容器反射：頸動脈洞と大動脈弓には圧受容器が存在し，血圧の上昇や下降を感知して延髄の心臓血管中枢(血管運動中枢)にシグナルを送る. たとえば，血圧が上昇すると圧受容器が血管の伸展を感知し，延髄の心臓血管中枢を抑制し，交感神経を介した負の命令(抑制)によって洞房結節の自動能は抑制され(徐脈)，作業心筋の収縮は低下し，血管は拡張する. また，血圧上昇による圧受容器刺激は迷走神経を介した正の命令(刺激)によって洞房結節の自動能は抑制される(徐脈). しかしながらこの圧受容器反射は長期的な異常血圧(たとえば持続する高血圧症)の際には反射が鈍化し機能しない. 眼球を1 ～ 2分間ほど圧迫すると心拍数が低下し，上室頻拍などを停止させる治療法がある(スポーツ医などが利用). この反射をアシュネル反射(眼心臓反射)という. 眼球付近に分布する三叉神経が刺激されると迷走神経が刺激を受け，その結果として洞房結節が抑制を受ける経路がはたらくからである.

②その他の反射：息を大きく吸った後に口鼻を押さえ，息こらえすると胸腔内圧が上昇し心臓への静脈還流量が減少し，心拍出量が減って血圧が低下する. この血圧低下を前述の圧受容器が感知し，心拍数が増加する. その後，息こらえを止

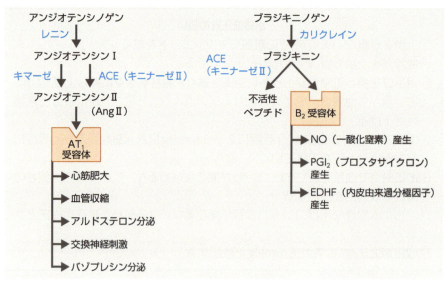

図 3.23 レニン・アンジオテンシン・アルドステロン系（RAAS）
アンジオテンシノゲンはレニンによってアンジオテンシン I に変換され，さらにアンジオテンシン変換酵素（ACE）とキマーゼによってアンジオテンシン II（Ang II）に変換される．ヒトでは ACE とキマーゼのはたらきはほぼ同等である．アンジオテンシン II（Ang II）は AT₁ 受容体と AT₂ 受容体に作用する．ブラジキニンはブラジキニノゲンからカリクレインの作用によって産生される．ブラジキニンを不活性ペプチドに分解するキニナーゼ II は ACE と同一酵素である．

めると静脈還流が一気に上昇し，一転して徐脈となる．この一連の反応をバルサルバ反射といい，圧受容器反射が正常に機能するかどうかを確かめることができる（バルサルバ試験）．心房筋には血液の還流量を感知する受容器がある．これを低圧心房受容器という．心房内圧が上昇すると心臓支配の迷走神経が抑制され頻脈となる．これをベインブリッジ反射という．一般に吸気時には脈が速くなり，呼気時には脈は遅くなるが，この程度が著しい場合を呼吸性不整脈という．若年者に現れやすく，多くの場合において生理的なものである．

(2) 液性調節　ホルモンや生理活性物質による心臓や血圧の調節を，循環器における液性調節という．

①**レニン・アンジオテンシン・アルドステロン系**（RAAS）：循環血液量が減少すると腎臓（傍糸球体装置）からレニンが分泌され，その後は図 3.23 で示すとおりの反応が生じる．最終的にはアンジオテンシン II（Ang II）が受容体（AT₁）に結合すると血管を収縮させ血圧を高めるとともに，アルドステロンの分泌を亢進させて水とナトリウムを身体の中にため込む（AT₂ 受容体のはたらきは十分に解明されていない）．その結果，血圧は上昇し循環血液量は増加する．このレニン・アンジオテンシン・アルドステロン系は塩分の摂取が簡単でなかった太古の動物には有益なしくみであったが，食事に塩分を自由に取り込み，高血圧に悩まされる現代人にはむしろ有害なしくみと考えられている．

②**ANP と BNP**：心房性ナトリウム利尿ペプチド（ANP）はおもに心房筋から，B 型ナトリウム利尿ペプチド（BNP）はおもに心室筋から分泌される．ANP と BNP はともに血管を拡張させるはたらきがあるが，ANP は腎臓の血管に対する作用が強いために利尿薬として，BNP は心不全の診断マーカーとして利用される．

③**バゾプレシン**：出血などで循環血液量が減少すると下垂体後葉からバゾプレシン（ADH）が分泌される．バゾプレシンは血管を収縮して血圧を上昇させるとともに，腎臓に作用して水の再吸収を促進し循環血液量を増加させて循環器系の維持に作用する．

3.4 血液の成分と機能

A. 血液の成分

血液は，成人で約5L，体重の約7.5%を占める流動する組織である．血液は，心臓から拍出され，大動脈を高速で流れ，毛細血管，静脈を通り心臓へ戻る（全身を50〜60秒で循環している）．血液は，血漿（液体）と血球（細胞）で構成される（図3.24）．母乳などは血液から作られる．

酸素と栄養素の豊富な血液を動脈血といい，二酸化炭素や尿素窒素などの老廃物が多い血液を静脈血という．おもに動脈を流れるのが動脈血，静脈を流れるのが静脈血であるが，肺循環では肺動脈に静脈血が，肺静脈に動脈血が流れる．

a. 血漿

血漿は，血液の55%を占める淡黄色の液体で，リンパ液や間質液（組織液）などと同じ細胞外液に分類される．血漿には各種タンパク質，グルコース，脂質，金属イオン，電解質，ホルモン，ビタミンなどが含まれる．タンパク質のうち，アルブミン，免疫グロブリン，血液凝固因子は重要なはたらきをもつ．

血液が生体にあるときの液体成分は血漿であるが，血液は試験管などの異物に

図3.24 血液の成分

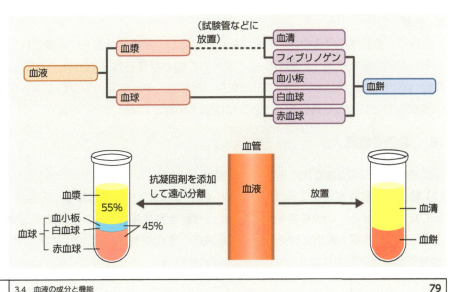

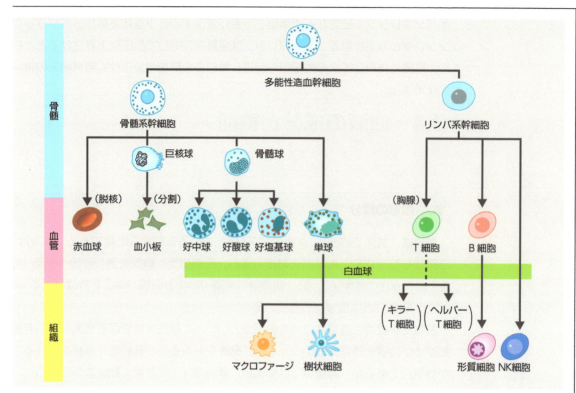

図 3.25 多能性造血幹細胞の分化(血球の形成)

触れると固まる性質をもつため,採血した血液を放置し,フィブリノゲンなどの凝固因子を除いた液体成分(上澄み,上清)を血清といい,血漿と区別する.

肝臓で作られた血漿は,循環し,血管外に組織液としてしみ出すことで,各組織の細胞に栄養素を供給する.一部は毛細血管を経由して血管に戻るが,多くは毛細リンパ管に入り,リンパ液となる.

b. 血球

血球は,胎児期にはその造血の場が転々と移るが,出生後はおもに骨髄で作られる.共通の多能性造血幹細胞から,すべての血球が作られ(図3.25),その後,血管へ移行した血球はそれぞれの役割を担い循環し,老化するとマクロファージ(大食細胞)などによって貪食され,おもに脾臓で処理される.

B. 血液の機能

血液は以下のようなさまざまな機能を担う.

(1) 輸送　酸素(O_2)や二酸化炭素(CO_2)のようなガス成分を溶解し,①組織-肺の間を輸送する,②栄養素を腸管-門脈-肝臓-全身に輸送する,③ホルモンや生理活性物質を標的臓器に輸送する,④組織の不要代謝産物(尿素,クレアチニンなど)を腎臓に輸送して排泄するなどの運搬機能を担う.

(2) 体温調節　骨格筋や肝臓などの熱産生の多い臓器から熱を含んだ血液を体表血管に循環させ，熱の一部を放出して体温の調節にかかわる．

(3) 体液量調節　電解質（おもにナトリウムイオンと塩素イオン）はおもに細胞膜内外の水の出入りを調節する晶質浸透圧を担うが，アルブミンを中心とするタンパク質は血管の内外の水の出入りを調節する膠質浸透圧を形成して体液量を調節する．

(4) 止血凝固　出血を防止するための血小板を中心とした止血機構（図3.26），組織の障害に伴う出血を防ぐ凝固因子を中心とした凝固系，さらに血栓を溶かす線溶系がある．

(5) 免疫　細菌を貪食する白血球や抗毒素のような免疫体を血液中に含んで，必要組織に移動させる．

(6) 酸塩基平衡　酸性やアルカリ性に傾きすぎないように，至適なpH＝7.4を維持する酸塩基緩衝系をもつ．

a. 凝固

血管が傷つくと，血液は空気や血管外組織に触れて流動性を失い凝固するので，無駄に血液を失うことはない．出血が止まることを止血といい，この過程は，血管収縮，血小板血栓の形成，血液凝固の過程からなる（図3.26）．止血機構がはたらき破綻した血管が修復されると血栓はもはや不要となり，分解除去される．この過程を線維素溶解現象（線溶）という．

(1) 止血　止血機序は血小板の作用に大きく依存する．血小板が血管外のコラーゲンに接触すると活性化され，血小板内部のセロトニンやトロンボキサンA_2が放出される．これらは血小板をさらに活性化させるだけでなく，近くの血

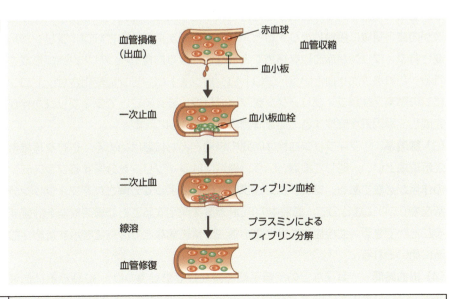

図3.26　止血機構（凝固）と線溶系

因子		産生部位	おもな機能	因子		産生部位	おもな機能
第Ⅰ因子	フィブリノゲン	肝臓	トロンビンによってフィブリンに変換される	第Ⅷ因子	抗血友病A因子	内皮細胞 肝臓?	内因性過程からプロトロンビン活性化の形成に必要
第Ⅱ因子	プロトロンビン	肝臓 ビタミンKに依存	プロトロンビン活性因子によってトロンビンに変換される	第Ⅸ因子	クリスマス因子 抗血友病B因子	肝臓 ビタミンKに依存	内因性過程からプロトロンビン活性化の形成に必要
第Ⅲ因子	組織因子	損傷細胞	カルシウムイオンの存在で第Ⅶ因子（または第Ⅶa因子）と複合体をつくる	第Ⅹ因子	スチュアート因子	肝臓 ビタミンKに依存	プロトロンビン活性化に重要
第Ⅳ因子	カルシウムイオン	食事や骨から得られる	プロトロンビン活性化の形成	第Ⅺ因子	抗血友病C因子	肝臓	第Ⅸ因子を活性化する
第Ⅴ因子	プロアクセレリン	肝臓	活性化した第Ⅹ因子と複合体をつくる	第Ⅻ因子	ヘーゲマン因子	肝臓	内因性過程からプロトロンビン活性化に必要
第Ⅵ因子	なし	—		第ⅩⅢ因子	フィブリン安定化因子	肝臓	カルシウムイオンの存在で安定化フィブリンの形成
第Ⅶ因子	プロコンベルチン	肝臓 ビタミンKに依存	トロンボプラスチンと複合体をつくる	その他	プロカリクレイン 高分子キニノゲン	肝臓	

表 3.1 血液凝固因子の種類とおもな機能
第Ⅵ(6)因子は欠番である.

管平滑筋に作用して血管を収縮させる．この血管収縮が血流速度を低下させ，止血に有利にはたらく．活性化された血小板はフォンウィルブラント因子(VWF)やフィブリノゲンを仲介物として結合し血小板凝集が形成される．さらに時間が経過すると血小板の形態が変化して凝集し強固な血小板血栓が形成される．これを一次止血という．

(2) 血液凝固　血液の凝固は，外傷などの外因を必要とする場合と，必要としない場合の両方がある．血液が血管外組織に触れたり，血管内皮が損傷を受け血液が内皮下組織に接触したりすると，凝固系が順次に活性化されフィブリンが形成されフィブリンが赤血球を絡めて大きな塊となり血栓（フィブリン血栓）が形成される．これを二次止血という．プロトロンビンをトロンビンに変化させ，トロンビンの酵素活性がフィブリノゲンをフィブリンに変えることでフィブリン血栓が完成し，凝固系が完成する．血液凝固因子を表3.1に示す．

(3) 線溶系　フィブリン血栓は時間の経過とともに溶け始める．これを線維素溶解現象といい，略して線溶という．線溶にはフィブリンを分解するプラスミンの作用が必要である．フィブリンはプラスミンによって分解されてフィブリン分解産物（FDP）になるので，血液中のFDP濃度を測定することで線溶機能を評価することができる．血栓症や血栓性血小板減少紫斑病などでは高値を示すため，診断に用いられる．

(4) 出血時間　耳朶などの皮膚毛細血管を針で少し傷つけ，30秒ごとに血液

図3.27 血液凝固とビタミンK

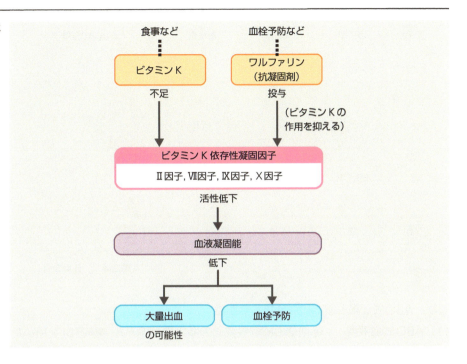

を濾紙に吸わせ血液が付着しなくなるまで時間を測定するなどの方法（Duke法）を用いて出血時間を評価することができる．外科手術を受ける前などに出血時間の異常を検知するために実施する．

(5) 凝固時間　血液を体外に取り出してから凝固するまでの時間を凝固時間という．プロトロンビン時間（PT）や活性化部分トロンボプラスチン時間（APTT）などさまざまな評価方法があり，目的に合わせて実施する．肝機能障害などで黄疸がある患者は通常は外科手術が差し控えられる．胆汁がうっ滞して腸管に胆汁が排泄されないと，ビタミンKの吸収が低下し体内でビタミンKが不足する．その結果，ビタミンK依存性凝固因子（II因子，VII因子，IX因子，X因子）の活性が低下し，血液凝固能が低下するため大量出血の可能性があり，外科手術に危険性が伴うと判断される．同じように抗凝固薬ワルファリンは，ビタミンKと拮抗することでビタミンK依存性凝固因子の作用を抑制して抗凝固作用を発揮するため，血栓予防などで投与される（図3.27）．したがって，ビタミンKを大量に含む食品（納豆，葉物野菜，クロレラなど）は，ワルファリンの作用を弱めるため注意が必要である．

b. 血液型

　血液型とは，血球表面や内部の抗原の違いにより血液の種類を分類したものである．血液型の判定は元来，安全な輸血法を模索する過程で見いだされたが，現在では輸血だけに止まらず，臓器移植や親子鑑定などのさまざまな方面で利用される．輸血は現在でも重要な治療法であり，安全に施行されるためには輸血に先立ってさまざまな検査を必要とする．血液型の分類にはさまざまな分類方法があ

血液型	因子型	凝集原	凝集素	赤血球の凝集	
O	O	―	抗A 抗B		
A	AA, OA	A	抗B		
B	BB, OB	B	抗A		
AB	AB	A, B	―		
				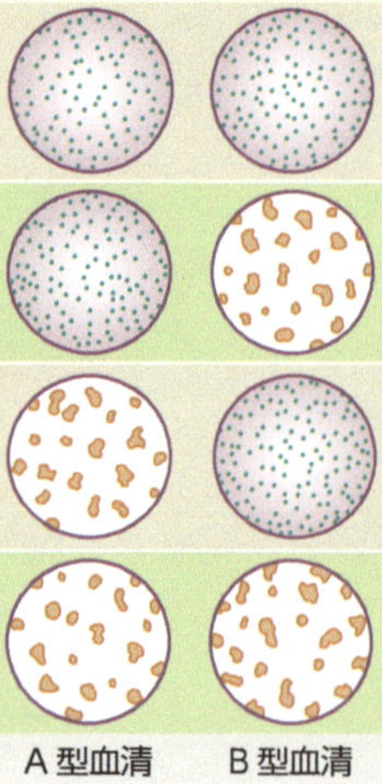 A型血清	B型血清

図3.28 ABO式血液型の性質

凝集素とは血球に結合する抗体のことである．抗A凝集素はB型血液の血清に，抗B凝集素はA型血液の血清に存在する．O型血液の血清には，抗A凝集素と抗B凝集素のどちらも存在する．AB型血液の血清には凝集素は存在しない．

凝集原とは赤血球膜表面に存在する糖鎖のことである．A型赤血球表面にはA凝集原が，B型赤血球表面にはB凝集原が存在する．AB型赤血球表面にはA凝集原とB凝集原が存在するが，O型赤血球表面には凝集原が存在しない．

るが，ABO式が最も基本的な分類法である．

(1) ABO式血液型 赤血球の細胞膜表面の凝集原（凝集原A，凝集原B）を用いた分類法であり，A，B，AB，O型の4つに区分される（図3.28）．凝集原Aを有する赤血球をもつものをA型，凝集原BをもつものをB型，凝集原Aと凝集原Bの両方をもつものをAB型，どちらの凝集原ももたない赤血球をもつものをO型（数字の0の意味）という．A型の人は血清中に抗B抗体を有し，B型の人は抗A抗体を，O型の人は抗A抗体と抗B抗体の両方を有するが，AB型の人は凝集素の抗体をもたない．ドナー血の赤血球の凝集原Aが輸血を受ける人の血清中の抗A抗体と結合すると赤血球の凝集が生じる．ドナー血の赤血球の凝集原Bが輸血を受ける人の血清中の抗B抗体と結合すると赤血球の凝集が生じる．この原理を利用してABO型血液型が判定される．

(2) Rh型血液型 赤血球の細胞膜表面のRh因子の有無を用いて判定する血液型である．Rhとはアカゲザル（Macacus rhesus）に由来する．アカゲザルの赤血球をウサギに投与するとウサギはRh因子を所持していないため体内でRh抗体を産生する．そのウサギ血清とヒト赤血球を混和するとRh因子を保有する赤血球は凝集するが（Rh＋），Rh因子を保有しない赤血球は凝集しない（Rh−）．日本人ではRH−割合はわずか0.5%程度である．輸血の際にRh因子の有無が重要な決定因子となる．

　Rh−の女性とRh＋の男性との間の胎児はRh＋となる．これはRh＋がRh−に対して優勢であるからである．妊娠28週以降にRh＋の胎児からは血液が母体へ侵入することがあり，また分娩時の胎盤剝離により胎児の赤血球が母親の血液中に混入する．いずれにせよ母体で作られる抗体（抗RhD抗体）は少量であり臨床上は問題とならない．しかし，第2回目の妊娠からは母体内に大量に抗体が用意さ

れているため胎児の血球抗原と反応し，血液型不適合妊娠となり胎児赤芽球症を発症するか胎生死など重篤な結果を招くことがある．

(3) その他の血液型　MNS式，Lewis式血液型などがあるが，日常では親子鑑定などの特殊な場合に限られる．

(4) HLA検査　ヒト白血球抗原（human leucocyte antigen：HLA）は，もともとは白血球の血液型として発見されたが，白血球だけにあるのではなく，ほぼすべての細胞と体液に分布している．HLAは生体内で自己と非自己を規定しており，臓器移植や造血幹細胞移植，人類遺伝研究で用いられる．

c. 免疫機能

感染症とは何らかの微生物が体の中に侵入し，健康を脅かすことをいう．感染症から身を守るために必要なしくみが2つある．1つは微生物が体の中に侵入しないようにする受動的な防御であり，もう1つは侵入した微生物を積極的に排除し攻撃することである．侵入した物が自己ではないと認識し，自分自身の細胞でないと判断するとこれを攻撃・排除する．このしくみを免疫という．

免疫系は自然免疫と獲得免疫に分けることができる．免疫を司る臓器は骨髄，胸腺，脾臓，リンパ節，および腸や気道に近接するリンパ組織などである．免疫を司る細胞は白血球，肥満細胞，さまざまな臓器に存在する食細胞，リンパ組織に存在する樹状細胞などである．免疫を司るタンパク質は抗体，補体などである．

(1) 感染に対する受動的防御　微生物の身体への侵入を防ぐ防御としてのしくみで最も強力なものは皮膚である．皮膚は重層扁平上皮で覆われ外来細菌に対して強固な障壁となる．しかし，蚊やダニなどには簡単に破られる．粘膜も有効な障壁である．たとえば気道粘膜は粘液で覆われており，微生物の細胞への接触を防ぐ．食物の中には常に大量の微生物が含まれているため，消化管は特別の防御機構をもつ．唾液に含まれるリゾチームには殺菌作用がある．胃液の低pH（胃酸の分泌が大量の時はpHが1～2まで低下する）は細菌に対して殺菌作用をもつ．腸管内には病気を起こさない常在細菌が大量に繁殖している．これらは外来微生物と競合して，さらに病原菌を殺すため正常な細菌叢として機能する．

(2) 自然免疫系と獲得免疫系　免疫系は生体の防御のために2種類の免疫系をもつ（図3.29）．このうち，常に作用をもち異物の進入（感染の開始）から直ちに発動する防御系を自然免疫という．自然免疫の作用の中心は，白血球と補体である．白血球のうち，食細胞（好中球，マクロファージ，NK細胞）がかかわる．一方，自然免疫に引き続き作用する防御系を獲得免疫（適応免疫）という．獲得免疫の作用の中心は白血球のうちリンパ球（B細胞，T細胞）である．

①自然免疫系：体外から細菌などが進入した際にこれを阻止する防衛機構はほとんどすべての生物に備わっている．この防衛機構は自然免疫，または非特異的生体防御機構といわれる．外部環境に直接接している皮膚や消化管，呼吸器粘膜が

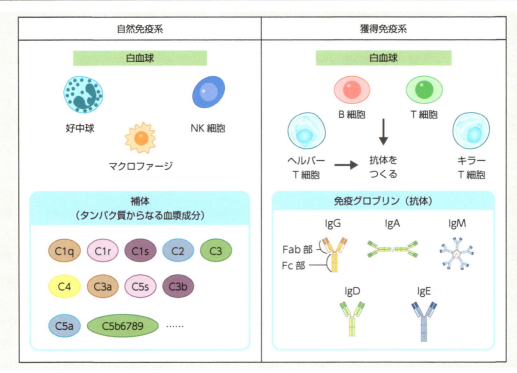

図 3.29 自然免疫系と獲得免疫系

細菌の増殖を防ぐが，これを超えて外敵が侵入した際には炎症が生じ，血管壁から透過して白血球の血管外への遊走が始まる．

　白血球は異物に到達するとこれを貪食し，細胞内の分解酵素などの力で破壊し，病原体の排除にあたる．その一方，白血球は活性酸素（reactive oxygen species：ROS）を発生させて異物を攻撃する．ROSとはO_2に由来する反応性の高い酸素分子種の総称であり，スーパーオキシド（O_2^-）や過酸化水素（H_2O_2）などが含まれる．白血球の寿命は短く細菌を貪食すると自らも死滅して膿のおもな成分となる．顆粒球系の白血球の作用に続き，マクロファージが異物を貪食する．マクロファージとは血管内の単球が組織に移行し成熟した細胞のことである．マクロファージは病原体を認識するとさまざまな炎症性サイトカイン（IL1β, IL-6, TNFαなど）を分泌し，炎症反応を引き起こすとともに病原体を分解する．NK細胞（natural killer細胞）はリンパ球の一種でありINFγ（インターフェロンγ）などのサイトカインを分泌してウイルスや腫瘍細胞を攻撃する．

　補体とは30種類以上のタンパク質からなる血漿成分であり，普段は不活性化されている．病原体を認識すると活性化され，酵素機能によって病原体の細胞膜に穴をあける．さらに，病原体の細胞膜に付着し，食細胞が貪食しやすくなるような作用（オプソニン作用）を発揮する．

②**獲得免疫系**：自然免疫によって防御できなかった異物に対してはリンパ球が主

体となり，抗体が作られて異物を攻撃する．この防御機構は獲得性免疫，または特異的生体防御機構という．獲得性免疫（特異的生体防御機構）は液性免疫（抗体産生）と細胞性免疫の2つの機序のよって構成される．

抗体は免疫グロブリンであり，血漿タンパク質の約20%を占める．抗体には5種類（IgG, IgA, IgM, IgD, IgE）がある．抗体の構造は，Fab部とFc部からなる．Fab部は抗原に結合する部分であり，Fc部は補体の結合性や膜透過性などを制御する部分である．抗体はBリンパ球で産生される．ヘルパーT細胞（CD4$^+$リンパ球）はBリンパ球の抗体産生を助ける（help）リンパ球である．キラーT細胞（CD8$^+$リンパ球）は異物の抗原と認識される部分を認識すると直ちにその細胞を傷害する(kill)リンパ球である．

3.5 | リンパ系

A. リンパ系の構造と機能

リンパ系は，リンパ管とその中を流れるリンパ（液）からなり，脈管系ともいわれる（図3.30）．

a. リンパ管

リンパ管は毛細血管の周辺部にある毛細リンパ管に始まり，体の中心に向け太さを増し，内部に弁をもつリンパ管となる．リンパ管は動脈や静脈に沿って存在し，途中，濾過装置である丸く膨らんだリンパ節をいくつも構成する．最終的には下半身と左半身のリンパ管は胸管に集合し，頸部で左の静脈角（内頸静脈と鎖骨下静脈の合流部）へ注ぐ．一方，右上半身のリンパ管は，右リンパ本幹に集合したのち，右の静脈角へ注ぐ．

リンパ系は，組織において毛細血管から漏れ出た組織液（間質液）のうち，再び毛細血管に回収できなかったものを集めて，リンパ（液）として最終的に血管系に戻す役割がある．しかし，循環器系における心臓のようなポンプがないため，リンパの流れが滞ると浮腫になる．

b. リンパ（液）

リンパ液は，毛細血管に回収されなかった組織液の一部を集めてリンパ管が回収したものである（図3.31）．リンパは液体成分と白血球の一種であるリンパ球などの細胞成分からなる．

c. リンパ節

リンパ管の途中の直径1〜30 mmのリンパ節では，網状の細網組織の中でリンパ球やマクロファージなどにより，異物や老廃物，細菌などが分解される．リ

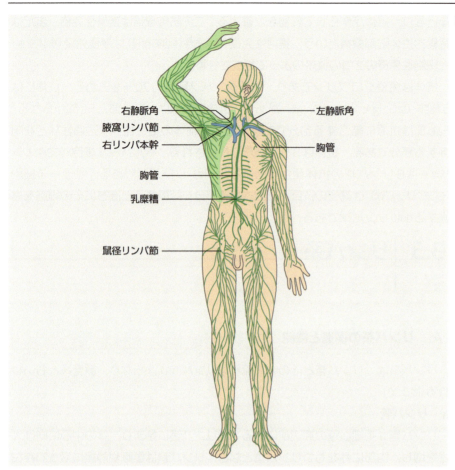

図 3.30　リンパ系

ンパ節は頸部，腋窩，鼠径部，腹膜などの結合組織にみられる．リンパ節は，2次性リンパ性器官といわれ，リンパ球の発生する1次性リンパ性器官（骨髄，胸腺）とは別に，免疫応答を行う場所である．2次性リンパ性器官はリンパ節のほかに，扁桃，脾臓，虫垂などである．

d. 胸管

　胸管は最大のリンパ管で，下肢や腹部からのリンパの合流箇所である乳糜槽(にゅうびそう)に始まりその上部を胸管という．乳糜層は細長い袋状となっており，小腸からの脂肪滴を含むために，白濁したリンパ（乳糜）が流れる．

図 3.31 リンパ液の流れ

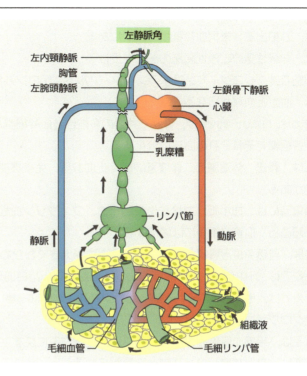

- 循環器系は，心臓と血管からなる．
- 循環器系は，血液を全身に循環させ，酸素，栄養素，ホルモンなどを各細胞へ届け，二酸化炭素や老廃物を運び去る．
- 血液の循環には，体循環と肺循環があり，胎児期は，胎盤を介した胎児循環である．
- 心臓は，右心房，左心房，右心室，左心室の4つの部屋からなる．
- 心房と心室間は房室弁で，心室と動脈は動脈弁で，血流の逆流を防ぐ．
- 心筋には特殊心筋（刺激伝導系心筋）と作業心筋（心房筋，心室筋）がある．
- 心臓の拍動リズムによる興奮電圧変化を示したものが，心電図である．
- 血管には，動脈，静脈，毛細血管がある．
- 動脈は心臓から出る血管であり，静脈は心臓に戻る血管である．
- 毛細血管は，動脈と静脈の間で，物質交換の場となる．
- 血管は，内膜，中膜，外膜の3層構造で，動脈では中膜が厚い．
- 大動脈は，左心室から出て，上行大動脈→大動脈弓→胸大動脈→腹大動脈と区分される．
- 大静脈は，上大静脈と下大静脈がある．おもな静脈は動脈に伴行して走行するが，伴行しない奇静脈や，毛細血管網に挟まれた門脈などがある．

- 血圧は，心拍出量×末梢血管抵抗の関係にある．
- 血圧は，神経性調節と液性調節の制御を受ける．
- 液性調整では，レニン・アンジオテンシン・アルドステロン系がかかわる．
- 血液は，血漿と血球からなる
- 血球（赤血球，白血球，血小板）は，骨髄で共通の多能性造血幹細胞から発生し，血管や各組織でそれぞれの血球に分化する．
- 血液には，輸送，体温調節，体液量調節，止血凝固，免疫機能，酸塩基平衡機能がある．
- 血管損傷時には，血小板が血栓を形成し止血，フィブリン血栓による血液凝固が起こる．血管修復後には線溶する．
- 免疫には，自然免疫と獲得免疫があり，白血球が大きくかかわる．
- 自然免疫では，好中球，マクロファージ，NK細胞といった白血球と補体が，獲得免疫では，B細胞やT細胞といったリンパ球（白血球の一種）と抗体である免疫グロブリンがかかわる．
- リンパ系は，毛細血管周囲に漏れ出た組織液を循環系に戻す．
- リンパ系は，リンパ管，リンパ節，胸管からなる．

4. 呼吸器系

　呼吸器は空気の出し入れにかかわる気道と，ガス交換を行う呼吸部からなる（図4.1）．

　気道は，鼻腔，咽頭，喉頭，気管，気管支からなり，呼吸部である肺胞までの空気の通り道となる．鼻腔から喉頭までを上気道，気管と気管支を下気道として区分する．

　呼吸部は，血液と空気の間でガス交換をする部分であり，肺胞が該当する．肺は肺胞と間質といわれる結合組織からなる実質器官である．

図 4.1　呼吸器系の全体像

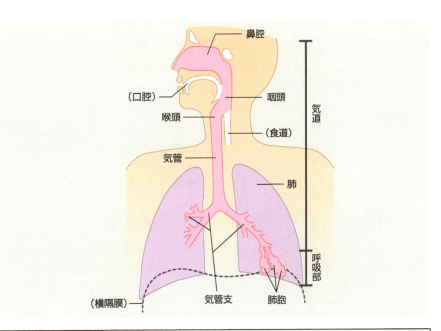

4.1 呼吸器系の構造

A. 鼻腔

鼻腔は，呼吸のための空気の出入口であり，匂いを感じる感覚器でもある（図4.2A）．

顔面の中央に突き出た部分を外鼻(がいび)といい，尾翼に囲まれた外鼻孔で内部の鼻腔に続き，鼻腔の後縁は後鼻孔で咽頭に連絡する．

内側壁は左右の鼻腔を仕切る鼻中隔(びちゅうかく)であり，外側壁には3つの鼻甲介(びこうかい)（上鼻甲介，中鼻甲介，下鼻甲介）という突起物があり，鼻腔を出入りする空気は3つの鼻甲介の

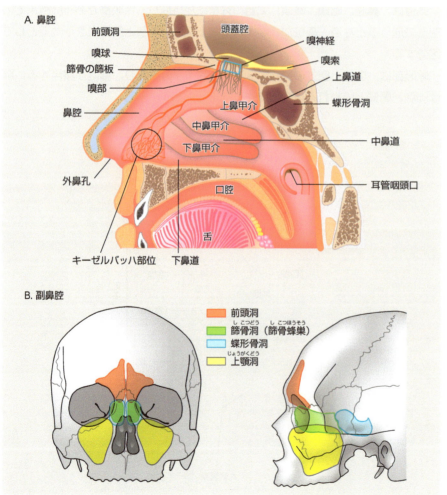

図 4.2 鼻腔と副鼻腔

図 4.3 嗅粘膜と嗅球

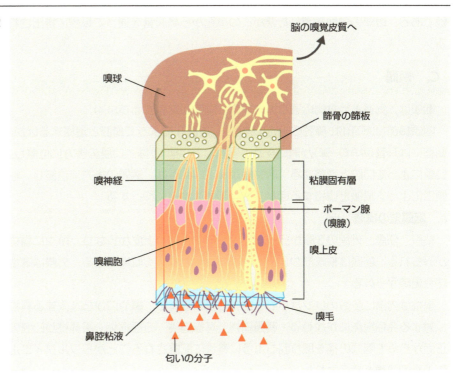

間にできた隙間(上鼻道，中鼻道，下鼻道)，および鼻中隔に沿った総鼻道を通過する．

a. 鼻腔の粘膜(図4.3)

粘膜表面は多列線毛上皮であり，粘液分泌にかかわる鼻腺が散在する．粘液は，吸気に湿度を与えるだけでなく，吸気中に含まれる微細なごみを吸着させ，粘膜上皮の線毛運動によってそれらごみを粘液とともに排出するのに役立つ．

また，粘膜下には豊富な血管網が形成される．これらの血管網は吸気を暖める役割がある．鼻中隔の前方部には，とくに血管網が密に集中するキーゼルバッハ部位があり，鼻血の大部分はここからの出血である．

b. 嗅粘膜

鼻腔の粘膜の一部であるが，嗅細胞が分布する嗅部である．嗅細胞の軸索が嗅神経で，嗅球に入力する．呼吸部の粘膜とは，暗褐色を帯びる点で異なる．

B. 副鼻腔と鼻涙管

副鼻腔は，鼻腔を取り囲む前頭骨，蝶形骨，篩骨，上顎骨の内部に生じた空洞で，鼻腔に連絡する(図4.2B)．その内表面は鼻腔から続く鼻粘膜に覆われる．副鼻腔のうちもっとも大きな上顎洞のほか，前頭洞，篩骨洞の一部は中鼻道に開口する．

鼻涙管は，目頭で上下の眼瞼(まぶた)に開く小孔から始まり，下鼻道まで続く

管である．眼球の表面を潤した涙がこの小孔から鼻涙管を通って鼻腔に排出される．

C. 咽頭

咽頭は，気道と飲食物の通り道を兼ね，両者が交差する（図4.4）．

咽頭鼻部（上咽頭）は，鼻腔の後方に位置し，後鼻孔によって鼻腔と連絡するほか，側壁には耳管（中耳の一部）が開口する．咽頭口部（中咽頭）は，口腔の後方に位置し，口峡によって口腔と連絡する．咽頭喉頭部（下咽頭）は，喉頭の後方に位置し，喉頭口によって喉頭と連絡するほか，その下端は食道に移行する．

a. 咽頭壁の構造

粘膜，筋層，外膜の3層からなる．粘膜は重層扁平上皮からなり，所々に扁桃がみられる．筋層は横紋筋からなり，嚥下（えんげ）の際に力強く収縮できる．外膜は疎性結合組織からなる．

扁桃は内部に多数のリンパ小節を含む粘膜の隆起で，鼻や口から進入する異物に対する免疫機能にかかわる．咽頭扁桃，耳管扁桃，口蓋扁桃，舌扁桃が口腔の正面からみて咽頭の径を取り囲むように輪状に配置されることからワルダイエルにより咽頭輪と命名された．

D. 喉頭

喉頭は軟骨でできた骨格からなり，内部に声帯ひだをもつ（図4.5，図4.6）．

a. 軟骨

甲状軟骨：硝子軟骨でできていて，体表から喉頭隆起として触れる．
輪状軟骨（りん）：硝子軟骨でできていて，喉頭の下縁をなす．輪状軟骨の周囲には甲状腺がある（図4.7参照）．

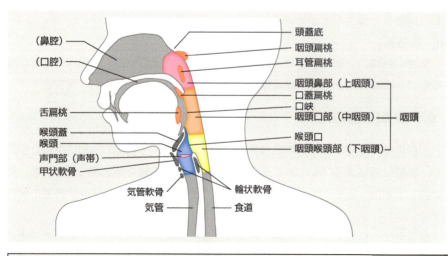

図4.4 咽頭と喉頭，扁桃の位置

図 4.5 喉頭と気管, 気管支

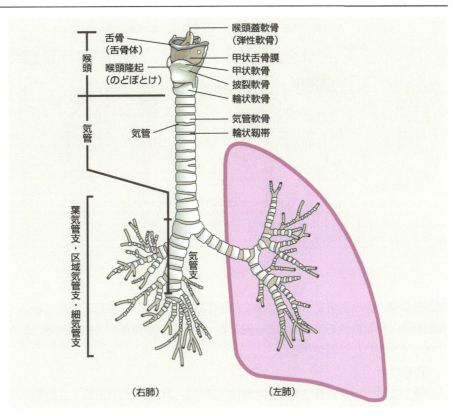

図 4.6 声門部（声帯）

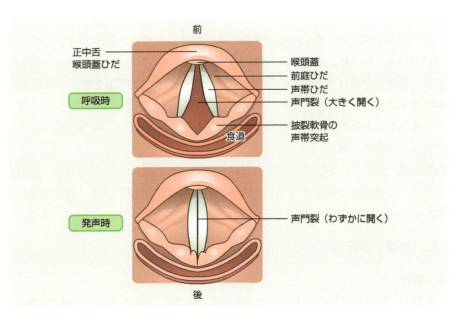

4.1 呼吸器系の構造

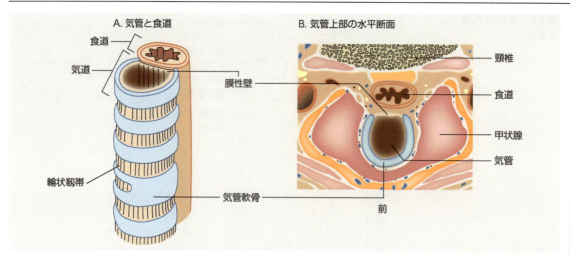

図 4.7 気管と食道, 甲状腺

喉頭蓋軟骨：弾性軟骨でできている．嚥下の際にたわんで喉頭口に蓋をする．
披裂軟骨：甲状軟骨の後方に左右一対ある．声帯ひだが付着し，披裂軟骨の動きによって声帯ひだが開閉する．

b. 声帯ひだ

　声帯ひだは，甲状軟骨に覆われた喉頭内部にみられるひだである．左右の声帯ひだの間を声門裂といい，声帯ひだと声門裂をあわせて声門という．左右の声帯ひだは披裂軟骨の動きに応じて近づいたり離れたりして声門裂の大きさを変える．

　深い呼吸の際には左右のひだが離れて声門裂が拡大する．発声時には左右のひだが近づき，わずかに開いた声門裂に空気が通ることでひだを振動させて音声を出す．息こらえ時などは左右のひだをくっつけることで声門裂を閉めて瞬間的に呼吸を止める．

　飲食物を飲み込む際には，喉頭蓋が喉頭口をふさぐと同時に声門も閉じることで気管への誤嚥を防ぐ．

内喉頭筋：声帯ひだの動きにかかわる横紋筋で，迷走神経の枝（半回神経）に支配される．半回神経が麻痺をすると声帯ひだを動かすことができず，発声障害（嗄声，声のかすれ）や呼吸障害が生じる．

E. 気管と気管支

a. 気管

　気管は，第6頸椎の高さから始まる長さ約10 cm，直径約2 cmの管で，第4・5胸椎の高さで左右に2つに分岐して気管支に移行する（図4.5参照）．

(1) 気管壁の構造　粘膜は線毛上皮からなり，所々に気管腺があって粘液を分

泌する．気管壁の主体をなすのは，気管軟骨と平滑筋である．気管軟骨は馬蹄形状をした約20個の硝子軟骨で，輪状靱帯でつながり，気管の側壁〜前壁（前2/3部分）をなす．気管軟骨は空気の通り道である気管がつぶれないよう支える．後ろ1/3をなす後壁は軟骨を欠き，平滑筋が主体となる平坦な膜性壁となる．気管は食道の前に位置しており，膜性壁は食道に接している（図4.7）．

b. 気管支

左右の気管支は，左右差を取りながらそれぞれ肺動脈や肺静脈とともに肺の内側面にある肺門を通って肺に入る．右気管支は左気管支に比べて，太く，短く，傾斜が急である（垂直に近い）．肺門にて3本の葉気管支に分かれて肺に入る．誤嚥され気管から落下した異物は右気管支に入りやすい．左気管支は細く，長く，傾斜がゆるい（水平に近い）．肺門にて2本の葉気管支に分かれて肺に入る．

肺内において，気管支は分岐を繰り返し，肺胞がつき始める細気管支になると，壁内に軟骨を失う．

F. 肺

胸腔内にて左右の肺は，それぞれ独立した胸膜に覆われた空間（胸膜腔）に位置する（図4.8B）．肺の形状は，お寺の釣り鐘の形に似ており，とがった上端は肺尖といわれる．下端は横隔膜の形状にあわせて上にくぼんだ肺底である．

肺は，心臓がやや左によっているため，気管支と同様に左右差がある（図4.8A）．右肺は，水平裂と斜裂によって上葉，中葉，下葉に分かれる．左肺は，斜裂によって上葉，下葉に分かれる．右肺よりも容積が小さい．

肺門は，肺の内側面にあり，肺門のまわりで臓側胸膜が壁側胸膜に移行する．肺門には，気管支，肺動脈，肺静脈，気管支動脈のほか，リンパ管や自律神経などが結合組織によって1つの束（肺根）にまとめられ通る（図4.9）．

図 4.8 肺葉の区分と胸膜

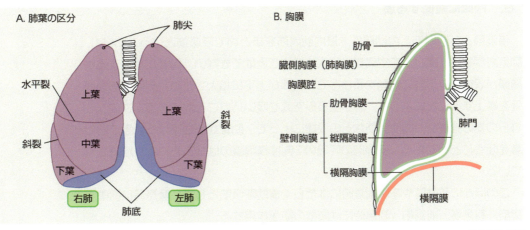

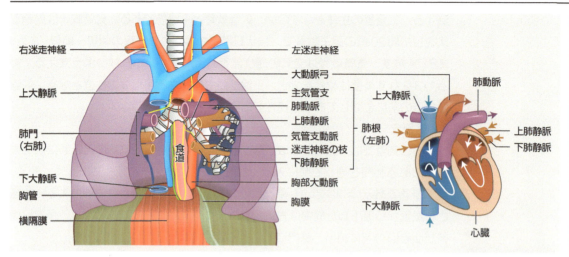

図 4.9 肺門と肺根
肺門部には心臓からの肺動脈（静脈血）と，肺静脈（動脈血），気管支などが集まっている．

a. 肺胞

肺は，肺胞という空気と血液との間でガス交換を行う部分の集合体である．肺胞は直径約 0.2 mm で，両肺に数億個あり，総表面積はおよそ 100 m² にもなるといわれる（図 4.10）．肉眼で見える肺表面の亀甲模様は肺胞が集まった肺小葉である．肺胞壁はおもに呼吸上皮といわれる単層扁平上皮（Ⅰ型細胞）からなる．このほか肺胞表面には肺胞を膨らませるのにはたらく物質（サーファクタント）を分泌するⅡ型細胞も点在する．

肺胞の周囲には密な毛細血管網があり，毛細血管の中に流れる血液と肺胞内の空気との間で酸素（O_2）と二酸化炭素（CO_2）の交換が行われる．肺胞壁の呼吸上皮と毛細血管壁をなす内皮細胞によってガス交換を行う血液空気関門が形成される．

この肺胞でのガスの交換を外呼吸（肺呼吸）という．また，全身の各組織で行われているガス交換を内呼吸（組織呼吸）という（図 4.11）．

G. 呼吸に関係する筋

横隔膜と外肋間筋，内肋間筋，最内肋間筋をまとめて呼吸筋という（図 4.12）．肺自身が拡大，縮小して空気を出し入れすることはできない．胸郭に付着する横隔膜が収縮し，下方に移動することで，胸郭が上下に拡大したり，外肋間筋が肋骨を挙上することによって，肺が膨らみ空気を吸い込むことができる．逆に，これらの筋の弛緩や，内肋間筋などの収縮によって，肋骨が引き下げられることで息を吐くことができる．安静時の呼吸の7割は横隔膜のはたらきにより維持されている．

このほかに運動時や呼吸困難時にはたらく補助呼吸筋として，吸息時に胸鎖乳突筋，斜角筋，前鋸筋，呼息時には腹壁の筋が作用する．

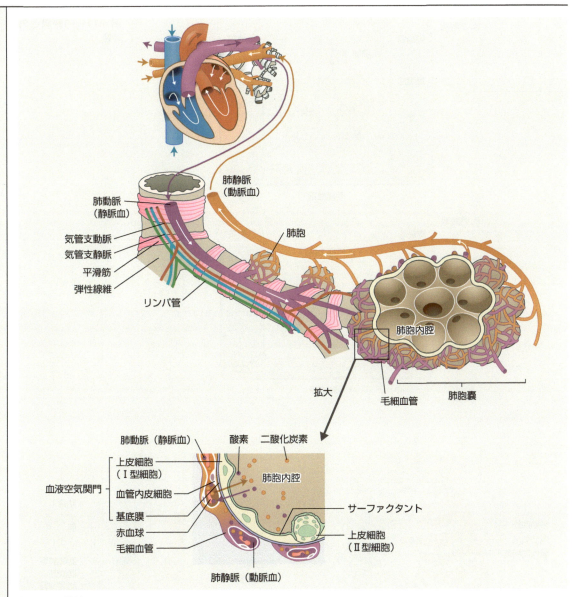

図 4.10 肺胞
二酸化炭素はおもに血漿中に炭酸水素イオンとして溶けており，血液から肺胞へ移動する．

4.1 呼吸器系の構造

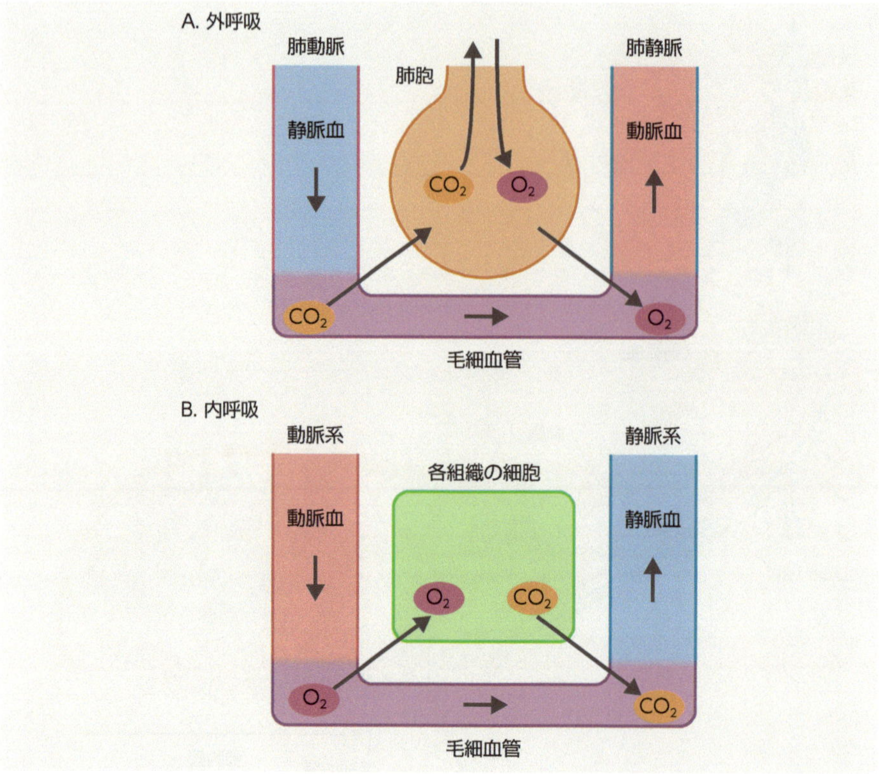

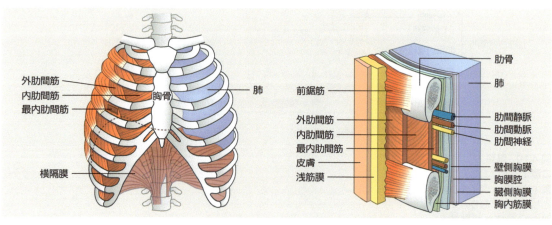

図 4.11　内呼吸と外呼吸

図 4.12　呼吸に関係する筋

4.2 呼吸生理

体内に酸素（O_2）を取り込み，エネルギー源（糖質，脂質など）を分解してエネルギー（ATP）を産生し，O_2から産生した二酸化炭素（CO_2）を体外に排出する機構を呼吸という（図4.13）．呼吸は，外呼吸（ガス交換）と内呼吸（組織呼吸）の2つに分けられる（図4.11参照）．ここではおもに外呼吸について概説する．

A. 肺の換気

呼吸器の機能は肺気量，呼吸抵抗，肺循環，血液ガス運搬能力などからみることができる．

a. 肺気量

全肺気量とは，最大吸気位と最大呼気位との間で，肺に出入りする空気の量と最大呼気位でも肺胞内に残存する空気の量（残気量）の和である．スパイロメータ

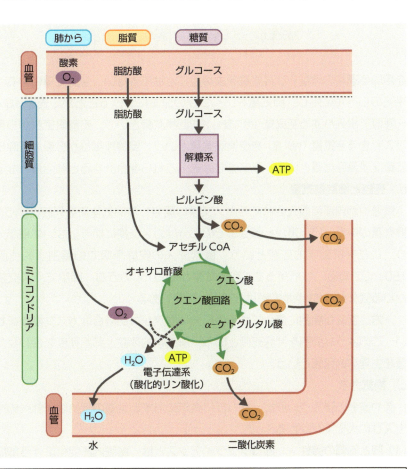

図4.13　呼吸

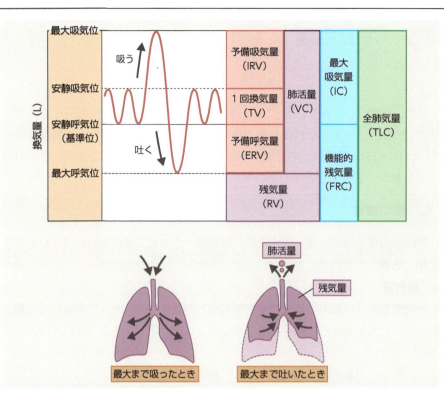

図 4.14 スパイロメータによる肺気量分画の測定
予備吸気量：安静吸気位からさらに吸入しうる最大量．1回換気量：安静換気において吸入あるいは呼出される容量．予備呼気量：安静呼気位より呼出する最大容量．残気量：最大呼出を行ったあとにおける肺内容量．最大吸気量：安静呼気位から吸入しうる最大容量．機能的残気量：安静呼気位における肺内容量．肺活量：1回の吸入あるいは呼出により出入りする最大容量．全肺気量：最大限の吸気を行ったときの肺内容量．

を用いる通常の検査では残気量を求めることはできない．全肺気量の中で，吸気，呼気のレベルに応じ，肺気量をいくつかの分画に分けることができる（図4.14）．一呼吸で出入りする空気量（ガス量）を1回換気量という．安静吸気位から最大に吸入できる空気量（ガス量）を予備吸気量という．安静呼気位から最大に呼出できる量を予備呼気量という．残気量を除き，これらを合計すると肺活量となる．

b. 死腔と肺胞換気量

気道や肺内部に吸入されてもガス交換に関与しない気体量を死腔という．1回換気量の中で，口・鼻から肺胞までの部分はガス交換に関与しない体積部分であり，ここを解剖学的死腔という．健常成人の安静呼吸での解剖学的死腔は約150 mLである．したがって1回換気量が500 mLのうち，肺胞でガス交換にかかわる気体量(1回肺胞換気量)は350 mL程度である．

一方，空気が肺胞に達してもその部分に血流がない場合はガス交換が行われない．このような肺胞を肺胞死腔という．解剖学的死腔と肺胞死腔を合わせたガス量を生理学的死腔という．

c. 換気力学

肺や胸郭の弾性や伸展性，ならびに気流に対する気道の抵抗は，肺への空気の出入りに大きくかかわる．

(1) 肺と胸郭の弾性　肺コンプライアンスとは，胸腔内圧変化に伴う肺胞の拡

肺活量：最大まで息を吸って一息でゆっくり吐き出す量．肺が一度に取り込める最大の空気の量．
努力肺活量：最大まで息を吸って一気に勢いよく吐き出す量．

フロー・ボリューム曲線

最大吸気位からの最初の1秒間の呼気ガス量を1秒量といい，この1秒量が努力肺活量の何%にあたるかを示すものが1秒率（FEV$_{1.0\%}$）である．1秒率が基準値の70%以下への低下は異常であり，閉塞性肺疾患（気管支喘息や慢性閉塞性肺疾患（COPD）など）に分類される．肺活量が正常の80%以下に低下した障害は拘束性肺疾患（肺線維症など）に分類される．肺活量と1秒率の両者が低下する場合は混合性障害という．気流速度（V̇）と気流量（V）で示す図をフロー・ボリューム曲線という（図4.15）．臨床検査では，最大吸気位から最大呼気位までの強制呼出のフロー・ボリューム曲線の測定が一般的である．この曲線の大きさ，パターンから呼吸器疾患を鑑別できる．健常者では最大吸気位V$_{peak}$からほぼ直線的に最大呼気位まで低下する．末梢気道病変ではV$_{peak}$の低下がまず観察される．上気道閉塞では呼気の前半部分が低下し，プラトー様形状を示す．肺線維症では急峻なV$_{peak}$の立ち上がりと急峻なフローの低下を呈する．肺気腫では全体にフローが低下し，V$_{peak}$からの急峻な低下が見られる．

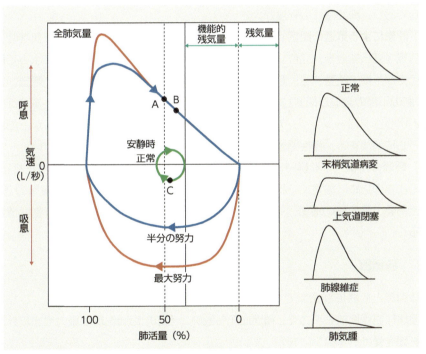

図4.15 気流−容量（フロー・ボリューム）曲線
安静時の呼吸では吸息と呼息の気流の大きさは等しい（緑線）．
最大努力吸息と呼息曲線（赤線）と最大の7〜8割の努力吸息と呼息曲線（青線）を比べると，A点（50%肺活量での気速：V$_{50}$）では気速がほぼ等しい．

張しやすさを示す言葉である．気道圧を横軸に，肺容量を縦軸にしてその関係を示すものを肺の圧容量曲線という．この曲線の傾きは，静肺コンプライアンスといわれ，肺の膨らみやすさ，硬さを示す指標となる．肺が線維化している間質性肺炎では静肺コンプライアンスが低下し，また，肺が古いゴム風船のように伸びきった状態である肺気腫では静肺コンプライアンスは亢進する．

(2) 呼吸抵抗　　呼吸気流に対する抵抗は，肺や胸郭による組織抵抗と気道抵抗に分けられる．健常成人では呼吸抵抗の約2割が組織抵抗であり，呼吸抵抗の大部分が気道抵抗である．中等度の太さの気管支が気道抵抗の発生部分であり，終末細気管支は総断面積が大きいため，抵抗発生にあまり関与しない．病的状態，たとえば気管支喘息では気管支平滑筋が収縮し，気管支内腔に分泌物が蓄積するため気道抵抗が増加する．交感神経刺激やアドレナリン作動性物質の吸入では気管支平滑筋が弛緩し，気道抵抗は低下する．

(3) 肺内換気の不均等　　重力の作用により，肺の下部は圧縮されて容積が小さく，しかも肺自身の重さのために胸腔陰圧の程度が小さい．一方，肺の上部は拡張しており，胸腔陰圧の程度が大きい．

(4) 呼息による気道の閉塞　　最大吸気位から最大呼気位までゆっくり息を吐き肺容量を減らすとき，立位・座位では肺の下部において肺自身の重さによって細気管支が早期に閉塞する．しかし肺の上部では細気管支の閉塞はなく，呼出が続く．肺の下部の気道が閉塞してから残気量までの肺気量をクロージング・ボリュームという．クロージング・ボリュームの値は肺活量の10%程度であるが，加齢とともに増加する．慢性閉塞性肺疾患(COPD)などの病的状態でも増加する．

(5) 呼吸の仕事　　安静時には吸息筋の活動に伴ってエネルギーが消費される．この仕事のために酸素(O_2)が消費されるが，この消費量は全身のO_2消費量の2%程である．換気量の増加，妊娠，呼吸器疾患では呼吸のためのO_2消費量は増加する．

B. 肺循環

体循環と同様に肺循環でも安静時で5 L/分の血液循環が生じている．しかし肺循環は血管抵抗も小さく，循環血圧も低い．そのため肺循環は重力や血管外圧の影響を受けやすい(図4.16)．

a. 血管系

肺動脈は気管支と平行して走行し，細動脈となり呼吸細気管支の部位で肺胞嚢の毛細血管となる．気管支動脈は大動脈，肋間動脈，内胸動脈の小分岐枝から出る．

b. 血行力学

肺循環の血液量(中心静脈を含む)は全循環血液量の10 ～ 20%であるが，仰臥位

図 4.16 身体のそれぞれの部位での酸素分圧(P_{O_2})と二酸化炭素分圧(P_{CO_2})
肺動脈(静脈血)中でP_{CO_2}は最大となり,P_{O_2}は最小となる.肺静脈(動脈血)中でP_{O_2}は最大となり,P_{CO_2}は最小となる.

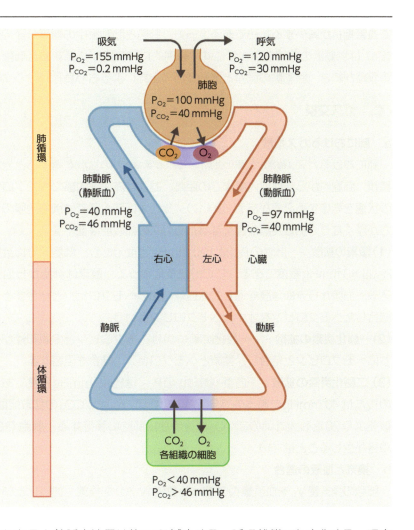

から立位になると静脈血液量は約25%減少する.呼吸状態でも変化する.吸息時は増加し,呼息時に減少する.一方,肺循環系の血圧は体循環系の血圧に比べると低い.左心室の収縮期血圧は120 mmHgに達するが,右心室の収縮期血圧は25 mmHg程度である.したがって,肺動脈圧は,25/10 mmHg程度に留まる.立位では肺の高さは20〜25 cmである.したがって肺尖部(肺の最上位)と肺基部(肺の最低部)では約15 mmHgの静水圧による血圧差が生じている(200 mm/13.5 = 14.8 mmHg, 水銀の比重を13.5とする).したがって,肺尖部では血液は流れにくく,肺基部で血液は流れやすい.肺毛細血管圧は10 mmHg程度であるが,左心不全によって左心房圧が上昇し,肺毛細血管圧が20 mmHgを超えると,肺胞組織に水分が貯留し肺水腫を呈する.

c. 肺血流の調節

運動時に心拍出量が増加すると体血圧は上昇するが,肺動脈圧は大きな変化を示さない.肺毛細血管の受動的拡張と,普段は閉じている毛細血管の開放によっ

て血管抵抗が減少するためである．一方，肺胞と肺動脈中の酸素分圧の低下（P_{O_2}低下）は肺動脈の収縮を引き起こす．長期的に肺疾患が持続すると低酸素性肺血管収縮が続き，肺動脈の肥厚と肺動脈圧の上昇による右心負荷（肺性心）が生じる．

C. ガス交換

a. 肺におけるガス拡散

肺におけるガス（酸素，二酸化炭素，一酸化炭素など）の拡散を考えるとき，ガスの種類，肺胞内から赤血球内部までの距離，および赤血球内部のヘモグロビン（Hb）の状態を考慮する必要がある（図4.17）．たとえば肺水腫では肺胞内膜の液膜の厚さが厚くなり，拡散距離が長くなるためガスの拡散能は低下する．

(1) 酸素の拡散　肺胞のP_{O_2}は100 mmHg程度であり，肺胞部分に近い血漿のP_{O_2}は40 mmHg程度である．この分圧差に従って，酸素は肺胞から血漿に溶け込み，血漿から赤血球膜を通して赤血球内部のヘモグロビンと結合する．酸素と結合したヘモグロビンをオキシヘモグロビンという．

(2) 一酸化炭素の拡散　一酸化炭素（CO）はヘモグロビンとの親和性が強く，直ちにヘモグロビンと結合し，酸素とヘモグロビンの結合を阻害する．

(3) 二酸化炭素の拡散　血漿（静脈血）のP_{CO_2}は約45 mmHg程度であり，肺胞のP_{CO_2}は40 mmHgであるので分圧差は小さい．しかしCO_2の拡散能はO_2の拡散能より20倍も大きいのでCO_2は速やかに肺胞に移行する．肺胞でCO_2拡散障害が生じることはない．

b. 換気と血液の適合

肺胞の換気量V_Aを血流量Qで割った数値（V_A/Q）を換気・血流比という．正常人では0.8である．V_A/Qは肺上部で大きく，肺下部で小さい．

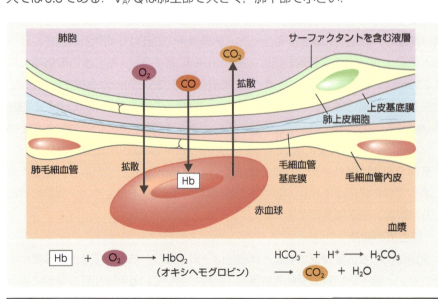

図 4.17　肺胞と隣接する毛細血管中の赤血球におけるガス交換
肺胞で高濃度の酸素は赤血球に，赤血球内で高濃度の二酸化炭素は肺胞へそれぞれ拡散する．
Hb：ヘモグロビン

D. 血液ガスの運搬

a. ガスの溶解

血液中に溶解するガス（酸素，二酸化炭素など）の溶解度は，ガスの種類によって異なる．酸素より二酸化炭素のほうが溶けやすい．一般にガスの運搬は血液への溶解より，酸素はヘモグロビンと結合すること，二酸化炭素は重炭酸イオン（HCO_3^-）に変換されることが大切である．

b. 酸素の運搬

(1) 酸素とヘモグロビンの結合 　酸素は血液中に溶解して運ばれる量はわずかであり，その99％は赤血球中のヘモグロビンと結合して運搬されている．ヘモグロビンは酸素を運搬することに特化したタンパク質であり，赤血球中に存在する（図4.18）．酸素と結合したヘモグロビンはオキシヘモグロビンといわれ，鮮やかな赤色を示す．酸素と解離したヘモグロビンはデオキシヘモグロビンとなり暗赤色を示す．酸素濃度の高い動脈血は鮮赤色であり，酸素濃度の低い静脈血は暗赤色を示す理由はここにある．血液中のヘモグロビンのうち，酸素と結合しているオキシヘモグロビンの割合を酸素飽和度という．血液中の酸素分圧が高いほど，酸素飽和度は高く，血液の酸素分圧が低いほど，酸素飽和度は低い（図4.19）．横軸に酸素分圧を示し，縦軸に酸素飽和度を示すグラフを，ヘモグロビンの酸素解

図4.18　オキシヘモグロビン

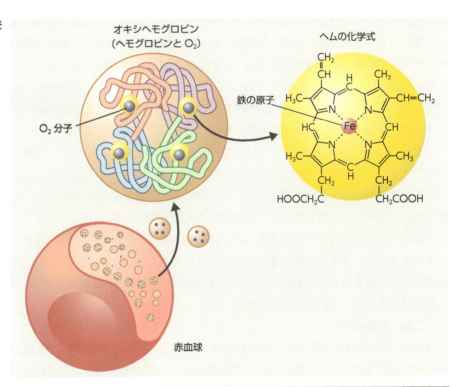

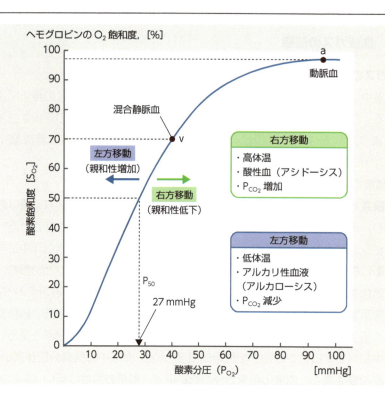

図 4.19 ヘモグロビン酸素解離曲線
血液中の酸素分圧(P_{O_2})が高いほど，ヘモグロビンは酸素化される（オキシヘモグロビン）．一方，P_{O_2}が低いほど，酸素はヘモグロビンから離れる（デオキシヘモグロビン）．動脈血では酸素分圧(P_{O_2})は100 mmHg程度であり，ほぼ100％のヘモグロビンが酸素化している（S_{O_2}は100％）．

離曲線という．

(2) 低酸素症 無呼吸や呼吸困難などの病的状況では体内への酸素の取り込みが障害される．そのため，組織への酸素の運搬量（供給量）が組織での酸素の消費量を下回り，組織は低酸素状態となる．これを低酸素症（無酸素症）という．このような状態は，動脈血P_{O_2}の低下，ヘモグロビンの減少（貧血症），血液量の減少（虚血）などで生じる．一方，シアン化合物（CN化合物）はヘモグロビンの酸素の結合を妨げるため組織毒性低酸素を生じる．

(3) 酸素中毒 通常の酸素分子（O_2）は生体の組織を酸化しない．しかし特殊な状況では酸素は活性酸素に変化し，組織・細胞を破壊する．高濃度酸素の吸入を続けると肺胞細胞や脳細胞に傷害が生じる．酸素中毒は酸素濃度の問題だけに留まらない．酸素分圧も重要である．乾燥大気中の酸素濃度は約21％（1気圧）である．通常の潜水ではタンクに充満するガスは普通の空気（大気）であるが，潜水中に吸入するガスに含まれる酸素濃度が2気圧を超えると酸素中毒が発生する．通常の空気を呼吸する潜水であっても，高深度潜水（70 m以上）では酸素分圧は1.6気圧に達するため，特別の制限を要する．

c. 二酸化炭素の運搬

「動物の身体は酸を産生する工場」であり，内呼吸によりヒトは1日に10,000 mEqの二酸化炭素（CO_2）を産生する．このCO_2のほとんどは重炭酸イオン（HCO_3^-）

図 4.20 組織から血中への二酸化炭素の取り込み

組織で大量に産生された二酸化炭素（CO_2）は毛細血管血漿に溶け込むと速やかに赤血球内に侵入する．赤血球には大量の炭酸脱水酵素（CA）が存在するため，CO_2 は重炭酸イオン（HCO_3^-）に置き換わり，血漿に蓄積される．運搬される二酸化炭素（CO_2）の60％は血漿中の重炭酸イオン（HCO_3^-）であり，30％は赤血球内でヘモグロビン（Hb）と結合したカルバミノヘモグロビンであり，気体 CO_2 として血漿に溶解するものはわずか10％である．

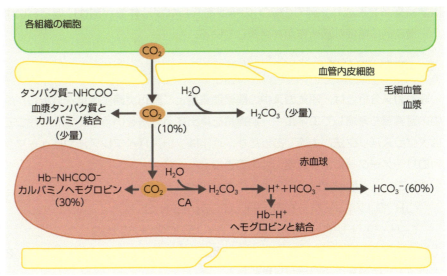

の形で存在し，重要な緩衝系を構成している．

(1) 重炭酸イオンの形成　血液中では二酸化炭素（CO_2）のままで溶解している割合は約10％程度である．残りは，重炭酸イオン（HCO_3^-）として約80％が運搬され，カルバミノヘモグロビンとして約10％が運搬される．液体の中で水と二酸化炭素が反応し，形成される炭酸（H_2CO_3）は極めて少ない（$CO_2 + H_2O \rightarrow H_2CO_3 \rightarrow H^+ + HCO_3^-$）．しかし，炭酸脱水酵素(A)が存在するとこの反応は10,000倍も促進される．赤血球内部には炭酸脱水酵素が豊富に存在しているため，赤血球内に侵入した CO_2 は直ちに重炭酸イオン（HCO_3^-）に変換され血漿中に拡散する．同時に発生した水素イオン(H^+)はヘモグロビン(Hb)や血漿タンパク質と結合して血液のpHは一定に保たれる(図4.20)．

(2) カルバミノヘモグロビン　血液の二酸化炭素（CO_2）の一部（約10％）はヘモグロビンと結合し，カルバミノヘモグロビンとして存在する（Hb-NHCOOH）．カルバミノ化合物とはタンパク質のアミノ基と二酸化炭素が反応してできた化合物のことである（タンパク質-NH_2 + CO_2 → タンパク質-$NHCOO^-$ + H^+）．

(3) 二酸化炭素解離曲線　血液中の二酸化炭素の分圧（P_{CO_2}）が高ければ高いほど血中に含まれる二酸化炭素の割合（CO_2含有量）は増す．P_{CO_2}－CO_2含有量関係を示すものを二酸化炭素解離曲線という．

(4) 重炭酸緩衝系と呼吸機能　赤血球は肺から末梢組織まで酸素（O_2）を運搬し，末梢組織では産生された二酸化炭素を炭酸脱水酵素のはたらきで重炭酸イオン（HCO_3^-）に変換し肺まで運ぶ（$CO_2 + H_2O \rightarrow H^+ + HCO_3^-$）．肺では CO_2 は速やかに体外へ排出されているため，二酸化炭素分圧(P_{CO_2})は低く，この式は左に向かい，赤血球の重炭酸イオンの放出は効果的に促進される．血漿中の重炭酸イオンは重

4.2　呼吸生理

炭酸緩衝系を形成し，肺でのCO_2の排泄を介しながら体液が酸性に偏らないように機能的に重要な緩衝作用を発揮している．

E. 呼気ガス分析

呼気ガス分析とは，呼気ガス中の酸素消費量と二酸化炭素生産量を分析し，尿中の窒素量も考慮してエネルギー消費量を算出する方法をいう（図4.21）．かつてはダグラスバック法が主流であったが，近年はブレスバイブレス法やヒューマンカロリーメーターにより簡便に計測できる．

グルコースと脂肪酸は下記のように燃焼する．

$C_6H_{12}O_6$（グルコース）$+ 6\,O_2 \rightarrow 6\,CO_2 + 6\,H_2O$

$C_{57}H_{104}O_6$（トリオレイン酸）$+ 80\,O_2 \rightarrow 57\,CO_2 + 52\,H_2O$

酸素摂取量と二酸化炭素排泄量から呼吸商（RQ：二酸化炭素排泄量/酸素摂取量）を求めると，栄養素の燃焼比が見積もれる．

たとえば糖質のみが利用される場合は1.0であり，脂質（脂肪酸）のみ利用される場合は約0.7である．このRQの値から，Zunts Schumburg-Luskの表を用いることで，糖質と脂質に由来するエネルギー代謝量が求められる．このエネルギー代謝量はタンパク質に由来しない非タンパク質呼吸商（NPRQ）なので，この値にタンパク質由来のエネルギー代謝量を加えて全エネルギー代謝量とする．

タンパク質に由来する消費エネルギー量は，活動時間中の尿からの窒素排泄量を測定することで求める．尿中窒素(N) 1 gは，タンパク質中16%にあたるため，下記の式によりタンパク質の燃焼量を求める．

タンパク質の燃焼量(kcal) ＝ N(g) × 100(g)/16(g) × 4.1(kcal/g)

タンパク質代謝由来のエネルギー産生量は，生理状態の変化で影響を受けるが，全体の10%以下とされる．栄養状態が良好な場合は，短時間の運動中のタンパク質エネルギー基質としての利用割合は極めて少ない．そのため，尿中窒素排泄量の測定を省略して糖質，脂質のみ解析を行い，エネルギー消費量を推定するこ

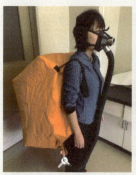
A. ダグラスバッグ法

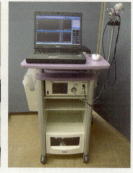
B. 呼気ガス分析法によるエネルギー代謝量の測定

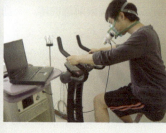

図4.21 呼気ガス分析
［A：安澤俊紀，新・栄養学総論（友竹浩之ほか編），p.129，講談社(2016)，B：青井　渉，応用栄養学第5版（木戸康博ほか編），p.207，講談社(2016)］

とができる.

　また，酸素摂取量とRQから，下記の計算式 (Frayn, 1983) を用いて，利用されたエネルギー基質の酸化量を算出することが可能である.

　　　糖質（グルコース）酸化量（mg/分）＝ 4.55 × V·CO$_2$ － 3.21 × V·O$_2$

　　　脂質酸化量（mg/分）＝ 1.67 ×（V·O$_2$ － V·CO$_2$）

- 呼吸器系は，鼻腔−咽頭−喉頭−気管−気管支の気道部と，呼吸部である肺の肺胞からなる.
- 鼻腔は，鼻中隔で左右に分かれ，においを感じる嗅粘膜がある.
- 咽頭は，空気と飲食物の通り道を兼ね，両者が交差する.
- 咽頭には，扁桃が集まり，ワルダイエルの咽頭輪を形成する.
- 喉頭は，甲状軟骨と輪状軟骨による骨格をもち，内部に声帯ひだを有する.
- 気管は，食道の前方の約10 cmの管で，前面2/3を気管軟骨が支える.
- 気管支や脈管の出入り口を肺門という.
- 気管支は，水平に近く細く長い左気管支と，垂直に太く短い右気管支に分かれる. 誤嚥による異物は，右気管支に入りやすい.
- 気管支は，さらに分岐し，肺胞へ続く.
- 肺は，2葉の左肺と，3葉の右肺からなり，胸膜で覆われている.
- 肺胞では，血液との間で，ガス交換を行う. 肺は肺胞の集合体である.
- 肺胞では，サーファクタントが界面活性剤の役割を果たしている.
- 呼吸上皮，基底膜，内皮細胞により，血液空気関門が構築されている.
- 呼吸には，外呼吸と内呼吸がある.
- 通常の呼吸運動では，呼気時には主として横隔膜と外肋間筋が弛緩，内肋間筋が収縮し，吸気時には横隔膜と外肋間筋が収縮する.
- 呼吸機能は，スパイロメータにより，肺気量分画が測定される.
- 酸素は，赤血球中のヘモグロビンと結合し運ばれる.
- 呼気ガス中の酸素消費量と二酸化炭素生産量を分析し，尿中窒素量も考慮してエネルギー消費量を算出する方法を呼気ガス分析という.

5. 消化器系

　私たちの身体には，生命活動を営むためのエネルギーをつくりだす，糖質，タンパク質，脂質，ビタミン，ミネラル（無機質）などの栄養素と酸素が必要である．すべての細胞は，エネルギー源として絶えず栄養素と酸素を必要とし，食物がその供給源となる（酸素は肺から取り入れられる）．消化器系の役割は，食物を摂取して消化し，その最終産物を吸収し，不要な老廃物を排出することである．すなわち，摂食・消化・吸収・排泄の4つが消化器系の機能である．

　消化管とその付属器官が消化器系を構成している（図5.1）．

図 5.1　消化器系（消化管と付属器官）

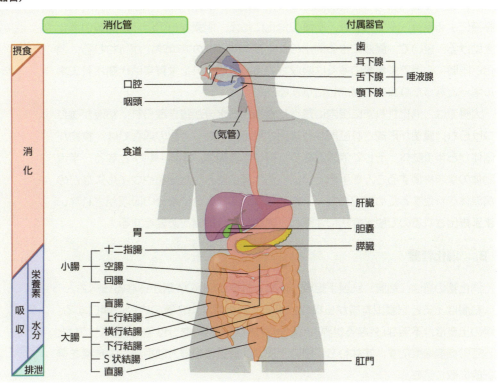

5.1 消化器系の構造と機能の概要

　消化管は口から肛門に至る中空の管である．消化管は口腔，咽頭，食道，胃，小腸(十二指腸，空腸，回腸)，大腸(盲腸，結腸，直腸)，肛門を含む．

　付属器官は食べ物を粉砕する歯（機械的消化）と，唾液腺，肝臓，胆嚢，膵臓などの実質性器官からの消化腺（化学的消化）に分かれる．唾液腺は分泌物を口腔に放出し，肝臓，胆嚢，膵臓は分泌物を小腸へ放出する．

A. 食物からみた消化，吸収の経路

　食物は口腔内では咀嚼による機械的消化と唾液による糖質の分解による化学的消化を受ける．口腔内の食物は飲み込み（嚥下）により咽頭へと運ばれ，通路である食道を通って，胃に入る．胃では食物が胃酸で殺菌され，消化酵素（ペプシン）でタンパク質が消化される．胃の中は酸性であるが，胃壁は粘液の層で守られており，自身を消化することはなく，病原体だけが殺菌される．しかし，ピロリ菌は自らアルカリ環境をつくり酸性の胃の中に住みついて，胃壁の粘液をつくる細胞を食い荒らすので，胃潰瘍の原因となる．

　胃に続く小腸の部分は十二指腸といい，腸管腔内消化の第一段階が行われる．膵液による糖質，タンパク質，脂質の消化に加え，胆嚢からの胆汁が脂質の消化を助ける．続いて，腸液による消化の仕上げ（腸の消化の第二段階）が行われる．消化と同時に小腸で栄養素の多くは吸収される．吸収された栄養素は代謝されエネルギーとなったり身体を構成したりする．

　大腸では，消化されずに腸内に残った食物から水分が抜き取られ，粘液が塗りつけられ，糞便が形成され肛門から排出される（排便）．上記の過程では，食物が個体から半流動体，そして液体となり，再び半流動体，固体（糞便）となる．半流動体のまま排便することを下痢といい，消化管に侵入した細菌やウイルスなどの病原体を排泄するために役立つ．下痢では，大腸で十分に水分の吸収がされないまま排出されるので脱水症状に注意し，適切な水分補給を必要とする．

B. 消化管壁

　消化管の壁は，粘膜，粘膜下組織，筋層，外膜(漿膜)の4層からなる(図5.2)．

　粘膜は上皮と粘膜固有層から構成される．消化腺は消化管の内腔に開口する．腸の上皮は，不潔な「外なる世界」と清浄な「内なる世界」を分ける「腸管バリア」としての機能を果たす．すなわち，腸の上皮は，病原体の侵入は拒み，栄養素を選択的に取り込む．

図 5.2 おもな消化管壁の構造の比較を示す模式図

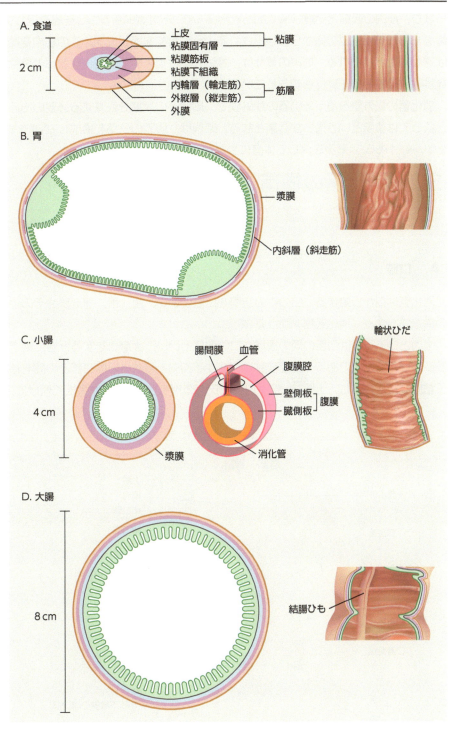

粘膜下組織には血管，神経，腺，リンパ管を豊富に含む．
筋層は内側を輪走する筋（内輪層（輪走筋））と外側を縦走する筋（外縦層（縦走筋））か

5.1 消化器系の構造と機能の概要

らなり，筋肉の収縮と弛緩（収縮した筋肉がゆるんで，元の状態に戻ること）を繰り返し，歯磨き粉がチューブの底から押し出されるように食物を押し出す．この筋肉運動は蠕動運動といわれる．筋肉の運動は，蠕動運動に加え嚥下や消化管から老廃物を排除する排便の運動にも関与している．

消化管の最外層を覆っているのが外膜で，周囲との摩擦を軽減する必要のあるところでは漿膜という滑らかな層となる．漿膜は，腹膜の一部を構成し（腹膜をもたない器官もある），間膜を介して体壁につながる．

5.2 消化管の構造

A. 口腔

消化管は口から始まる．口の中の空間を口腔といい，歯，舌，唾液腺やその他の構造物を含み，消化過程を助ける（図5.3）．

歯肉と頬あるいは口唇の間の領域を口腔前庭といい，歯磨きをするときに歯ブラシが収まる空間である．口腔前庭に存在する歯肉と頬あるいは口唇との間を結ぶ粘膜ひだが存在し，上唇小帯，下唇小帯，頬小帯という．口を大きく開けて，

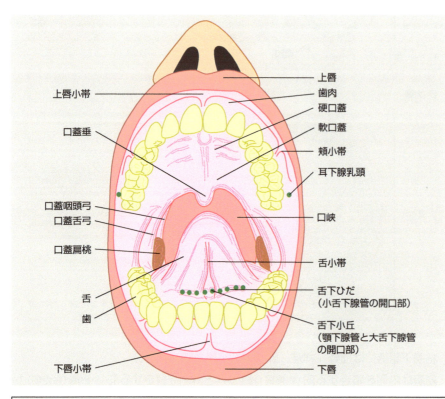

図 5.3 口腔の構造を示す模式図
舌は挙上している．

鏡で口腔を覗いてみよう．上下にU字形に並ぶ歯が生えている（歯列という）．口腔の底部の歯列の内側には可動性のある舌が収まっており，上方は鼻腔との境界である口蓋が存在する．口蓋は触ると硬い骨を含む硬口蓋と，可動性のある軟口蓋からなる．軟口蓋は口腔の後部でV字形の軟組織の突起である口蓋垂として伸びる．側壁の頬の後端を構成するのが口蓋舌弓と口蓋咽頭弓で，口腔の後方の咽頭に続く隙間である口峡を狭め，軟口蓋を引き下げる筋を含み，両者の間には口蓋扁桃がある．口蓋扁桃はリンパ組織の集塊で，感染に対してからだを防御する．風邪を引いたときに腫れる場所であり，実感できるであろう．

a. 歯

歯の役割*は，食物をかみ切る・かみ砕く・磨りつぶすこと（咀嚼）により機械的消化を始めることである．

（1）歯列　一生の間に，ヒトには乳歯と永久歯の2種類の歯が生える（図5.4）．乳歯は20本（乳切歯，乳犬歯，乳臼歯）で，最初の歯は生後6か月頃に生え，2歳半

*歯が発音や審美的に重要な役割を果たすことは，歯が抜けた時に実感することができる．ヒト以外の動物に目を向けると，歯は，獲物を捕らえたり，闘争の武器となったり，ゾウの牙のように道具としての機能も果たすことを考えると，生物学的に極めて重要な器官である．

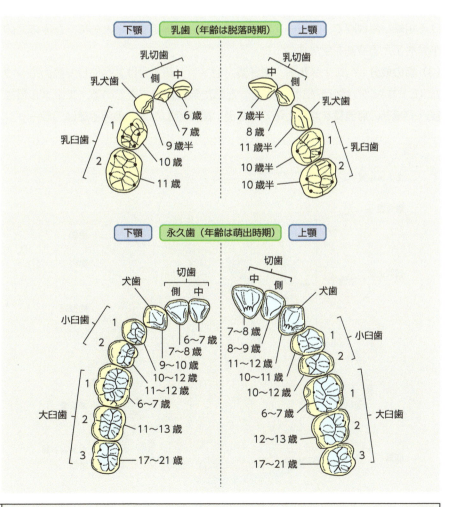

図5.4　ヒトの歯列を示す模式図
永久歯は，切歯（中切歯，側切歯），犬歯，小臼歯（第一小臼歯，第二小臼歯），大臼歯（第一大臼歯，第二大臼歯，第三大臼歯）に分かれる．親知らずは第三大臼歯である．

までにすべての乳歯が生え揃う．6～12歳の間に永久歯に生えかわるが，親知らず（第三大臼歯）が生えるのは高校を卒業する頃で，顎の骨の中に埋まったままでいることもある．永久歯は32本あり，切歯，犬歯，小臼歯，大臼歯に分けられ，上下で歯の形は多少異なるが，左右対称である．前歯にはノミの形の切歯と円錐形の犬歯があり，食物をかみ切り，切り裂く機能がある．臼歯は後方にある大きく平たい歯で食物を磨りつぶすのに適している．

(2) 歯の構造　歯は歯冠と歯根からなり，歯冠と歯根との境界部はくびれており歯頸といわれる．歯冠は，白く見えるエナメル質で覆われており，口腔内に露出している部分である．歯をよく見ると黄色みがかっているのがわかる．これは歯の本体が骨よりも少し硬い象牙質という黄色みを帯びた組織でできているからである．ゾウの牙を思い起こせばその色や質感も理解できるであろう．象牙質の中には歯髄腔という空間があり，歯髄という組織が占めている．歯に栄養素を供給する血管や歯の痛みを伝える神経が歯髄に入り込む．歯髄を俗に「神経」というゆえんである．歯根は骨様のセメント質で覆われ，歯槽骨とセメント質を結びつける組織が歯根膜で，コラーゲンの線維束で歯を固定するとともに，かみ応えの感覚を伝える役割を果たす（図5.5）．

(3) 歯の成分　エナメル質，象牙質，セメント質，骨はすべてリン酸カルシウム（ヒドロキシアパタイトという）を主体とした無機質でできている．エナメル質は96～98％の無機質を含む生体で最も硬い組織であり，他の硬組織はコラーゲン

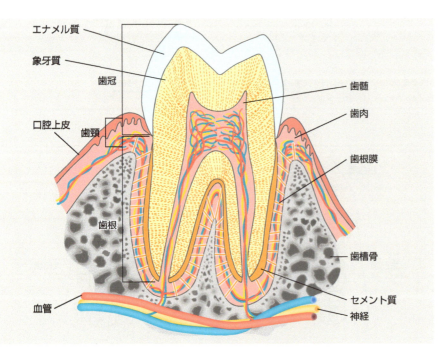

図 5.5　歯の縦断面を示す模式図

線維を主体した基質にリン酸カルシウムが沈着した組織である．象牙質の中には象牙細管という管状の構造があり，その中に象牙質をつくった象牙芽細胞の突起を容れている．虫歯や歯を削られて痛いのは，刺激により象牙細管の中の液体が移動し，歯髄にある神経を刺激するからである．

b．舌

舌は筋肉性の器官で，口腔内に食物を留め，絶えず動いて咀嚼と嚥下を促進する．食物は歯による咀嚼と同時に頬粘膜と舌でボール状の食塊に丸められ，嚥下時に舌は食塊を咽頭の方に押しやる．舌の前3分の2は舌体といい，表面がざらざらしている糸状乳頭で覆われているが，糸状乳頭の間には赤い点々として見える茸状乳頭が存在する．舌の後ろ3分の1を舌根といい，舌体との境界部に10個前後の有郭乳頭と側面に葉状乳頭が存在する（図5.6，図10.11参照）．

茸状・有郭・葉状乳頭には味覚を感じる味蕾という構造が存在し，甘味・酸味・塩味・苦味・旨味（5つを基本味という）を感じる（図5.7）．甘味はエネルギー源を，酸味は未熟な果物や腐敗した食物を，塩味はミネラルを，苦味は毒物を，旨味はグルタミン酸によって生じる味（タンパク質）を見分ける．味覚の最も重要な役割は外的有害物の除去作用である．味蕾は軟口蓋や喉頭蓋にも存在する．舌根部にはリンパ組織である舌扁桃が存在し，その後方には喉頭蓋が位置する．

舌の裏側（下面）には舌と口腔底部をつなげる舌小帯が存在し，舌が後方に反り返り，舌を飲み込むのを防いでいる．舌の下部領域は血液の供給が豊富なので，舌の下面に置かれた薬剤（舌下錠）は血行性に吸収され，肝臓を通らずに全身に作

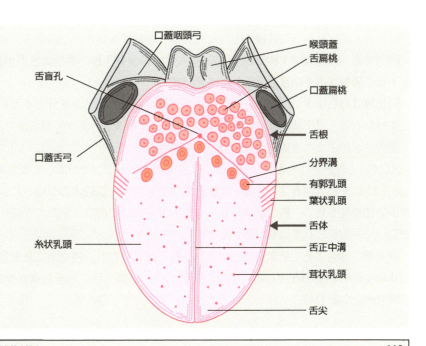

図5.6 舌の背面を示す模式図
舌の前3分の2を舌体，舌の後ろ3分の1を舌根といい，舌の先端部を舌尖という．

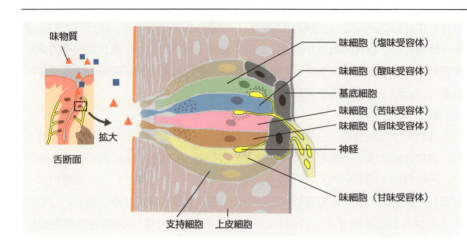

図 5.7 味蕾と味細胞（味覚受容体）

用する．舌小帯の下部には舌下小丘，その両側に舌下ひだがあり，舌下腺と顎下腺の導管が開口している．

c. 唾液腺

唾液を分泌する消化腺を唾液腺といい，耳下腺，顎下腺，舌下腺は三大唾液腺といわれる（図5.9）．

耳下腺は最大の唾液腺で，両耳の真下で前方に位置する．耳下腺がムンプスウイルスに感染するのが流行性耳下腺炎（おたふく風邪）である．顎下腺は口底部をつくる筋の外側（口腔外）に位置し，舌下腺は口腔内の舌の下に（顎の骨に接して）位置する．

唾液は導管を通って口腔に出される．耳下腺の導管は口を閉じる筋（咬筋）の表面に沿って前走し，その前縁で内方に曲がり，頬粘膜を貫き大臼歯部の口腔前庭に開口する（開口部は耳下腺乳頭という膨らみを呈する）．顎下腺の導管は舌下小丘に，舌下腺の導管は舌下小丘と舌下ひだに開口する．

消化腺はおもにタンパク質性の分泌物を出す漿液腺と，粘液を分泌する粘液腺とに分かれる．耳下腺は漿液腺，顎下腺と舌下腺は粘液も分泌する混合腺である．

唾液は水のような液体で粘液と消化酵素の唾液アミラーゼ（プチアリン）を含み，1日に約1Lが分泌される．プチアリンは食物中のデンプンを分解して麦芽糖（マルトース）にする．唾液は，殺菌・抗菌作用物質も含み，口腔内のクリーニングや感染防御機能をもつ．熱いお茶を飲んでも火傷をしないのは，粘膜の表面が唾液でコーティングされているからである．

唾液腺の導管が石で詰まることがあり，唾石症といわれ，摂食時に唾液が流れ出す時に激しい痛みを生じる．また，口唇，頬，口蓋，舌にも唾液腺が存在し，小唾液腺といわれる．

咀嚼にはたらく咀嚼筋と顎関節

咀嚼には咀嚼筋がはたらき，顎関節が稼働する（図5.8）．咀嚼筋とは，咬筋，側頭筋，外側翼突筋，内側翼突筋をいい，すべて頭蓋から起こり，下顎骨につく．咀嚼筋は三叉神経に支配される．顎関節は，下顎骨の関節突起の先端にある下顎頭と，頭蓋の側頭骨にある下顎窩の間をいう．線維性軟骨の関節円板が関節にかかる力のクッションの役割を果たす．口を大きく開けるときと，小さく開けるときでは下顎頭の位置が変わる．

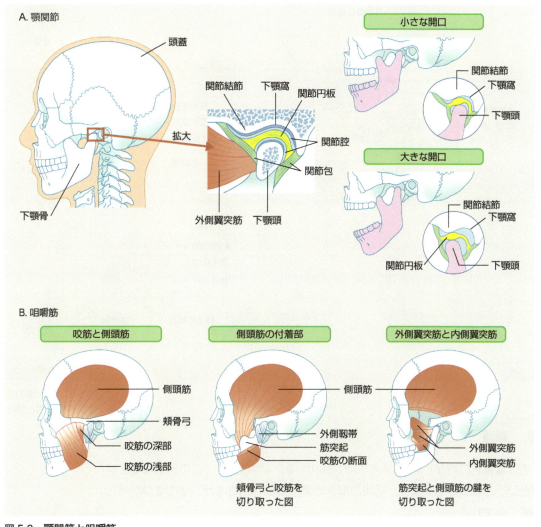

図5.8 顎関節と咀嚼筋
［参考：講談社，からだの地図帳］

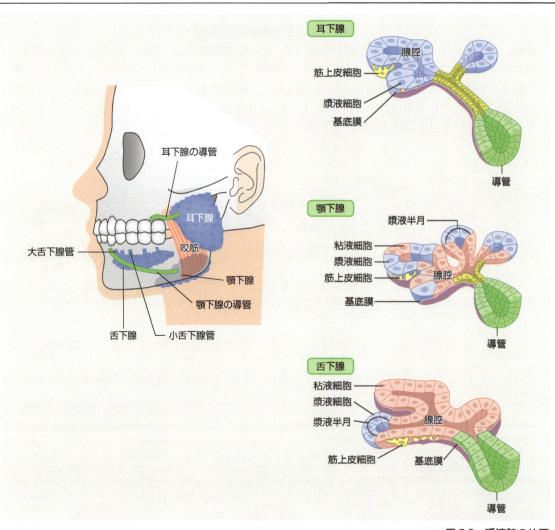

図 5.9 唾液腺の位置を示す模式図と消化腺の構造の比較

B. 咽頭

　舌は食物を口腔から咽頭（通常「のど」といわれる）へ押し出す．この反射運動を嚥下という．咽頭は咽頭鼻部，咽頭口部，咽頭喉頭部からなるが，後の2つが消化器系に含まれる．

　咽頭は鼻腔，呼吸経路，消化経路に連絡しており，嚥下時に食物は咽頭から食道へ送られ，鼻腔や呼吸経路には入らない．喉頭は気道の一部であるが，ちょうど消化管の入り口に位置しており，呼吸時には喉頭蓋が開いている（図5.10A）．随意的な（自分の意思のコントロールで）嚥下が始まると，気道が反射的に閉鎖される．口腔底の筋（顎舌骨筋と顎二腹筋）と甲状舌骨筋が収縮し，喉頭が挙上して喉頭蓋が喉頭の入口（喉頭口）にふたをして，気管の下半部（下気道）を密閉する．同時に咽頭

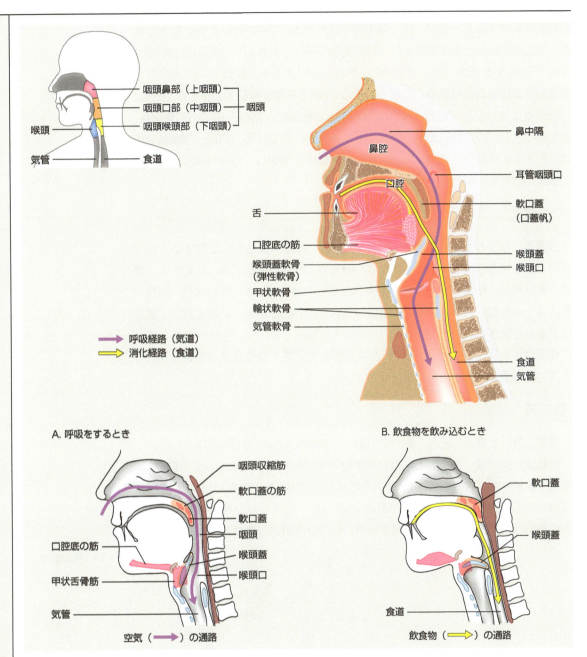

図 5.10 嚥下のしくみを示す模式図
A は呼吸時，B は嚥下時を示す．

咽頭には中耳に通じる耳管咽頭口が開いている．嚥下時に軟口蓋の筋（口蓋帆張筋）が収縮するが，この筋の収縮は同時に耳管咽頭口を開くようにはたらく．飛行機が離陸して高度を上げるときやエレベーターが上昇するときに，耳鳴りがするのを経験したことがあると思うが，これは外気圧と中耳の気圧差による鼓膜の過緊張に起因する．嚥下をすると耳管咽頭口が開き，気圧差がなくなり鼓膜の緊張が取れる．

収縮筋が収縮するとともに，軟口蓋の筋（口蓋帆張筋，口蓋帆挙筋，口蓋垂筋）が収縮し，軟口蓋がピンと張って挙上し，咽頭後壁に平行に密着して，気管の上半部（上気道）を密閉する（図5.10B）．嚥下時に，甲状軟骨による喉頭隆起（のどぼとけ）が上下運動するのを外から見ることができるので，嚥下運動を確認することができる．

咽頭壁には，リンパ組織である咽頭扁桃と耳管扁桃があり，前述の口蓋扁桃，舌扁桃とともにリンパ咽頭輪（ワルダイエルの咽頭輪）をつくる．口腔～咽頭は病原体が侵入する経路のため，その入口にリンパ組織が発達し，リンパ咽頭輪が身体の感染防御機能に重要な役割を果たしている．

C. 食道

食道は，咽頭から続く長さ約25 cmの管で，気管の後ろ側に位置する．胃の入口である噴門口に開口する．食物は，嚥下により食道を経て胃に移動する．食道の壁は粘膜，粘膜下層，筋層（内輪層（輪走筋），外縦層（縦走筋））からなり，筋層の外には，消化管に通常みられる漿膜は存在せず，外膜がある．粘膜上皮は，重層扁平上皮でできている．

食道は，食道入口部，大動脈弓－左主気管支交叉部，横隔膜貫通部の3か所が生理的狭窄部で，通過障害が起こりやすい．

D. 胃

胃は，噴門で食道に続き，幽門で小腸（十二指腸）につながる（図5.11）．

胃粘膜表面には，胃小窩といわれる多数の陥凹部がある（図5.12A）．胃粘膜を構成する細胞は，大きく分けて，ペプシン（タンパク質分解酵素）を分泌する主細胞，塩酸と内因子を分泌する壁細胞がある（図5.12B）．ガストリンを血液中に分泌するG細胞は幽門部に，食欲を調節するグレリン分泌細胞は胃体部に分布する．

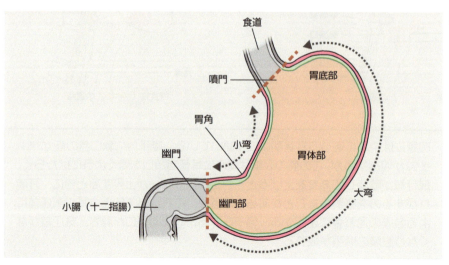

図5.11　胃の構造

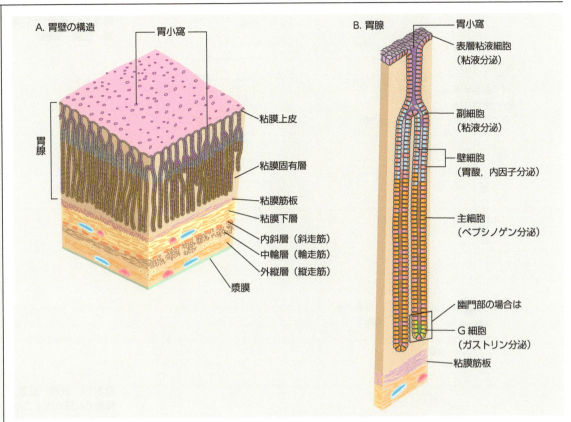

図 5.12　胃壁と胃腺

E.　小腸

　小腸は胃の幽門から続く，十二指腸，空腸，回腸をいう．空腸と回腸で約 6 m にも及ぶ（図5.13）．回腸は大腸の盲腸との接合部までである．腸管の表面は，腹壁からのびた腹膜といわれる漿膜が，はさむように覆っている．腹膜は腹壁へもどり二重になったところは腸間膜という．ちょうど巻き寿司を巻く際に，巻きすを巻き込まないようにずらしている状態のイメージで，巻きすが膜である．

　小腸粘膜上皮は円柱上皮からなる．十二指腸には，胆管と膵管が合流して，管腔内に開口するファーター（Vater）乳頭部がある（図5.14）．十二指腸はトライツ（Treitz）靱帯で後腹壁に固定され，それ以降が空腸となる．十二指腸では，粘膜下組織の中に，十二指腸腺（ブルンネル腺）という粘液腺が分布している．

　小腸壁の粘膜は，高さ0.5〜1 cmほどの輪状ひだが突出しており，その表面に絨毛が密生する．絨毛は，高さ1 mm前後の突起であり，絨毛の内部にはリンパ管と毛細血管が分布し，効率よく食物の分解産物を吸収する（図5.15AB）．さらにこの絨毛上皮細胞表面には，びっしりと微絨毛があり（1個の細胞に1,000本前後存在）吸収面積を増大させている（図5.15C）．微絨毛には，消化の最終過程を担う

5.2　消化管の構造

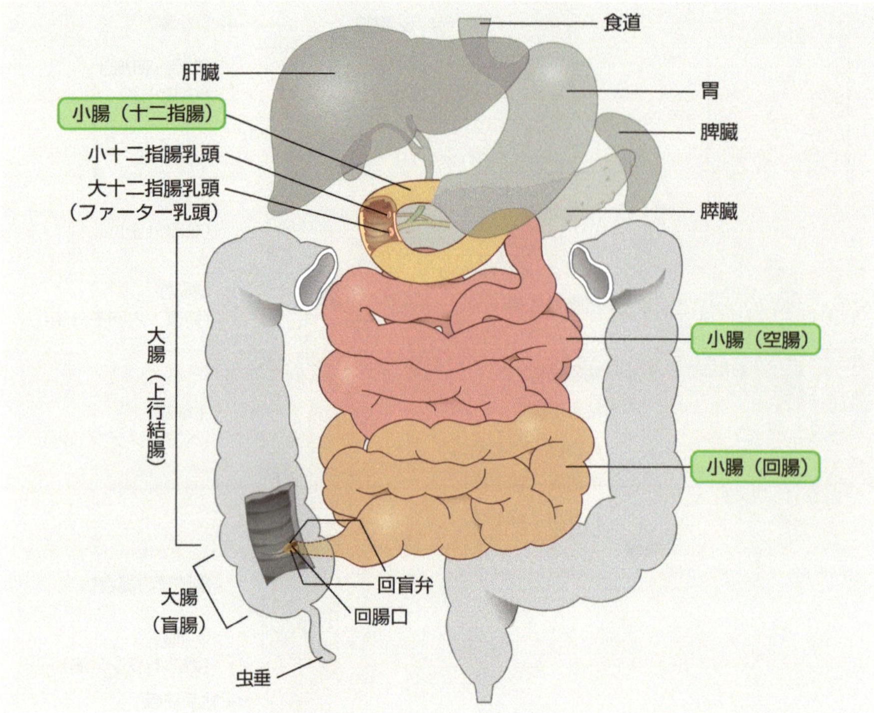

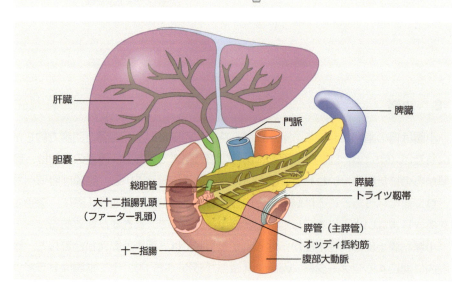

図5.13 小腸（十二指腸，空腸，回腸）

図5.14 肝臓，胆嚢，膵臓の配置と大十二指腸乳頭（ファーター乳頭）

二糖類分解酵素，オリゴペプチダーゼ（カルボキシペプチダーゼ，アミノペプチダーゼ）などが組み込まれている．

　小腸粘膜上皮には，消化管ホルモンのコレシストキニンを分泌するI細胞，セレクチンを分泌するS細胞，インクレチンを分泌するK細胞が散在する．さらに多数の粘液顆粒を含む杯(さかずき)細胞，小腸に特有の細胞で，消化酵素分泌には関与せず，腸内細菌叢(そう)を制御していると考えられているパネート細胞が分布する．

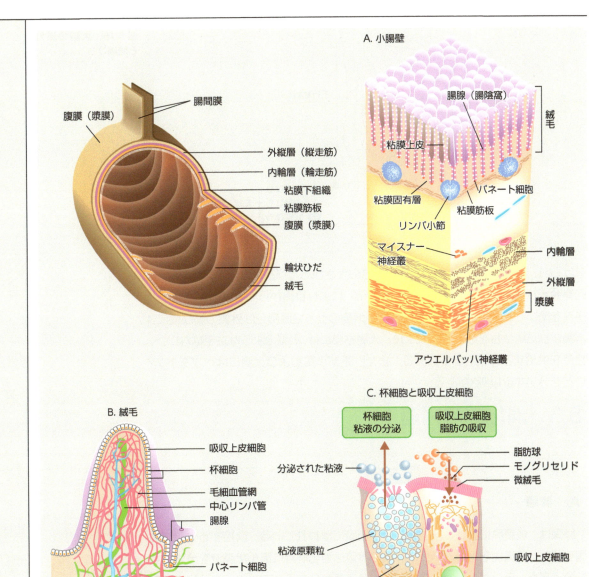

図 5.15 小腸壁の構造

内輪層と外縦層の筋層の運動性や腺分泌は，腸管壁内にあるアウエルバッハの(筋層間)神経叢とマイスナーの(粘膜下)神経叢により調節されている．

F. 大腸

大腸の始まりは小腸（回腸）が開口している回盲部で回盲口より下方が盲腸と虫垂で，上方を結腸という．結腸は，上行結腸，横行結腸，下行結腸，S状結腸に

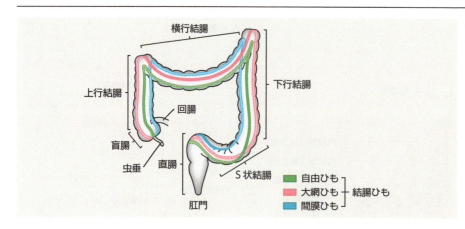

図 5.16 大腸の部位と結腸ひも

分けられ，直腸へ続く．大腸は小腸の2倍の太さがあるが長さは約1.7 mである．回盲弁＝バウヒン弁（上下のひだでできている）により盲腸から回腸への食塊などの逆流を防いでいる（図5.13参照）．2層の平滑筋のうち結腸部分は外側の筋が縦に3本集まり結腸ひもを形成する（図5.16）．大腸粘膜には，小腸のような絨毛はないが，粘液を供給する杯細胞が多数ある．また，下部小腸および大腸にはペプチドYYなどを分泌するL細胞がある．

5.3 消化腺の構造

A. 膵臓

膵臓は，後腹膜に密着し，前面だけが腹膜に覆われている．隣接する十二指腸側を頭部，脾臓側を尾部という．膵臓の実質は消化酵素に富んだ膵液を分泌する外分泌部と，ランゲルハンス島という内分泌部からなる（図5.17）．外分泌腺の腺房細胞は小葉構造を呈し，分泌された消化液は導管を通り主膵管へと集まる．主膵管は胆嚢からの総胆管と合流して，十二指腸の大十二指腸乳頭（ファーター乳頭）部に開く．消化酵素はチモーゲン（酵素前駆体）顆粒として，細胞内に貯蔵され，刺激に応じて，開口分泌する（エクソサイトーシス）．

B. 肝臓

肝臓は腹腔内の右上部，横隔膜の直下に位置し（図5.13参照），重さは約1.5 kgの体内最大の臓器である．やや大きい右葉とやや小さい左葉の下部中央付近は，肝門部といわれ，肝動脈，門脈（静脈），肝管（胆汁が流れる）が通る（図5.18B）．肝動脈は肝臓をはたらかせるための血管であるが，門脈は，胃，腸，膵臓，脾臓から

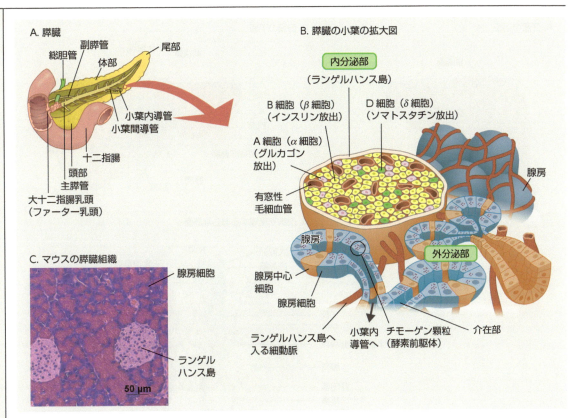

図 5.17 膵臓
[C 出典：宮坂京子，解剖生理学 人体の構造と機能 改訂第 2 版（志村二三夫ほか編），p.56，羊土社（2014）]

の静脈血を集め，肝臓に運び込む血管である（図5.18D）．この腸管で吸収された栄養素などの物質は，肝臓という「関所」で代謝され，残る血液は肝動脈からの血液とあわせて下大静脈へ流れる．

　肝臓は，直径 1 〜 1.5 mm 程度の肝小葉が多数集合したものである．肝小葉は結合組織（グリソン鞘）で囲まれ，肝臓に出入りする動静脈（小葉間動脈，小葉間静脈）や肝管（小葉間胆管）を含む．肝小葉は，中心静脈を囲んで，肝細胞の列が放射状に並んだ柱状の構造を示す（図5.19）．類洞には，貪食作用をもつクッパー細胞が存在し，異物を取り込む．類洞と肝細胞の間には，ビタミンA貯蔵細胞もある．中心静脈は小葉下静脈を経て肝静脈となり，肝臓から出て，下大静脈に注ぐ．

　肝臓では消化液である胆汁を生成し，胆嚢へ送る．

C. 消化液

　消化とは，食物を摂取し，その中に含まれている種々の栄養素を体内に吸収できるような物質にまで分解し，不要のものを体外に排出することをいう．消化には，食物を細砕し，これに消化液（表5.1，図5.20）を混ぜ，次第に下方の消化管に移動させること（機械的消化という），および，消化液の中の酵素のはたらきで，食

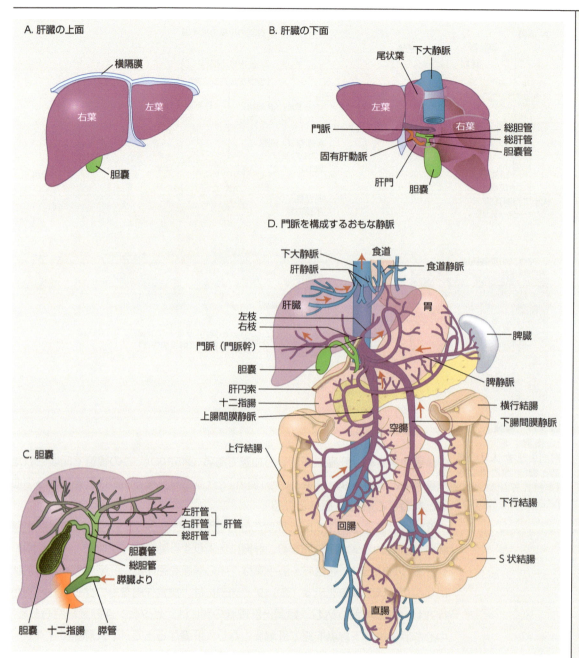

図 5.18 肝臓，胆嚢と門脈

物を化学分解(加水分解)すること(化学的消化という)の2つがある．

　化学的消化には2段階ある．機械的消化の結果，粥状になった食物は，消化酵素を含む消化液と適当に混ざり合い，加水分解を受ける（管腔内消化，図5.21）．加水分解の結果生成された二糖類，ペプチドは，小腸粘膜細胞の管腔膜に結合している二糖類分解酵素やオリゴペプチダーゼの作用(膜消化)により，それぞれ単糖，

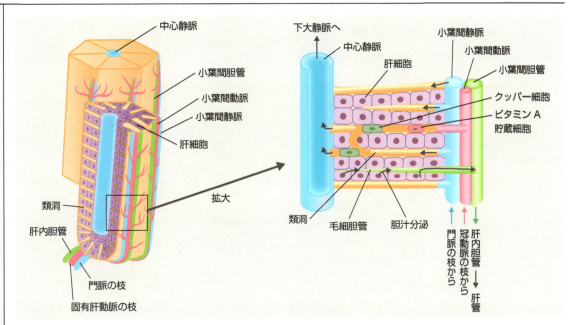

図 5.19　肝小葉

トリペプチド，ジペプチド，アミノ酸になり，粘膜細胞に吸収される．

a. 唾液

唾液は1日約1L分泌され，唾液中のαアミラーゼにより，でんぷんは，デキストリン，三糖類，二糖類(麦芽糖＝マルトースなど)に変換される．

b. 胃液

胃液は強酸性(pH 1〜2)で，1日に1〜1.5 L分泌され，塩酸とペプシン(タンパク分解酵素)が主要成分である．塩酸は壁細胞から分泌され，ペプシンはペプシノーゲンの形で主細胞から分泌される．塩酸によって，ペプシノーゲンはペプシンに活性化される．胃の幽門部粘膜にあるG細胞からガストリンが血液中に分泌され，血液によって胃底腺に運ばれて，胃液の分泌を促す．

ビタミンB_{12}（シアノコバラミン）は壁細胞から分泌される内因子 (intrinsic factor) という糖タンパク質と結合し回腸で吸収される．

c. 小腸の消化液

腸腺および十二指腸腺から腸液が分泌される．その他，膵臓から膵液が，肝臓から胆汁が分泌され，小腸腔内に運ばれた食物(炭水化物，タンパク質，脂肪)およびその消化産物を，吸収可能な状態まで分解する．

d. 膵液

膵液は1日に約500〜800 mL分泌され，重炭酸イオン(HCO_3^-)を多く含んでおり，弱アルカリ性である．胃の酸性内容物が十二指腸に運ばれてきたとき，それを中和する．また，タンパク質分解酵素(トリプシン，キモトリプシン)，脂肪分解

消化が行われる場所	消化液	分泌腺，細胞	消化酵素の名称		はたらき
口腔	唾液	唾液腺	糖質分解酵素	αアミラーゼ	デンプン→デキストリン，三糖類，二糖類
胃	胃液	主細胞 壁細胞	タンパク質分解酵素 （胃酸） （内因子）	ペプシン［ペプシノーゲン］	タンパク質→ペプチド （ペプシノーゲンをペプシンに活性化） （ビタミン B_{12} 吸収）
小腸 【十二指腸】	腸液	粘膜細胞 ブルンネル腺	エンテロキナーゼ （アルカリ性粘液）		トリプシノーゲン→トリプシン （胃酸の中和）
	膵液	膵腺房細胞	糖質分解酵素	αアミラーゼ	デンプン→デキストリン，三糖類，二糖類
			タンパク質分解酵素	トリプシン 　［トリプシノーゲン］	ポリペプチド→オリゴペプチド
				キモトリプシン 　［キモトリプシノーゲン］	ポリペプチド→オリゴペプチド
			脂肪分解酵素	リパーゼ	トリグリセリド→モノアシルグリセロール＋脂肪酸
		（膵導管系細胞）	（重炭酸イオン）		（胃酸の中和）
	（胆汁）	（肝臓→胆嚢）	（主成分は胆汁酸と色素＝ビリルビン）		（脂肪を乳化）
小腸 【空腸，回腸】		微絨毛：膜酵素	糖質分解酵素	マルターゼ ラクターゼ スクラーゼ	二糖類→単糖類 麦芽糖→グルコース＋グルコース 乳糖→ガラクトース＋グルコース 蔗糖→フルクトース＋グルコース
			タンパク質分解酵素	ジペプチダーゼ アミノペプチダーゼ カルボキシルペプチダーゼ	ポリペプチド，オリゴペプチド→ 　トリペプチド，ジペプチド，アミノ酸

表5.1　消化液と消化酵素

（ ）は消化酵素ではない．［ ］は活性化される前の前駆体，グルコース＝ブドウ糖，フルクトース＝果糖，麦芽糖＝マルトース，乳糖＝ラクトース，蔗糖＝スクロース

酵素（リパーゼ），糖質分解酵素（αアミラーゼ）を含み，食物を分解する．

　リパーゼは，舌，胃からも分泌されるが，膵臓から分泌されるリパーゼが最も強力である．トリプシン，キモトリプシンは，トリプシノーゲン，キモトリプシノーゲンの形で分泌され，十二指腸内でトリプシノーゲンはエンテロキナーゼによりトリプシンとなり，そのトリプシンは，トリプシノーゲン，キモトリプシノーゲンをトリプシン，キモトリプシンに変換する．

e.　胆汁

　胆汁は肝臓で生成され，500〜1,000 mL/日が分泌される．胆汁は一時，胆嚢に蓄えられ，濃縮されたあと，総胆管を経て小腸（十二指腸）の腔内に出される．胆汁の成分は胆汁酸と胆汁色素（ビリルビン）が主で，消化酵素は含まれていない．

　胆汁酸はコレステロールよりつくられ，脂肪の消化と吸収にかかわる．①表面張力を低下させ脂肪を乳化し，リパーゼの酵素作用を受けやすくすることで，脂肪の消化を促進する，②脂肪の分解で生じた脂肪酸とグリセリン（2-モノアシルグリセロール）は，胆汁酸と結合することでミセルを形成し，その結果，脂肪の吸収が促進される（図5.22）．

　胆汁色素はヘモグロビンの分解産物で，ビリルビン（非抱合型または間接型ビリル

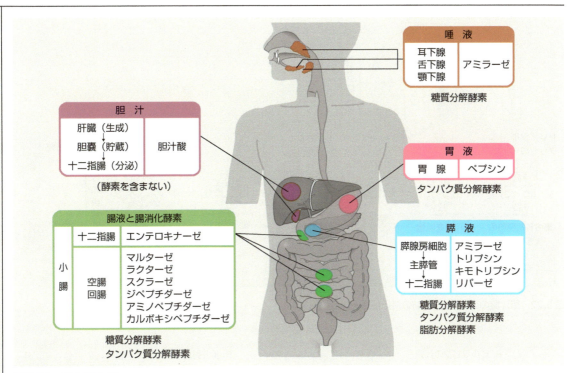

図 5.20 消化液と消化酵素

図 5.21 糖質の膜消化
タンパク質も糖質と同様に，オリゴペプチドがアミノ酸やジペプチドに分解される
[貝原奈緒子，新・栄養学総論（友竹浩之ほか編），p.17，講談社（2016）]

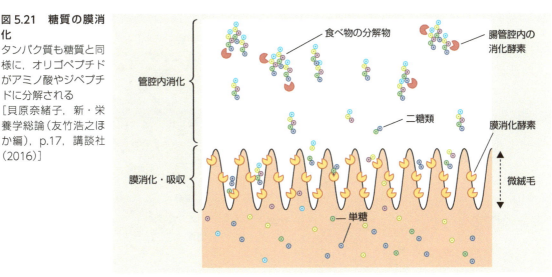

ビン）である．非抱合型ビリルビンは肝臓で抱合され，抱合型または直接型ビリルビンとなり，胆汁中に排泄される（図5.23）．

胆汁酸は90%以上が小腸（回腸）で吸収され，門脈を経て，肝臓に戻り再利用される（腸肝循環）．

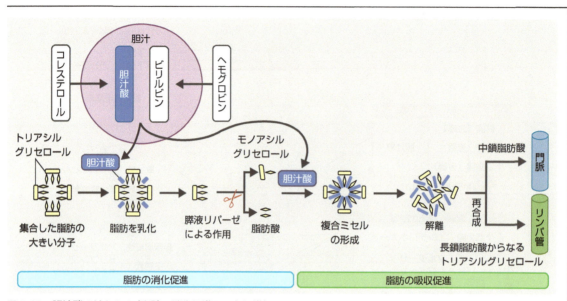

図 5.22 胆汁酸のはたらき（脂肪の消化促進と吸収促進）

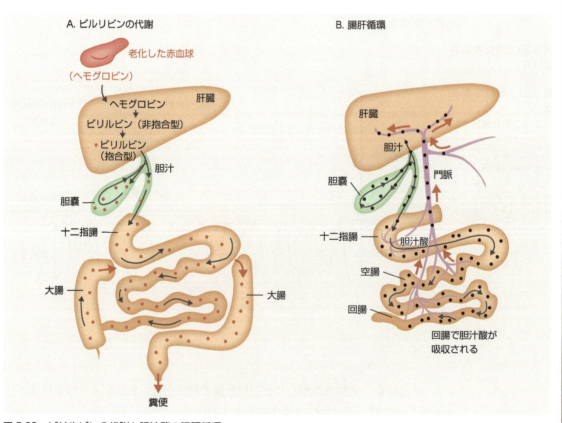

図 5.23 ビリルビンの代謝と胆汁酸の腸肝循環

5.4 消化器系の機能

A. 消化・吸収の調節

　食物として摂取した栄養素は，口腔で物理的に小さく砕かれ（咀嚼），巨大分子は消化管の中で消化液と混和されることで小さい分子へと分解（消化）される（図5.24）．適切な分子に消化された栄養素は，おもに小腸上皮から吸収される．

a. 食物摂取の調節

　生命維持のためには各種栄養素が必須であり，それを体外から取り込むために食物の摂取は不可欠である．エネルギー源となる栄養素が不足したり胃が空になると空腹を感じ，食物を摂取することによって満腹を感じる（図5.25）．これらのバランスで食物を適切に摂取することができる．

b. 摂食中枢と満腹中枢

　視床下部の腹内側核と外側視床下部には，それぞれ満腹中枢と摂食中枢があり，摂食を調節する（図5.26）．血糖（血中グルコース濃度）の上昇は満腹中枢を刺激し，満腹感を感じて食欲が抑制される．逆に血糖低下によって増加する血中遊離脂肪酸は摂食中枢を刺激し，空腹感を増して食欲を促進する．

c. ホルモン

(1) グレリン　　空腹時に胃のA-like細胞（X細胞）から分泌される消化管ホルモンで，摂食中枢を刺激して食欲を増進させるとともに，脳下垂体からの成長ホル

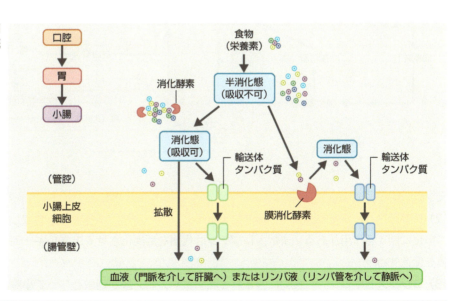

図 5.24 栄養素の消化と吸収の過程（概観）

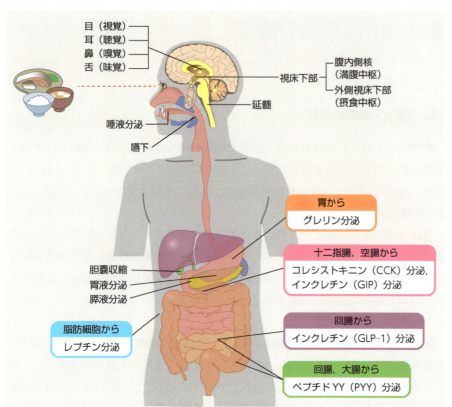

図 5.25 食物摂取の調節にかかわるホルモンと調節機構

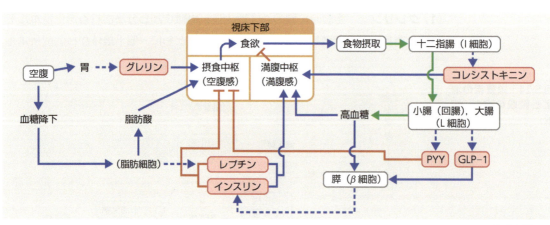

図 5.26 摂食調節
→ 促進，⊣ 抑制，--→ 分泌，→ 食物の消化・吸収，PYY：ペプチド YY，GLP-1：グルカゴン様ペプチド-1

モンの分泌を促進する．

(2) レプチン　脂肪細胞から分泌されるホルモンの一つで，満腹中枢を刺激して摂食抑制する作用がある．また，レプチンは代謝を活性化させてエネルギー消費を促進する．

(3) コレシストキニン　食物に含まれる脂肪酸やアミノ酸が刺激となって小腸

の十二指腸や空腸のI細胞から分泌される消化管ホルモンで，胆嚢収縮や膵液分泌の作用のほかに，満腹中枢を刺激して満腹感を感じさせるはたらきがある．俗に満腹ホルモンともいわれる．

(4) ペプチドYY（PYY） 食物の消化物の刺激によって，小腸下部（回腸）や大腸のL細胞から分泌される消化管ホルモンである．PYYは摂食中枢を抑制する

(5) インクレチン 十二指腸のK細胞から分泌されるグルコース依存性インスリン分泌刺激ポリペプチド（GIP）と，小腸下部（回腸）のL細胞から分泌されるグルカゴン様ペプチド-1（GLP-1）は，どちらも膵β細胞からのインスリン分泌を促進させる．さらにGLP-1は胃の運動を抑制し，中枢神経にはたらいて食欲を抑制する．

d. 各臓器ごとの消化・吸収

(1) 口腔（摂食と嚥下）での消化 食物を認識して口に取り込み，咀嚼して嚥下（食物を飲み込むこと）する過程を摂食という．摂食の過程のうち準備期では，飲食物が口腔に取り込まれ（食物の捕捉），咀嚼され，唾液と食物を混ぜ合わされて，食塊が形成される．

唾液腺（特に漿液細胞）から口腔内に分泌される唾液には，消化酵素であるαアミラーゼが含まれ，これがでんぷんなどの炭水化物をデキストリンや三糖類，二糖類に分解する．

(2) 食道での消化 嚥下によって食道に送り込まれた食塊は，食道の蠕動運動（消化管の平滑筋による不随意運動）によって胃に運ばれる．

(3) 胃での消化 胃は食物を一時的に蓄え，少しずつ小腸に送るはたらきがある．胃に入った食物は，蠕動運動によって撹拌され胃液と混和して半流動性となり，十二指腸へと送り出される．

壁細胞による塩酸の分泌は，アセチルコリン，ガストリン，ヒスタミンによって促進され，ソマトスタチンによって抑制される．壁細胞からは，ビタミンB_{12}の吸収に必要な内因子の糖タンパク質も分泌される．副細胞が分泌する粘液は，胃の粘膜表面を覆ってペプシンによる自己消化から胃壁を防御している．

胃液の分泌は，脳（脳相）と胃（胃相），腸（腸相）によって調節されている（図5.27）．

①脳相：視覚・聴覚・嗅覚・味覚などの刺激が，迷走神経を介して唾液，胃液，膵液の分泌を増加させる．

②胃相：胃内に食物が入ることで胃壁が伸展すると，幽門部のG細胞からガストリンが血中に放出され，胃酸，ペプシノーゲンの分泌が増加する．

③腸相：胃の内容物が十二指腸に入ってpHが低下すると，十二指腸のS細胞からセクレチンが分泌され，膵臓から重炭酸イオン（HCO_3^-）の分泌が亢進し，ガストリンと胃酸の分泌が抑制される．ペプシノーゲン分泌は亢進される．

十二指腸内の脂肪酸やアミノ酸によって十二指腸のI細胞からコレシストキニンが分泌され，膵臓からの消化酵素の分泌が促進され，胆嚢の収縮によって胆汁

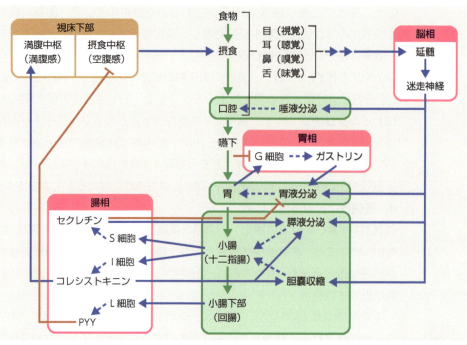

図 5.27 消化液分泌（胃液など）の分泌調節

→ 促進，⊣ 抑制，---▶ 分泌，→ 食物の消化吸収

が腸管内に排出される．同時にコレシストキニンは，満腹中枢を刺激して満腹感を感じさせる．

(4) 小腸での消化・吸収 小腸は，胃から送り込まれた半流動状の内容物をさらに消化しながら，栄養素を吸収する主要な臓器である．十二指腸乳頭部（ファーター乳頭）からは膵液と胆汁が十二指腸内に放出され，十二指腸腺および腸腺からは腸液（おもに粘液）が分泌される．これらの消化液は，小腸の平滑筋による蠕動運動などの複雑な動きによって小腸内容物と混和されながら，小腸内をゆっくり移動する．

　エネルギー産生栄養素（三大栄養素：糖質，タンパク質，脂質）は，唾液や胃液，膵液，胆汁の作用で消化（管腔内消化）されて半消化態となるが，吸収はされない．吸収されるために糖質やタンパク質は最終段階の消化としておもに小腸粘膜表面に存在する酵素により消化態となり，吸収される（膜消化）．脂質は水に溶けないので，ミセルを形成し小腸粘膜から吸収される．

(5) 大腸での吸収 大腸に送られた腸内容物は，結腸で水分と電解質が吸収される．また，大腸内に存在する腸内細菌は，ビタミンB群，ビタミンKなどを生成する一方で，種々の有害物質も産生する．消化されなかったもの（食物残渣）は，腸内細菌とともに糞便として排泄される．

e. 各栄養素の消化と吸収

　エネルギー産生栄養素にビタミンとミネラルを足して五大栄養素という．これ

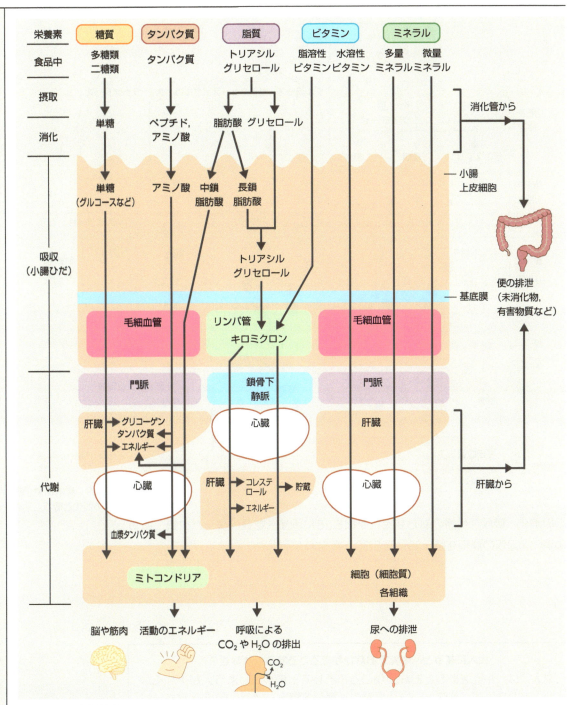

図 5.28 五大栄養素の消化・吸収・代謝のおもな流れ

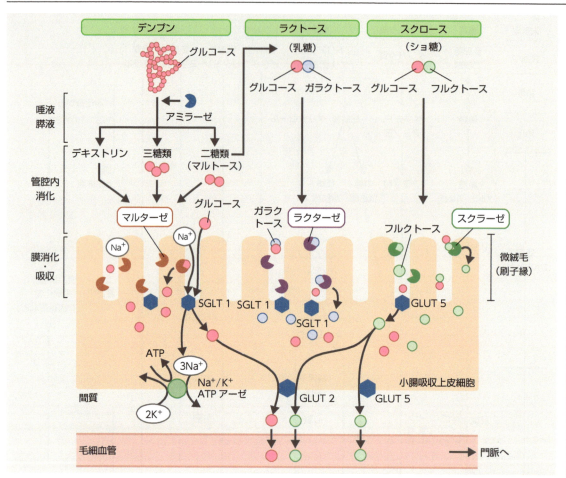

図 5.29 炭水化物（糖質）の消化と吸収

らの消化・吸収・代謝のおもな流れを図5.28に示す．糖質，タンパク質，脂質の消化・吸収の詳細を図5.29，図5.30，図5.31に示した．

大人になると，牛乳でおなかがごろごろするのはなぜ？

成人では，牛乳を飲むとおなかがごろごろして下痢してしまう人が少なくない．これを乳糖不耐症といい，小腸の乳糖分解酵素（ラクターゼ）活性が低いために乳製品に含まれる乳糖が消化できないことが原因で，下痢や腹痛を起こすものである．一般に乳児ではラクターゼ活性が高いので乳糖を消化することができる．しかし，多くの民族で離乳後に酵素活性が低下する．その結果，多くの成人は，あまり乳糖を消化できない．

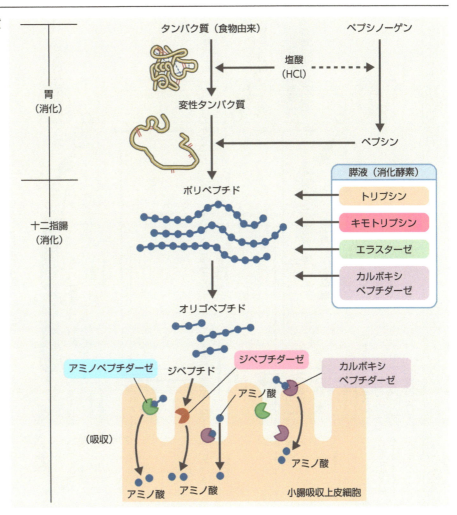

図 5.30 タンパク質の消化と吸収

(1) 消化吸収率　消化吸収率または消化率とは，摂取した食物の成分がどれだけ消化吸収されたかの指標である．便中には消化液や消化管壁がはがれたものなどの内因性損失物（内因性排泄物）も含まれるため，上記の式で求められる消化吸収率は厳密には摂取した栄養素の消化吸収率とは異なる．そのため，これを見かけの消化吸収率という．

　　見かけの消化吸収率＝（摂取量－便中排出量）/摂取量

　真の消化吸収率を求めるには，内因性排出量を便中排出量から差し引かなければならない．

　　真の消化吸収率＝{摂取量－（便中排出量－内因性排出量）}/摂取量

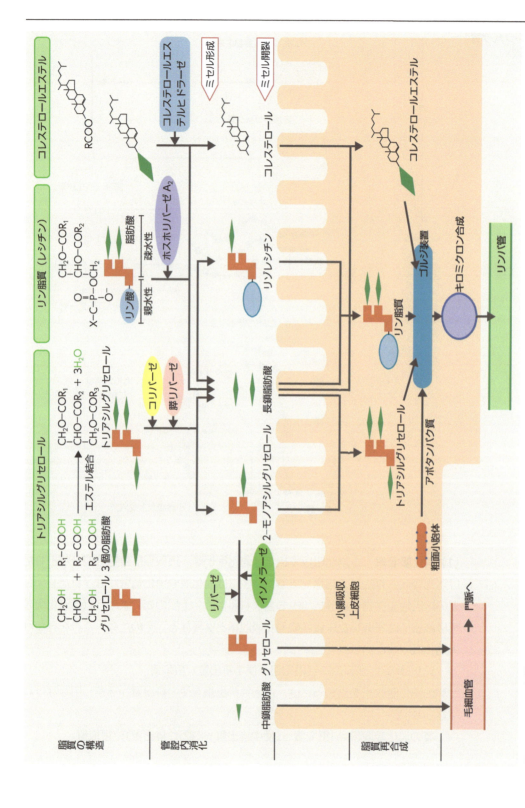

図 5.31 **おもな脂質の構造と消化・吸収**
キロミクロンの構造を図 5.32 に示す.

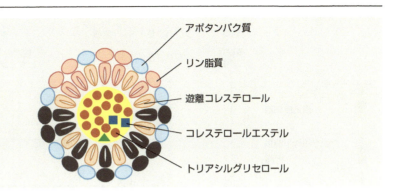

図 5.32 キロミクロンの構造
キロミクロンは，リポタンパク質の1つでトリアシルグリセロールの含有率が高い．ほかにリポタンパク質は中に含まれる脂質の比重の違いで，VLDL，LDL，HDLがある．
VLDL：very low density lipoprotein, LDL：low density lipoprotein, HDL：high density lipoprotein

f. 代謝

肝臓は胆汁の生成のほかに，栄養素の代謝，有害な物質（薬剤を含む）の解毒，血漿タンパク質の合成とさまざまな物質代謝に関与している．

(1) 栄養素　図5.28に吸収に続く過程として，代謝の大まかな流れを示してあるが，各組織，細胞内での各栄養素の動きを図5.33に示す．

食後に小腸から門脈を経て運ばれてきたグルコース（ブドウ糖）は，その一部が肝臓に取り込まれてグリコーゲンとして貯蔵される．このはたらきはインスリンによって促進され，血糖を低下させる．逆に空腹時はグリコーゲン分解や糖新生によってグルコースを放出し，血糖を維持する．

タンパク質またはアミノ酸に含まれる窒素の最終産物である尿素は，肝臓でつくられ（尿素回路），腎臓から尿中に排出される．

肝臓はコレステロールなど脂質を合成するだけでなく，リポタンパク質を合成して血液を介した脂質の輸送に重要な役割を果たしている．

(2) 血漿タンパク質の合成　血漿に含まれるアルブミンや血液凝固因子など，多くの血漿タンパク質が肝臓で合成される．

(3) 解毒　さまざまな有害物質（薬剤を含む）は，肝臓で酸素添加やグルクロン酸抱合などを受けることで無毒化されて，消化管を通して体外に排出される．アルコール（エタノール）もおもに肝臓で代謝される（図5.34）．

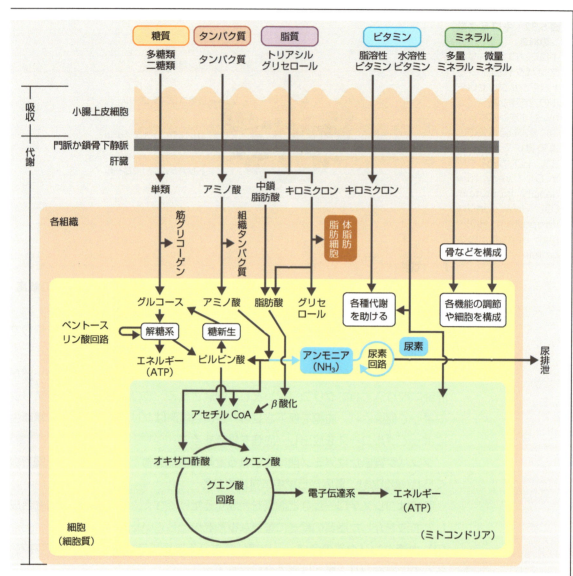

図 5.33 おもな栄養素の代謝
■は肝臓の細胞でのみ．

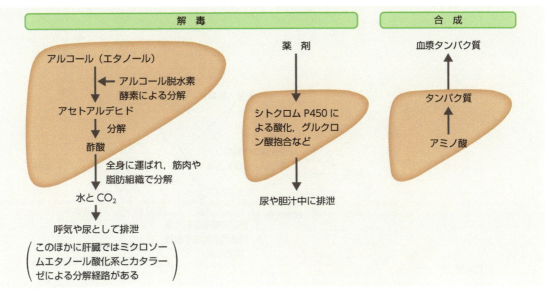

図 5.34 肝臓でのアルコール・薬剤代謝と血漿タンパク質の合成

B. 排便の調節

a. 胃-大腸反射

　胃に食物が入ると，ガストリンが分泌される．その刺激によって回盲部の平滑筋が弛緩し，小腸内容物は大腸へと移行する．また，横行結腸からS状結腸にかけての強い蠕動(大蠕動)が起こると，結腸の内容物が直腸に送られる．直腸に入った便は直腸壁を刺激し，骨盤内臓神経を介してこれを便意として感じる．

b. 排便

　肛門には内肛門括約筋と外肛門括約筋があり，これら2つの括約筋で肛門は閉じられている(図5.35)．内肛門括約筋は自律神経によって調節される平滑筋(不随意筋)なので，意識しなくても肛門を閉じたままでいられる．外肛門括約筋は体性神経(運動神経)が支配する横紋筋(随意筋)なので，自分の意思で肛門を閉めることができる．

　内肛門括約筋は普段肛門を閉じているが，便が直腸に流入して直腸壁が伸展されると，仙髄の排便中枢が反射的に直腸の蠕動運動亢進と内肛門括約筋の弛緩を起こし(排便反射)，同時に大脳皮質へと伝えられて便意を催す(図5.35)．その時に便を出さないためには，陰部神経を介して外肛門括約筋を意識して収縮することができる．大脳からの命令で（随意的に）外肛門括約筋が弛緩すると，便は肛門外へと排泄される(随意性排便)．

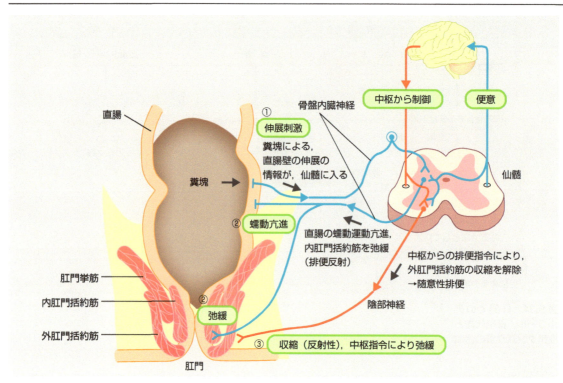

図 5.35 排便・反射における内肛門括約筋と外肛門括約筋

　排便するためには直腸の収縮と2つの肛門括約筋の弛緩が関与するほかに，横隔膜や腹筋を使ったいきみ（腹圧の上昇）が排便を促す．このように，排便は不随意筋と随意筋の協調作業で調節されている．

- 消化器系は，消化管とその付属器官からなる．
- 消化管は，口腔−咽頭−食道−胃−小腸−大腸−肛門であり，付属器官は，歯，唾液腺，肝臓，胆嚢，膵臓である．
- 消化器系では，消化，吸収，排泄が行われる．
- 幼児期には乳歯が20本であり，成長に伴い32本の永久歯に置き換わる．
- 舌には味蕾があり，味覚を感知する．
- 唾液腺（耳下腺，顎下腺，舌下腺）は，アミラーゼなどの消化酵素を分泌する．
- 咽頭では，食物の嚥下が行われ，食道に連絡する．
- 食道は，約25 cmの通過管で胃に連絡する．
- 消化管は，通常，内輪層，外縦層の2層の筋層であるが，胃では内斜層，中輪層，外縦層の3層である．
- 胃では胃酸，胃粘液，ペプシン，ガストリンなどが分泌される．

- 胃液分泌は，脳相，胃相，腸相によって調節される．
- 小腸は，十二指腸，空腸，回腸からなる．
- 小腸内には輪状ひだが突出しており，その表面に絨毛を有し，絨毛の表面の吸収上皮細胞には多数の微絨毛をもつ．
- 大腸は盲腸，結腸（上行結腸，横行結腸，下行結腸，S状結腸），直腸からなり，主に水分と電解質を吸収する．
- 膵臓は，消化酵素を含む膵液を分泌する外分泌部と，ホルモンを分泌する膵島(ランゲルハンス島)の内分泌部からなる．
- 膵液は，膵管を通り，十二指腸に分泌される．
- 肝臓は，腸管で吸収された栄養素を貯蔵し，血中の過剰成分などを代謝する．胆汁を産生する．
- 胆嚢は，肝臓で産生された胆汁を濃縮し，胆管から十二指腸へ分泌する．
- 消化・吸収の調節は，脳の摂食中枢と満腹中枢により行われる．
- 消化・吸収の調節には，グレリン，レプチン，コレシストキニン，ペプチドYY，インクレチンなどのホルモンがかかわる．

6. 泌尿器系

　泌尿器系は腎臓，尿管，膀胱，尿道からなる．腎臓は，からだで代謝された血液中の不要なものを濾過し，尿を産生する．尿管，膀胱，尿道は尿を体内から体外へ排泄する．泌尿器系は，体液の恒常性を一定にするはたらきをもつ．

6.1 腎臓の構造とはたらきの概要

　腎臓は腹膜よりも後方にある後腹膜器官で，脊柱の両脇に左右2つある（図6.1）．肝臓が右上腹部に存在するため，右の腎臓は左に比べて少し低い位置にある．腎

図 6.1　泌尿器系（腎臓と膀胱）

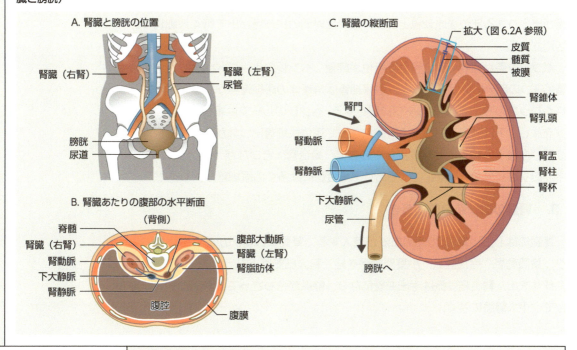

臓の周囲には脂肪組織が発達していて，後腹壁とゆるやかに密着している．痩せてくると，特に女性では腎臓が移動したり，下垂したりすることもある．

　腎臓はそら豆型をしており，中央のくぼんだ腎門からは腎静脈，腎動脈，尿管が腎臓の実質に出入りする．腎臓の実質は，外側の皮質と，内側の髄質に大きく分けられる．髄質は，皮質からの腎柱によって10個ほどの腎錐体に分かれ，腎錐体の先端は腎乳頭となって腎杯に突き出る．腎杯は集まって腎盂という広い腔になり，腎盂は尿管へとつながる．

A. 腎臓の内部構造

a. ネフロンと集合管

　血液を濾過し，尿を産生する腎臓の基本単位をネフロンといい，片側の腎臓には約100万個ある（図6.2）．ネフロンは，腎小体と尿細管（細尿管ともいう）からなる．腎小体は，血液を濾過する機能をもった糸球体と，これを包むボウマン嚢からなる．糸球体は，糸玉状の毛細血管の集まりである．糸球体は毛細血管の内皮細胞とその周りの基底膜，足細胞といわれる細胞から構成されている．さらに，これらの細胞の間にはメサンギウム細胞が存在する．毛細血管の内皮細胞には小さな孔が多数あいており，毛細血管の血液は高い圧力によって血液をボウマン嚢腔内へ濾過する．濾過されたものを原尿（濾液）という．メサンギウム細胞は収縮能をもち，糸球体内の毛細血管をつなぎとめて糸球体としての構造を保つ．

　糸球体に入ってくる血管は輸入細動脈といい，毛細血管に枝分かれて糸球体になり，分かれた毛細血管は再度集まって輸出細動脈となる．腎小体でのこれら血管が出入りする部位を血管極といい，この反対側の尿細管が出て行く尿細管極と区別される．

　ボウマン嚢から続く尿細管は，近位尿細管，ヘンレのループ（わな），遠位尿細管の3つの部分に分けられる．近位尿細管は糸球体の尿細管極から始まり，曲がりくねったのち，ヘンレのループに移行する．ヘンレのループは細いU字型のループをなし，下行脚が反転して上行脚になって遠位尿細管につながる．遠位尿細管は再び血管極の輸入細動脈に接したのちに，集合管へとつながっていく．1つのネフロンは枝分かれせずに1本であり，集合管には多くの尿細管が入り込む．

B. 腎臓の血管系のはたらき

　腎臓には心拍出量の20％の血液が流入する．腎動脈は腎門から腎臓実質に入り，葉間動脈，弓状動脈，小葉間動脈を経て輸入細動脈となって糸球体に入る．糸球体を出た輸出細動脈は毛細血管になり，静脈が合わさって腎静脈から腎門を出て，下大静脈に注ぐ．

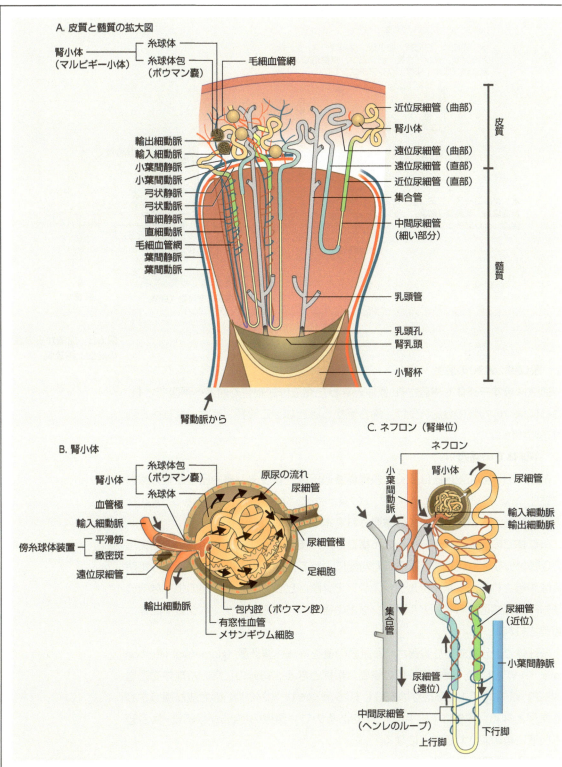

図 6.2　腎臓で血液から尿を作るしくみ

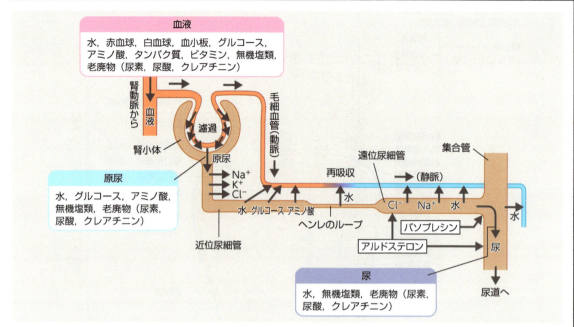

図 6.3 血液からの尿の産生と再吸収

a. 尿（原尿，濾液）の産生

血液はまず糸球体で濾過され，原尿となった濾液は尿細管で血液へ再吸収され，さらに種々の物質の分泌を受け，集合管から尿となって腎杯，腎盂，尿管へと流れ込む（図6.3）.

b. 糸球体での濾過

糸球体の毛細血管内圧は高く，糸球体濾過圧は，ボウマン嚢内圧と血漿の膠質浸透圧（糸球体毛細血管内の血漿中のタンパク質が水分をボウマン嚢から引き込もうとする圧）の和よりも大きいため，血液は濾過されてボウマン嚢腔内に入る.

糸球体での濾過フィルターとなる構造は，内皮細胞，基底膜，足細胞の足突起の3層からなる．高い濾過圧の圧力勾配によって，血液中の老廃物や過剰な電解質は濾過されるが，水，グルコースやアミノ酸，ビタミンなどの径の小さな低分子も一緒に濾過される．アルブミンなどの径の大きな高分子タンパク質や血球は濾過されない.

糸球体で1分間あたり濾過される原尿の量を糸球体濾過量（glomerular filtration rate : GFR）といい，腎機能評価の重要な指標となる．毎分の正常の糸球体濾過量は125 mLなので1日あたりは180 L（125 mL×60分×24時間）の血液が濾過されて原尿となる．尿量は1日平均1.5 Lであるので，原尿の99%が尿細管-集合管で血液に再吸収されることになる.

c. 原尿の再吸収と分泌

原尿には水，電解質，グルコースやアミノ酸など有用な物質も含まれている.

クリアランスによる腎機能の測定

腎臓の機能の指標としてクリアランスがある．血中のある物質をどのくらい効率的に血中から排出できるのかの指標がクリアランスである．単位時間における尿中に排出される量は尿中の濃度(U)×尿量(V)であるが，この値を血中の濃度(P)で割ったものが，ある物質のクリアランスとなる．

$$C = (U \times V)/P$$

たとえば，グルコースのクリアランスは尿中濃度が0なので0となる．生体にはないイヌリン(水溶性食物繊維)という多糖類を静脈注射すると，イヌリンは尿細管での再吸収も分泌もされないので，正確なクリアランスが測定でき，成人では125 mL/分となる．

腎機能の指標であるGFRの値を出すには，クレアチニン・クリアランスが用いられる．イヌリンと異なり，クレアチニンはクレアチンリン酸の代謝産物であり，血中の濃度が測定できる．血中クレアチニン濃度から，年齢や性別を考慮したGFRの計算式が考案されている．イヌリンほど正確ではないので，推算GFR (eGFR)として腎機能を示すことができ，よく用いられている．

男性　eGFR = 194 × Cr (血清クレアチニン濃度mg/dL)$^{-1.094}$ × 年齢$^{-0.287}$

女性　eGFR = 194 × Cr (血清クレアチニン濃度mg/dL)$^{-1.094}$ × 年齢$^{-0.287}$
　　　　　× 0.739

この値によって慢性腎臓病(CKD)は5つの病期に分けられ，生活習慣の改善や薬物療法によって病気の進行を遅らせようと試みられている(図8.4)．

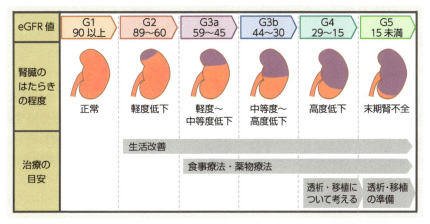

図 6.4　慢性腎臓病(CKD)の病期と eGFR

そのため，これらの物質を再吸収して血液中に戻すことが必要となる．

　近位尿細管では原尿中のNa$^+$が再吸収される．グルコースやアミノ酸，ビタミンは100%再吸収され，水の80%が，またCl$^-$，K$^+$も再吸収される．

　ヘンレのループの下行脚では水の15%は再吸収され，上行脚でNa$^+$やCl$^-$が再吸収される．

遠位尿細管や集合管では，アルドステロンの作用によってNa$^+$が再吸収される．

　水素イオン（H$^+$）は近位尿細管，遠位尿細管，集合管において分泌され，体内の酸塩基平衡の調節に役立つ．H$^+$は原尿の重炭酸イオン（HCO$_3$$^-$）と結合し，二酸化炭素（CO$_2$）と水（H$_2$O）に変換される．またアンモニア（NH$_3$）と結合し，アンモニウムイオンとなって尿中へ排泄される．

　アミノ酸代謝で生じたアンモニアは肝臓で尿素（CH$_4$N$_2$O）に作り替えられ，核酸の代謝によって尿酸（C$_5$H$_4$N$_4$O$_3$）が生じる．また，筋肉クレアチン（ATPを産生する）の一部は代謝されてクレアチニン（C$_4$H$_7$N$_3$O）となる．これらの尿素，尿酸，クレアチニンなどの含窒素老廃物は尿細管で再吸収されない．

　からだに必要な物質でも血液中に過剰な状態であると再吸収力には限度があり，尿中へ排泄される．糖尿病では濾過された原尿中のグルコース濃度は高く，尿細管の再吸収力を超えているので，尿中に排泄されることとなる．

d.　体液の減少に伴うバソプレシンによる水分の再吸収

　発汗や嘔吐，下痢が起こった場合，体液は減少し，血漿浸透圧が上昇する．この信号が脳の視床下部下垂体に伝わり，下垂体後葉からバソプレシンが分泌される．集合管での水の再吸収はバソプレシンによる．最終的な尿量は，集合管での再吸収量に依存するので，バソプレシンの分泌が多いと減り，少ないと増える．また，バソプレシンは末梢血管にもはたらいて，血圧を上昇させる．

C.　腎臓の調節機能

a.　傍糸球体装置による血圧調節機構（図6.5）

　輸入細動脈の平滑筋と遠位尿細管は血管極で接しており，これを傍糸球体装置という．輸入細動脈の壁の血管平滑筋細胞はレニンというホルモンを分泌する．体液量が低下すると，糸球体濾過量が下がり，尿細管内の電解質濃度も低下し，その情報が傍糸球体細胞に伝わることで，レニンが血中に分泌され，最終的に体液量の増加に伴う血圧の上昇が引き起こされる．

　レニンは血中のアンジオテンシノゲンをアンジオテンシンⅠに変え，アンジオテンシンⅠは肺に存在するアンジオテンシン変換酵素（ACE）のはたらきで，アンジオテンシンⅡに変わる．このアンジオテンシンⅡはそれ自体，血管収縮作用をもっており，血圧を上昇させる．一方で，アンジオテンシンⅡは同時に副腎皮質の球状層の細胞にはたらいてアルドステロン分泌を促す．アルドステロンは遠位尿細管でのNa$^+$の再吸収を促し，そのため集合管での水の再吸収が促進し，体液量が増し，血圧が上昇する．

b.　エリスロポエチンによる赤血球産生作用

　腎臓の尿細管間質からエリスロポエチンといわれるホルモンが血中に分泌さ

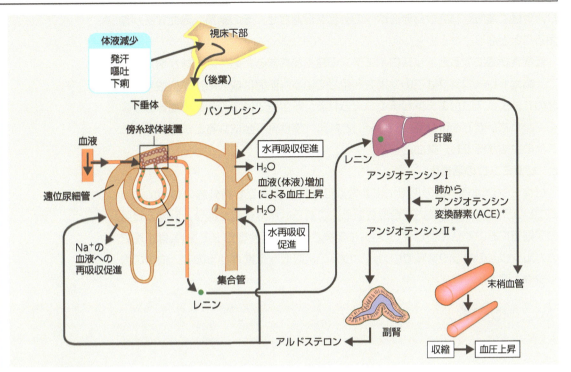

図 6.5 血圧の調節
＊高血圧治療薬としてアンジオテンシン変換酵素（ACE）阻害薬や，アンジオテンシンⅡ受容体拮抗薬（ARB）がよく用いられている．

腎不全と透析

腎機能が低下し，代謝産物が尿中に排泄されずに血中に貯留することで起こる自家中毒を腎不全という．さらに進行し，意識障害がみられると尿毒症となり，死に至る危険な状態となる．

急性腎不全：数時間から数日のうちに腎機能低下になるもので，原因が除かれれば多くの場合腎機能は回復する．

慢性腎不全：各種腎疾患（慢性糸球体腎炎，ネフローゼ症候群，糖尿病性腎症）が1年以上にわたって慢性に経過した結果，腎機能が低下した状態をいう．薬物療法，食事療法などの生活上の注意によって，現在の腎機能を維持することが治療の目的となる．末期腎不全になって尿毒症の出現が危惧される場合は，透析療法あるいは腎移植によって腎機能を代行させる．

透析：腎機能が悪化し，薬物療法や生活療法では体液の恒常性が保てなくなった場合，透析療法を行う．透析療法には血液透析と腹膜透析がある．血液透析は薄い膜（半透膜）を介して患者血液と透析液の間で血液中の不要物質が拡散によって透過（限外濾過）され，血液は浄化される．多くの場合，橈側皮静脈と橈骨動脈の間にシャントを作り，血液を導出する．腹膜透析は自身の腹膜の半透膜としての性質を利用する方法で，持続携帯式腹膜透析（CAPD）によって24時間透析が可能となっている．

れ，骨髄で造血幹細胞から赤血球への分化を促進させ，その結果，赤血球数が増えることとなる．

　低酸素状態になるとエリスロポエチンの産生が高まるため，赤血球が増えるので，高地トレーニングはこの効果を利用している．胎児は成人に比べ低酸素状態なので，エリスロポエチンが多くつくられる．新生児ではこのため赤血球数が多く，からだが赤みを帯びて「赤ちゃん」となる．慢性腎不全になるとエリスロポエチンの生成が低下し，貧血となる．

c.　ビタミンDの活性化

　ビタミンDは食べ物の摂取による吸収ほかに，皮膚でも紫外線の作用によってコレステロールから体内で合成される．これらは不活化型であり，肝臓と腎臓の尿細管において活性型ビタミンD_3に変換される．活性型ビタミンD_3は小腸でのカルシウムの吸収や腎臓でのカルシウムの再吸収を促進させるので，血中のカルシウム濃度が上昇する．

6.2 ┃ 尿路

　腎臓でできた尿を体外へ排出する尿路は，尿管，膀胱，尿道からなる．

A.　尿管の構造とはたらき

　尿管は腎盂から膀胱までの長い筋性の管で，左右の腎臓から1本ずつ2つある．腎門から出て，腹膜の後ろを通り，膀胱の背側で左右別々に尿管口として開く．尿管は，膀胱壁に対して後から斜めに貫通するため，膀胱内圧が高まると貫通部を圧迫，閉鎖する，尿の逆流を防ぐ弁のようなはたらきをもっている（図6.6）．

　尿管は，尿管の入り口（腎盂尿管移行部），総腸骨動静脈との交叉部，膀胱への入り口（膀胱尿管移行部）の3か所においては，構造的に内腔が狭くなっており，これらを尿管の生理的狭窄部という．これらの部位では尿管結石がつまりやすい．

B.　膀胱の構造

　膀胱は，恥骨結合のすぐ後ろにある平滑筋でできた袋状の器官で，約500 mLの尿を貯えることができる．膀胱は粘膜，筋層，外膜（漿膜）からなる．筋層は排尿筋ともいわれ，排尿時には収縮する．尿道への出口は内尿道口といい，平滑筋はこの内腔を取り囲むように少し肥厚しており，内尿道括約筋として排尿を不随意的にコントロールする．2つの尿管口と内尿道口を結んでできる三角形の領域を膀胱三角といい，ひだはほとんどなく平滑である．

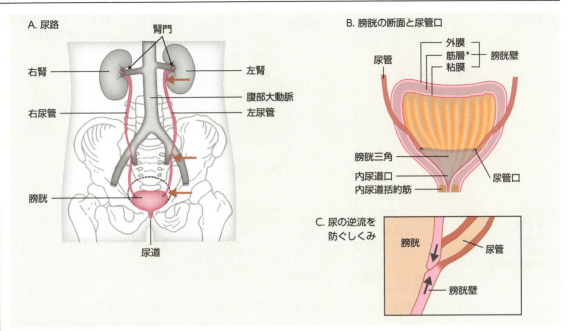

図 6.6 尿路(尿管, 膀胱, 尿道)
←は狭窄部, ⟨⟩は尿が充満した時の膀胱の大きさ.
＊排尿筋ともいわれる.

C. 尿道の構造

膀胱から尿を体外に運ぶ1本の管で，尿道の長さと機能は男性と女性で大きく異なる(図6.7).

男性の尿道は長く，3つの部分(前立腺部，隔膜部，海綿体部)に区別される．前立腺部は，内尿道口のすぐ下に前立腺が尿道の周囲を取り囲んでいる部分である．隔膜部は，尿道が尿生殖隔膜(骨盤底筋)を通る短く狭い部分であるが，筋の一部は尿道を取り巻いているため，外尿道括約筋という．海綿体部は，陰茎のなかを通る最も長い部分で，尿道海綿体を貫いて亀頭の先端の外尿道口に開く．

女性の尿道は，内尿道口から尿生殖隔膜(男性と同じように外尿道括約筋が存在する)を貫いて，腟の前部に外尿道口となって開く．男性の尿道は長さが20 cm，曲がりくねっているが，女性の尿道は3〜4 cmと短く，真っ直ぐなため，細菌が入りやすく，膀胱炎になりやすい．

D. 排尿のメカニズムとプロセス

図6.8に示すように排尿が行われる．

①膀胱内に尿がたまり(蓄尿)，膀胱内圧が高まると，②膀胱壁の伸展受容器からの信号が骨盤神経を経て仙髄の膀胱反射中枢に伝えられ，③下腹神経(交感神経)からの司令によって排尿筋の弛緩と内尿道括約筋(不随意筋)の収縮，外尿道括約筋(随意筋)の収縮によって，④排尿は抑制される．

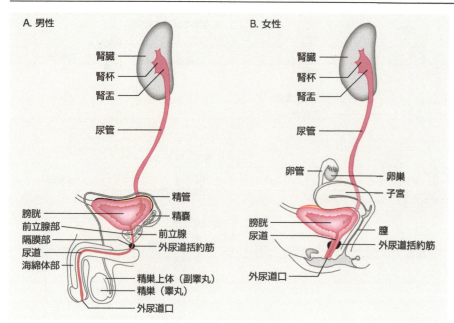

図 6.7 尿道の構造（横から見た断面）

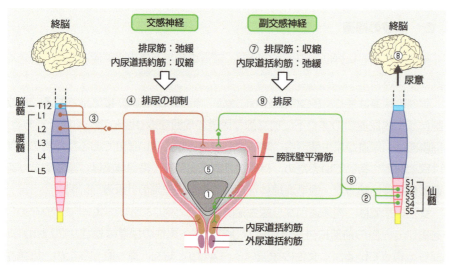

図 6.8 排尿のメカニズム

　⑤膀胱内にさらに尿がたまり，膀胱内圧が一層上昇すると，⑥⑦膀胱反射中枢から排尿筋の収縮と内尿道括約筋の弛緩が起こる．⑧この信号は脊髄から脳幹を経て大脳皮質に伝わり，トイレに行きたいという尿意を感じさせる．尿意を感じても大脳皮質からの橋排尿中枢への抑制が起こり，陰部神経の支配である外尿道括約筋を収縮させてトイレに行くまでの尿の排出を抑える．排尿が適当であると判断されると，大脳皮質からの橋排尿中枢への抑制がとれ，橋排尿中枢は仙髄の副交感神経系に指令を出し，骨盤神経を介して排尿筋の収縮と内尿道括約筋の弛

緩，さらに陰部神経を介して外尿道括約筋を弛緩させ，⑨排尿が起こる．

排尿がコントロールできず，尿意を感じても排尿を我慢できなくなることを失禁という．

乳幼児は排尿をコントロールできないため，おむつなどを着用するが，これは大脳皮質からの橋排尿中枢への制御機構が十分に発達していないからである．膀胱炎，神経因性膀胱*ではわずかの尿量の貯留でも尿意を感じる．射精時では交感神経のはたらきによって内尿道括約筋が収縮し，排尿されない．

*脊髄や脳などの神経が原因で膀胱に尿をためることができなくなる．

6.3 尿

A. 尿の組成

尿の95%は水であり，5%は尿素，尿酸，クレアチニンなどの窒素含有物を含む．尿の淡黄色は，赤血球のヘムの代謝物であるビリルビンが，血中→肝臓で代謝され，腸管でできたウロビリノーゲン（無色）がさらに酸化されてできるウロクロムという物質による．

尿検査

尿は血液と同様に，からだの多くの情報を提供する．生化学・物理学的検査と顕微鏡検査がある．

タンパク尿：糸球体腎炎やネフローゼ症候群などでは持続的に陽性となる．発熱時にみられる一過性のものや，比較的激しい運動後にもタンパク尿となる．また，発育期の子どもに見られる起立性タンパク尿（起立によって生じ，横になると消失する）などがある．

血尿：肉眼的に見てわかるものと，顕微鏡検査でわかるものがある．多くの場合，赤血球が尿に交じっている状態で，腎がんをはじめ多くの腎疾患，尿路系の障害，血液疾患でも見られる．

細菌：泌尿器系の感染症の場合，白血球とともに見られる．

尿円柱：さまざまな構成要素（血球，上皮細胞）からなる円柱状の塊．

ケトン体：脂質代謝によって肝臓から過剰に産生されるとケトン尿症となる．

グルコース（糖尿）：血中のグルコースは100%尿細管で再吸収されるが，尿中に糖が出る．糖尿病の場合は血中のグルコース量が多いため，尿に糖が出る．

ホルモン：絨毛性ゴナドトロピンは尿中に排泄されるため，妊娠の判定に用いられる．

B. 尿量

成人の1日あたりの正常な尿量は約1.5Lである。尿量は水分摂取量や発汗量によって大きく変わり，600～2,000 mLにおさまる。成人では通常，排尿は24時間で5～8回，夜間0～1回であるが，日中8回以上を頻尿とする。頻尿は膀胱炎や前立腺肥大でみられる。

1日の尿量が400 mL以下のことを乏尿，3,000 mL以上を多尿という。100 mL以下になればほとんど尿が生成されていないことに等しいので無尿といい，危篤状態にあることが多い。

尿の比重は水分摂取量によって変動しやすいが，通常，1.015～1.025である。通常，尿のpHは6.0前後の酸性であるが，身体の代謝状態や食物によって大きく影響を受ける。一般にタンパク質を大量に摂取すると酸性へ，菜食主義に徹すると腎臓から塩基が分泌されるので，アルカリ性になる。

- 泌尿器系は，腎臓，尿管，膀胱，尿道からなる。
- 腎臓は，血液中の老廃物を濾過し，尿を生成する。
- 腎静脈，腎動脈，尿管が，腎門から腎実質に出入りしている。
- 腎臓は皮質と髄質に分かれる。
- 腎臓は，腎小体（ボウマン嚢と糸球体）と尿細管（近位尿細管，ヘンレのループ，遠位尿細管）からなるネフロン（腎単位）という構造をもつ。
- 糸球体では，糸球体濾過装置により，血液を濾過して原尿を生成する。
- 原尿は，尿細管，集合管において99%は再吸収される。
- 腎臓機能の評価には，クリアランスがある。
- 傍糸球体装置では，レニン分泌により，レニン・アンジオテンシン・アルドステロン系の活性化により，原尿の再吸収を促し，循環液体量の増加，血圧の上昇を引き起こす。
- 尿は，尿管，膀胱，尿道を経て排泄される。
- 膀胱には，約500 mLの尿を蓄えることができる。
- 尿道は，男性は約20 cmで蛇行し，女性では約4 cmと短く直線状である。
- 膀胱内に尿がたまるといったん内圧が高まり，排尿が抑制されるが，さらに内圧が高まると排尿筋の収縮と尿道括約筋の弛緩が生じ，排尿に至る。

7. 生殖器系

男性生殖器と女性生殖器は最初から別々に形成されるのではなく，途中までは共通の原基が作られ，遺伝子の作用によってそれぞれへと分化する．生殖器の分化は女性化が基本で，Y染色体があると男性化のシグナルが入り，女性化のプログラムが解除されることとなる．

7.1 | 生殖器発生の基本

A. 生殖細胞と性腺の分化 （図7.1）

将来配偶子（精子と卵子）となる細胞は胎生の初期に，卵黄嚢の後壁に出現し，原始（始原）生殖細胞といわれる．将来の精巣や卵巣になる原基（生殖堤という）は中胚葉から発生し，原始生殖細胞が生殖堤に進入し，増殖する．

Y染色体をもつ男性の胎児ではSRY（sex determining region of Y chromosome）遺伝子が発現し，生殖堤を精巣に分化させ，セルトリ細胞からミュラー管抑制因子（MIS）が，ライディッヒ細胞からはテストステロンが分泌される．ミュラー管抑制因子はミュラー管（中腎傍管）を退縮させ，テストステロンはウォルフ管（中腎管）を精巣上体や精管へ分化させる．

Y染色体をもたない女性の胎児ではSRY遺伝子が発現しないため，生殖堤は卵巣に分化する．ミュラー管抑制因子とテストステロンが分泌されないため，ミュラー管は退縮せず，卵管，子宮，腟上部へと分化，ウォルフ管は退縮する．

B. 外生殖器の性分化

胎生8週以降（妊娠10週以降）精巣由来のテストステロンで性差が形成され，男性では陰茎を形成，超音波エコーでは妊娠18〜20週で性別がわかる．男性で

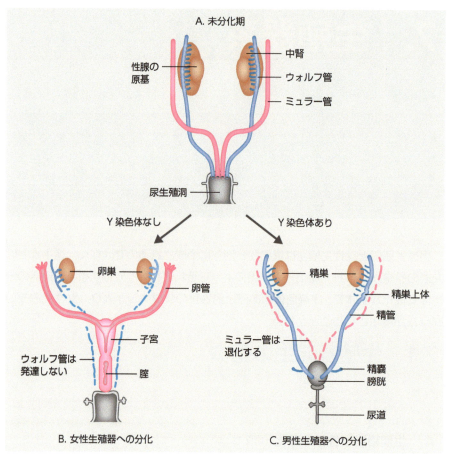

図 7.1 生殖器の分化

は腹腔内に発生した精巣が出生前に鼠径管（鼡径管）を通り陰嚢内に出る．女性では卵巣は腹腔内で発生したままで，骨盤内の子宮の横に位置することとなる．

7.2 男性生殖器

　男性生殖器は，精子やホルモンを作る精巣と，精子を運び，精液を作る精巣上体，精管，精嚢，前立腺，尿道球腺，陰茎からなる（図7.2）．精巣と精巣上体は腹腔外の陰嚢内にあり，精管は鼠径部を通って腹腔内に入る．精嚢，前立腺は恥骨結合のすぐ後下方にある膀胱の後面と直下に存在し，尿道球腺は尿生殖隔膜にある．陰茎は尿道を介して尿を排出する泌尿器系の一部でもあり，生殖器系として交接器官でもある．

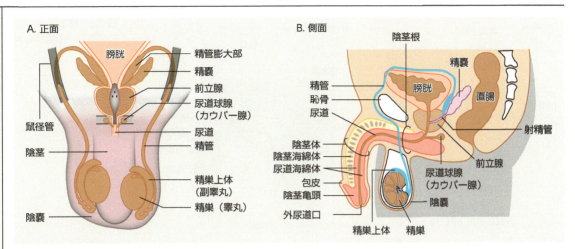

図7.2　男性生殖器

A. 精巣

　精巣は陰嚢の内にある，母指より少し大きな卵形の器官で，睾丸ともいわれる．精巣は胎生期には腹腔内にあるが，温度が高いと精子形成が障害されるため，温度が少し低い腹腔外の陰嚢内に下降する．

　精巣を包む膜は厚い膠原線維からなる白膜である（図7.3）．白膜の膠原線維は精巣内へ入り，精巣を小さな小葉に分ける．各小葉には曲精細管が2〜4本収まっている．曲精細管の周囲には結合組織の間質があり，大型のライディッヒ細胞が存在している．

　曲精細管は，精子をつくる精細胞とセルトリ細胞の2種類からなる．

　精細胞（配偶子とも呼ばれる生殖細胞）は精子へと分化する細胞で，未分化な細胞ほど曲精細管の外側（基底膜側）に存在し，成熟するにしたがって腔面側に移動していく．基底側から精祖細胞，精母細胞，精子細胞へと分裂，分化する．染色体数は，精祖細胞，精母細胞は46本だが，精子細胞は半数の23本となる．

a. 精子形成

　精子細胞から精子への分化はとくに精子形成といわれ，細胞の形が著しく変わる．精子細胞のゴルジ装置は，核の前半分の先体（アクロソーム）となり，核とともに精子の頭部を形成する（図7.4）．先体内にはヒアルロニダーゼなどの酵素があり，精子が卵子内に入るときに受精を助ける．精子の中間部はミトコンドリアが多数存在し，尾部の鞭毛運動に必要なATPを供給する．精子の尾部の鞭毛運動によって精子は動くことができる．

　曲精細管内のセルトリ細胞は，分化している精細胞を包んで栄養を与える．セルトリ細胞は，下垂体前葉から分泌される卵胞刺激ホルモン（FSH）によってその活動が支配され，アンドロゲン結合タンパク質を分泌して曲精細管内のテストス

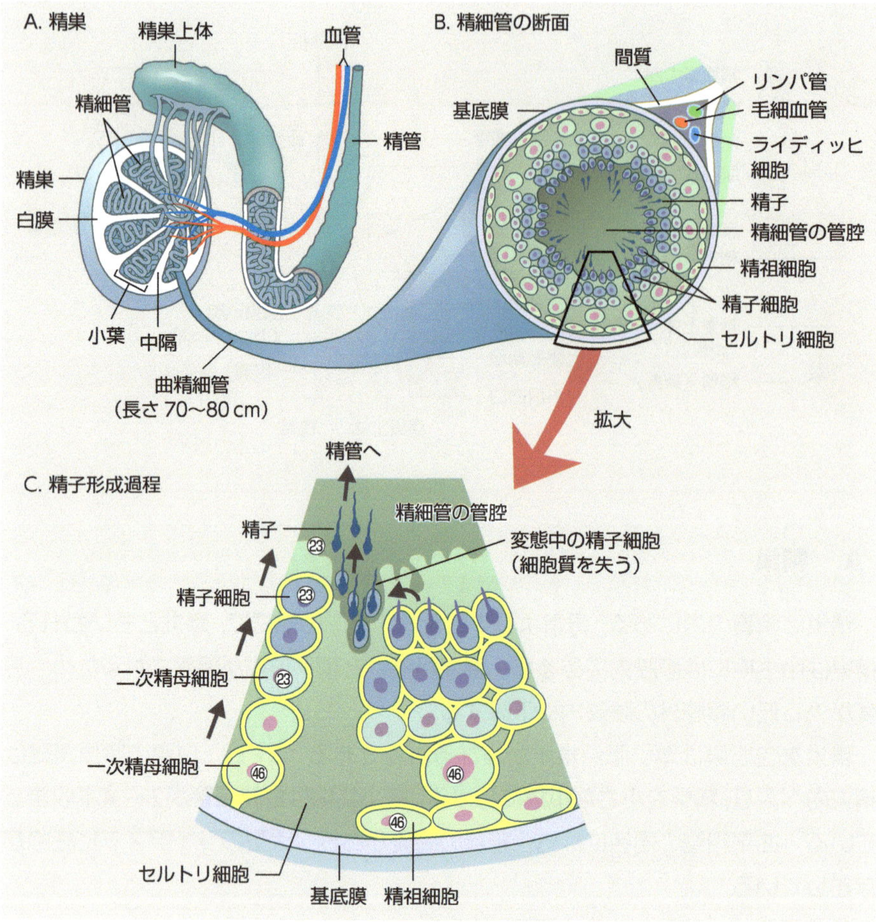

図 7.3 精巣
Cの細胞中の数字は染色体数.

図 7.4 精子

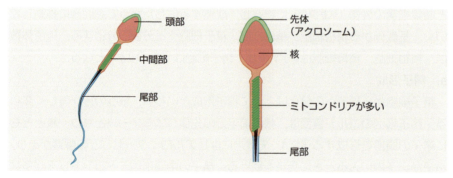

テロン濃度を調節している．セルトリ細胞はまたインヒビン*といわれるホルモンを分泌して，卵胞刺激ホルモン（FSH）分泌をフィードバック機構によって抑えている．胎児期においては，セルトリ細胞はミュラー管抑制因子を分泌し，生殖腺の分化にはたらく．

*フィードバック作用によって下垂体前葉に直接作用して，FSH の分泌を特異的に抑制する．

b. ライディッヒ細胞

曲精細管と曲精細管の間の結合組織には，ライディッヒ細胞（間細胞）といわれる細胞が存在する．ライディッヒ細胞は男性ホルモンであるテストステロンを作り，周辺の血中へ分泌する内分泌細胞である．

テストステロンは男性の内外生殖器の発達を促す（第一次性徴という）とともに，思春期以降，第二次性徴として喉頭の発達，声帯の伸長（声の低音化），ひげや恥毛，腋毛の成長，骨や骨格筋の発達，皮脂腺の分泌の高まり，性的衝動（リビドー）などにかかわる．ライディッヒ細胞から分泌されるテストステロンは，下垂体前葉からの黄体形成ホルモン(LH)によって調節され，フィードバック機構がはたらく．黄体形成ホルモンは間細胞刺激ホルモン(ICSH)ともいわれる．

B. 精巣上体

曲精細管で作られた精子は，精巣輸出管から精巣上体へと送られる．精巣上体は一本の細い精巣上体管が4〜5mほど折りたたまれ，精巣の後方に付着している器官である．精子は精巣上体管を通りながら，分泌される糖タンパク質を受けて成熟し，運動能と受精能（妊孕性）を獲得する．射精までの間，精巣上体で精子は貯蔵されている．

C. 精管

精管は精巣上体から尿道前立腺部にいたる精子を運ぶ通路の管である．精管のまわりは動脈，静脈叢，精巣挙筋に包まれて精索となり，鼠径管を通って腹腔に入る．腹腔に入ると精管は，前立腺に侵入する前に膨らんで精管膨大部となり，精嚢の導管と合流して射精管となる．射精管は前立腺内で尿道後壁に左右別々に開口する．射精時に，管壁の厚い平滑筋層の収縮によって精子は精液とともに尿道へ排出される．

D. 精嚢

精嚢は膀胱の後底部に左右一対ある，細長い袋状の器官で，その導管は精管膨大部と合流して射精管となって尿道に開口する．精嚢からの分泌液は，精子のエネルギーとなる果糖，クエン酸，ビタミンC，プロスタグランジンを含む．精嚢液の分泌はテストステロンによって支配され，射精時に収縮する．精嚢の分泌液が精液の60%を占める．

E. 前立腺

前立腺は膀胱のすぐ下で，尿生殖隔膜の上に存在し，栗の実のような形と大きさ（約15g）をした腺である．前立腺の上からは尿道が，後上方から射精管が前立

腺を貫く．前立腺は，尿道のまわりの直接，尿道に開く内腺と，その周りに開く外腺，さらに腺組織の間の平滑筋や結合組織からなる．内腺は粘液を，外腺は前立腺液をそれぞれ分泌する．

腺腔内には分泌液が石灰化した前立腺小石が見られる．前立腺液（分泌液）は乳白色の弱アルカリ性の液で，精液の20%を占める．精液の独特なにおいは前立腺液による．射精時には平滑筋が収縮して分泌液を尿道に送り出すのみならず，射精管からの精液も放出する．

加齢によって精巣からのテストステロン分泌が低下すると，前立腺の内腺が肥大する．前立腺肥大症は尿道を圧迫し，排尿障害をもたらす．前立腺がんは外腺から発生し，排尿困難となる．前立腺からは前立腺特異抗原（PSA）が分泌され，前立腺がんになるとこのPSAが大量に分泌されて血中にも放出され，がんの腫瘍マーカーとなっている．

前立腺は直腸から指を入れて触診すると，肛門から約5cmの部位で触れることができる．

F. 尿道球腺（カウパー腺）

尿道球腺は尿生殖隔膜中にある小さな腺で，性的興奮に伴って弱アルカリ性の粘液を分泌する．

G. 陰茎

陰茎は，先端の膨大部である亀頭，亀頭の陰茎根と間の陰茎体に分けられる．陰茎の内部は，左右一対の陰茎海綿体と，一本の尿道海綿体からなる．

陰茎海綿体は網目状の膠原線維と平滑筋からなる小柱と，その小柱の間隙の広まった空洞からなるスポンジ状の組織である．尿道海綿体は陰茎海綿体より細かな小柱で，中心に尿道が走っている．亀頭はこの尿道海綿体が帽子状に膨らんだものであり，ここに外尿道口が開く．尿道海綿体の根もと（近位部）は膨らみ，球海綿体筋や坐骨海綿体筋によって覆われている．尿道については泌尿器を参照のこと．

陰茎には動脈が注いで血管は分岐し，らせん動脈となる．らせん動脈は海綿体洞に開放し，動静脈吻合をなしている．陰部神経の枝は亀頭に豊富に分布するため，知覚に鋭敏である．

a. 勃起

性的な刺激や興奮を受けると，仙髄からの副交感神経を介して陰茎は勃起する．刺激は，海綿体の中を走るらせん動脈の平滑筋や，海綿体の小柱の平滑筋を弛緩させ，海綿体洞内に血液が急速に流れ込んで充満，陰茎が硬くなって勃起が起こる．

勃起を制御する副交感神経は非アドレナリン・非コリン作動性の神経で，一酸化窒素（NO）を伝達物質としている．副交感神経の終末から一酸化窒素が放出されると，cGMPが増加，細胞内のカルシウムが筋小胞体へ取り込まれ，平滑筋内のカルシウム濃度が低下する結果，平滑筋が弛緩する．勃起障害（ED）はcGMPが少ないか，その分解酵素ホスホジエステラーゼ5（PDE-5）が多いために起こり，治療薬としてはPDE-5を阻害すればよい．バイアグラはPDE-5の選択的阻害剤である．

b. 射精

陰茎からの感覚刺激は腰髄のいわゆる射精中枢に伝えられ，交感神経と運動神経（陰部神経）の興奮によって，精液の射精が起こる．1回の射精で2〜6 mLの精液が排出される．精液1 mL中には平均1億個の精子が含まれる．精子の濃度や運動率，奇形率などを調べて，男性不妊の原因を探る．

7.3 | 女性生殖器

女性生殖器には，卵子やホルモンをつくる卵巣と，卵子を運ぶ卵管，受精卵や胚，胎児を育てる子宮，交接器や出産時の産道となる腟，外陰部，授乳器官の乳腺がある（図7.5）.

卵巣や卵管，子宮，腟は骨盤の中に収まっている．骨盤の中央に子宮があり，その上端から左右に卵管が伸び出し，さらにその先端近くに卵巣がある．子宮の

図7.5 女性生殖器

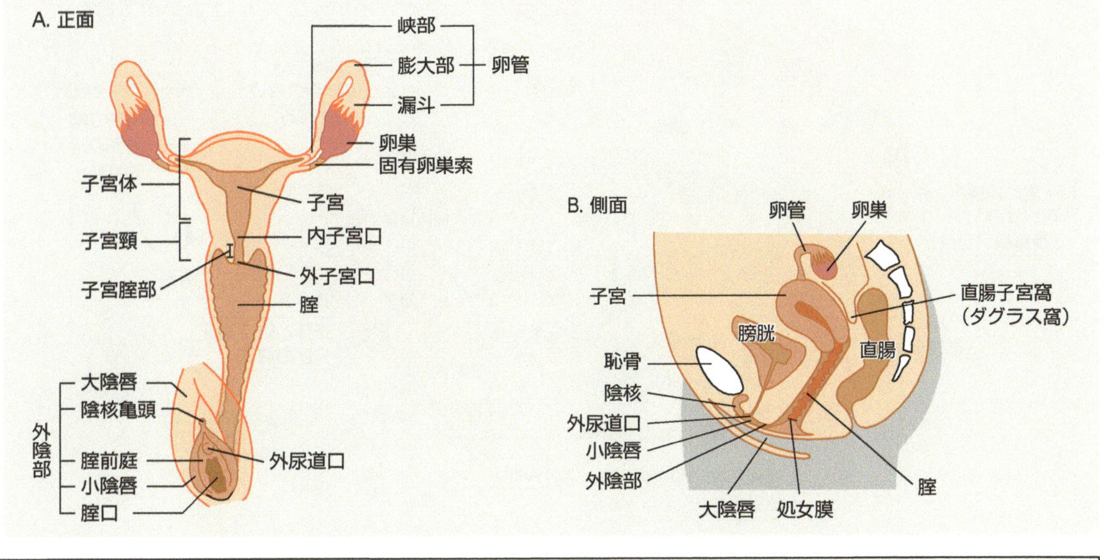

A. 正面

峡部
膨大部 — 卵管
漏斗
卵巣
固有卵巣索
子宮体
子宮
子宮頸
内子宮口
子宮腟部
外子宮口
腟
大陰唇
陰核亀頭
外陰部
腟前庭
小陰唇
外尿道口
腟口

B. 側面

卵管　卵巣
子宮
直腸子宮窩
（ダグラス窩）
膀胱
直腸
恥骨
陰核
外尿道口
小陰唇
外陰部
腟
大陰唇　処女膜

下端は腟につながり，腟は尿生殖隔膜を貫き腟前庭に開いている．

A. 卵巣

卵巣は卵子を作ると同時に，女性ホルモンを分泌する器官である．卵巣は卵巣
提索で骨盤側壁に，固有卵巣索で子宮に固定されている．卵巣の大きさは親指大
で，扁平な卵円形を示している．

卵巣の表面は腹膜の一層の上皮で覆われている．卵巣の実質は表層部の皮質と
中心部の髄質とからなる．皮質にはさまざまな成熟段階の卵胞と，それが変化し
て生じた黄体や白体が埋まっている（図7.6）．髄質は血管，リンパ管，神経など
の疎な結合組織からなる．

卵巣上皮から発生するがんが卵巣がんの大部分を占める．

a. 卵胞

卵細胞とこれを取り囲む細胞（卵胞上皮）を合わせたものを卵胞という．

思春期になると，下垂体前葉の卵胞刺激ホルモン（FSH）の分泌が始まり，原始
卵胞といわれる卵胞が十数個，発育を開始する．原始卵胞は発育を続け，卵胞上
皮は増殖して数層の顆粒膜細胞といわれる層を作り，さらに周囲に卵胞膜といわ
れる細胞の集まりも作られる．これを一次卵胞という．

一次卵胞はさらに発育を続け，顆粒膜内に卵胞液を容れた卵胞腔ができる．卵
胞膜の細胞は顆粒膜細胞とともにホルモン合成を行い，最終的に顆粒膜細胞から

図 7.6 卵巣の卵胞と
排卵，受精のイメージ
＊図 7.12 参照．

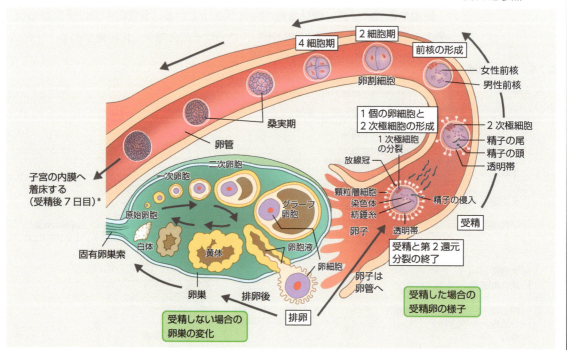

女性ホルモンの一つであるエストロゲン(卵胞ホルモン)が作られる．これを二次卵胞という．二次卵胞はさらに大きく成長し，大きさが15～20 mmに達するグラーフ卵胞（成熟卵胞）となり，卵胞腔が発達し，卵細胞は片隅に追いやられる．とくに卵細胞の周りの顆粒膜細胞の一層を放線冠という．

b. 排卵

グラーフ卵胞の顆粒膜細胞からのエストロゲン分泌が急速に高まると，視床下部から性腺刺激ホルモン（GnRH）が大量かつ急激に放出される．それに伴って下垂体前葉の黄体形成ホルモン（LH）が一気に大量に分泌される．これをLHサージという．グラーフ卵胞の周辺の平滑筋が収縮し，卵細胞とそれを取り囲む一層の顆粒膜細胞(放射冠)は，卵胞液とともに腹腔内へ放出される．これを排卵という．

排卵された卵細胞と周辺の顆粒膜細胞は，直ちに卵管采から卵管内に吸い込まれる．

10数個の原始卵胞から同じように発育を開始した卵胞の中で，多くの場合，1つだけのグラーフ卵胞が最も大きくなって排卵になる．それ以外の卵胞は発育が遅れ，退縮していく．

ヒトでは排卵はおよそ28日に1回の割合で起こる．排卵は左右どちらかの卵巣から起こる．1回の排卵で，通常1個の卵子が放出される．2個排卵されたり，不妊症の治療で排卵誘発剤が用いられると1回に数個の卵子が排卵され，多胎妊娠が起こる．

卵細胞は排卵の直前に減数分裂を行い，染色体は半分になるが，細胞質は等分されずにどちらか一方が極端に大きく，一方は極端に小さな細胞となる．前者を卵母細胞，後者を極体という．卵母細胞は精子と受精すると，直ちに減数分裂の第二分裂が起こり，卵子の核と精子の核が癒合し，受精卵となる．

c. 黄体

排卵の時に卵胞を構成していた顆粒膜細胞と卵胞膜は，どちらの細胞もルテインといわれる黄色い脂質顆粒を含むため，黄体細胞といわれる細胞集団をつくる．黄体はプロゲステロンと少量のエストロゲンを分泌する．

妊娠が起こらない場合，黄体は排卵後10～12日ごろに急速に退化し始め，細胞成分の少ない結合組織である白体となり，消失する．

妊娠が起こると，黄体は増大し続け，プロゲステロンを分泌するが，妊娠8週をピークに徐々に退化し始め，出産まで機能を維持し，最終的には白体となる．

B. 卵管

子宮の上部(底)よりつながる管で，外側の端は漏斗となり，その縁は卵管采といわれ，排卵された卵子を取り込み，卵管内に入れる．卵管漏斗より子宮へ向かって卵管膨大部があり，続いて子宮腔へと続く．膨大部は卵子と精子が受精する場

所であり，受精した卵は分割を繰り返しながら子宮腔へと向かう．受精しない卵子は死滅する．卵管の粘膜は線毛細胞と分泌細胞からなる．線毛は受精卵を子宮に運び，卵管の壁の平滑筋層は収縮によって卵子を輸送する．

C. 子宮

　子宮は，骨盤腔内で膀胱と直腸の間にあり，前後に扁平な器官である．子宮の上2/3を体部，下1/3を頸部，最上部の卵管子宮口より上を子宮底部という．子宮頸部の下半分は腟の方へ飛び出して，子宮腟部という．子宮腟部は臨床上重要であり，腟からの直接触診（内診）や視診の部位となっている．子宮は腟の長軸に対して前傾しており，さらに子宮の体部は頸部に対して前屈（約130°）しており，これを"前傾前屈"と表現する．

　子宮の側方から腹膜が前後に2枚折りたたまれたような状態で伸び，卵巣や卵管を包む．子宮の前面の腹膜の一部は膀胱の後壁を覆う腹膜へとつながるが，子宮の後面の腹膜は直腸の前面で折れ返る．この折れ返りの部分のくぼみは直腸子宮窩（ダグラス窩）といわれ，腹膜腔の最下部なので，炎症時の腹腔貯留物（血液や膿み）が溜まる場所として臨床的に重要である．

　子宮の壁は子宮内膜（粘膜），筋層，子宮外膜（臓側腹膜）の3層からなる（図7.7）．

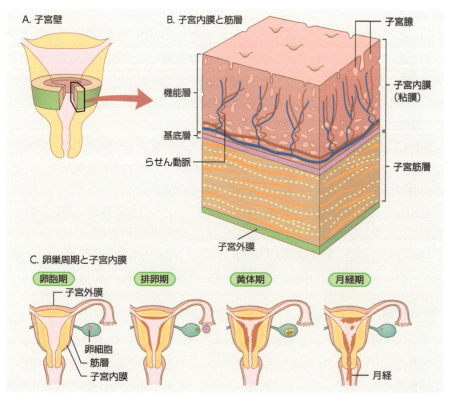

図7.7　子宮壁

a. 子宮内膜

内腔に面して厚い粘膜上皮があり，卵管と同じように線毛細胞と分泌細胞からなる．粘膜上皮は深部に向かって，分泌細胞からなる管状の子宮腺を作る．子宮内膜は表層から2/3の機能層と深層の1/3の基底層に区分される．機能層は月経周期にしたがって剥離，増殖を繰り返すが，基底層は月経周期によって変化しない．機能層にはらせん状に走行するらせん動脈が分布し，卵巣から分泌されるエストロゲン，プロゲステロンに反応して変化する．内膜は妊娠に伴って大きく変化し，胎盤の脱落膜となって子宮本体から切り離される．内膜の組織が腹膜や卵巣などで増殖する場合があり，これを子宮内膜症という．

筋層は平滑筋ででき，全体としては子宮体の長軸に対して，たすきがけで取り囲むように配列している．妊娠時にはエストロゲンやプロゲステロンの作用によって，平滑筋細胞は長さも大きさも増大する．出産，分娩時にはこの平滑筋がオキシトシンの作用によって収縮し，胎児を押し出す（娩出）．出産後，平滑筋細胞は急速に小さくなり，変性して数が減る．

子宮内膜から発生するがんは子宮内膜がんで，子宮体がんともいわれる．平滑筋の良性腫瘍は子宮筋腫といわれ，筋層内のみならず，粘膜の下や子宮外膜の下に生じる．

b. 子宮外膜

子宮を包む臓側腹膜（漿膜）で，子宮の前面と後面を被い，側面は子宮広間膜に続く．

c. 子宮頸部

子宮頸部は子宮体部と異なり，内膜は月経周期の影響を受けない．頸部の内腔は子宮頸管といわれ，子宮腔側の内子宮口から腟への出口である外子宮口までの細い管である．子宮頸腺からの分泌液の量と性状はエストロゲン，プロゲステロンの影響を受け，排卵時には量が多く，透明で糸を引くような分泌液となる．この時期の粘液は，臨床的に排卵日の推定に用いられ，1滴が10 cmくらい糸を引き（牽糸性という），スライドグラスに薄く引き伸ばして乾燥させると，特有のシダ状の模様を示す．排卵直後の頸管粘液は粘調度が増して，頸管栓をつくり，細菌の腟口から子宮腔内への侵入を防いでいる．子宮頸管内膜の上皮は，子宮腟部の腟上皮である上皮に突然変わり，この境目は扁平円柱上皮境界（SCJ）といわれ，子宮頸がんの好発部位となる．性交によってヒトパピローマウイルス（HPV）に感染するとがん化するとされ，感染予防のためHPVのワクチン接種が行われる．

D. 腟

腟は子宮と外陰部をつなぎ，前後に押しつぶされた管である．月経時には血液分泌物が排出され，分娩時には胎児の通り道の産道となる．また性交時には陰茎

と精液を受け入れる交接器である. 腟の前方には膀胱, 後方には直腸がある. 腟
の後部は後腟円蓋となって直腸子宮窩（ダグラス窩）に接している. 処女の腟口は
腟粘膜のひだで部分的に閉ざされている. 上皮細胞は多量のグリコーゲンを蓄え
ており, このグリコーゲンは上皮の剥離に伴って腟腔内に放出され, 常在細菌
（デーデルライン桿菌）の作用で分解され乳酸となる. したがって, 腟内は酸性（pHは
4〜5）に保たれている.

E. 外陰部と会陰

外部に露出した女性の生殖器を外陰部という. 恥骨結合の前面の皮膚隆起部を
恥丘といい, 恥丘から会陰には一対の皮膚の隆起である陰毛の生えた大陰唇があ
り, 男性の陰嚢に相当する. 大陰唇の内側には皮膚の薄いひだが一対あり, 小陰
唇という. 左右の小陰唇で囲まれた領域（腟前庭）の前方に外尿道口, 後方に腟口
がある. 小陰唇が合わさる前方の部分には陰核の小さな隆起があり, 男性の陰茎
に相当する. 陰核の表面には感覚神経が多く分布し, 陰核の内部は男性の陰茎海
綿体と同じような構造で, 性的興奮で勃起する. 腟前庭の皮下にはえんどう豆大
の大前庭腺（バルトリン腺）があり, 粘液を分泌する.

恥骨結合と左右の坐骨結節, 尾骨で囲まれるひし形の領域を会陰という. 会陰
の前半の部分は尿道や腟口が貫かれる尿生殖隔膜（内部は深会陰横筋）があり, 会陰
の後半の部分は骨盤隔膜といわれる筋性（肛門挙筋や尾骨筋）の膜がある.

女性の場合, 臨床的には会陰は腟口と肛門部の間の狭い領域をいい, 以前は分
娩時に会陰切開を行って娩出を助けたが, 会陰腱中心（浅会陰横筋, 外肛門括約筋,
肛門挙筋の付着部）が損傷するため見直されている.

F. 乳腺

乳腺は乳汁を産生する腺で, 脂肪組織とともに乳房のふくらみを作っている.

乳房提靱帯（クーパー靱帯）といわれる線維性結合組織の束が大胸筋の筋膜から脂
肪組織を貫き, 乳房の皮膚に付着するため, 乳房の形状が保たれている. 乳腺は
これらの結合組織によって十数個の乳腺葉に分けられ, 乳頭を中心に放射状に配
列している. 各乳腺葉は多数の乳腺小葉で構成され, それらの導管が合流してそ
れぞれ一本の乳管となり乳頭に開口する. 乳頭の開口部の直前で乳管は拡張し,
乳管洞となる.

成熟女性の乳腺は妊娠していない時期, 妊娠時, 授乳時で発達度合が著しく異
なる（図7.8, 図7.9）.

（1）非妊娠期 乳管に続く小葉の導管が細かく分岐し, 小葉の先端はわずかに
膨らむのみで, 腺活動は休止状態にある. 小葉のまわりには脂肪組織と結合組織
が入り込むが, その量は個体差が大きく, 結果として乳房のふくらみ具合には個

図 7.8 乳房と乳腺

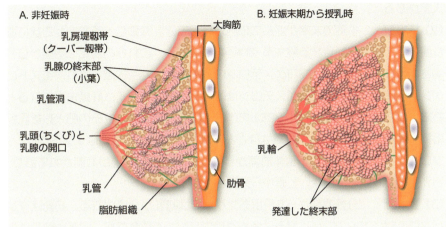

図 7.9 乳腺と乳汁の分泌

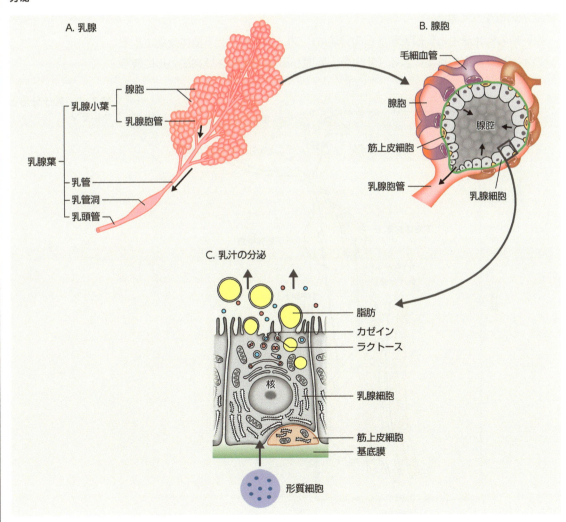

7.3 女性生殖器

人差がある．

(2) 妊娠期　小葉の末端が盛んに細胞増殖して，乳腺細胞とそれをかご状に取り囲む筋上皮細胞からなる終末部（腺葉）を形成する．これらの変化は胎盤から分泌されるエストロゲン，プロゲステロンの作用によって引き起こされ，エストロゲンは乳管の発育を，プロゲステロンは終末部の肥大を促す．妊娠末期になると終末部はさらに肥大し，乳汁（初乳）を作り始める．乳房はこれらの肥大した乳腺組織で埋めつくされ，脂肪組織はほとんど縮小する．この時期はエストロゲン，プロゲステロンによって下垂体前葉からのプロラクチン分泌が抑制されており，初乳は腺腔内にとどまり，乳頭から分泌されない．

(3) 授乳期　分娩直後から5日目あたりまでは初乳が分泌される．初乳はタンパク質（ラクトアルブミン）に富み，免疫グロブリンIgAを含むが，脂質や糖質は少ない．6日目以降，成乳になると乳糖（ラクトース）と脂質が多くなり，タンパク質（カゼイン）は少なくなる．

　授乳期の乳汁産生と乳頭乳管からの分泌は，プロラクチンと下垂体後葉ホルモンのオキシトシンの作用による（図7.10）．乳児が母親の乳頭をリズミカルに吸う

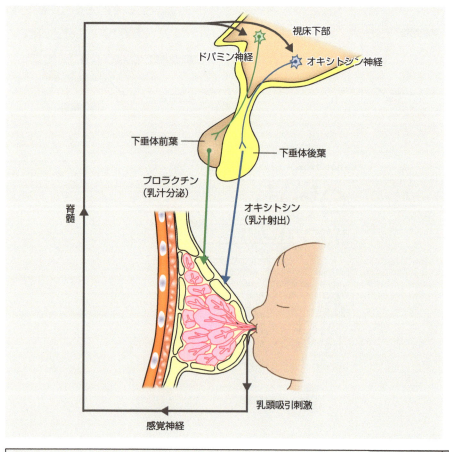

図7.10　乳汁分泌とホルモン

> **乳がん検査**
>
> 日本人女性11人に1人が乳がんに罹患するため，乳がん検診は**重要**である．
> 40歳以前は超音波検査が，40歳以上はマンモグラフィーが有効とされる．
> 排卵日から生理前は，乳房が固く痛みもあるので，生理終了直後の乳房が最
> も柔らかい期間が，マンモグラフィー検査に適している．

（乳頭吸引刺激）と，プロラクチンの産生が高まり，乳腺の終末部での乳汁の合成を
促進させる．また同時に，オキシトシンが分泌されて，終末部の筋上皮細胞を収
縮させ，乳汁が乳管から勢いよく放出される（射乳）．なお，授乳中は視床下部の
ゴナドトロピン放出ホルモン（GnRH）分泌がプロラクチンの作用によって抑制さ
れるため，エストロゲン，プロゲステロンが低値となり，無排卵，無月経が25
〜30週続く．

7.4 女性の性周期

　成熟女性（思春期以降から閉経期までの女性）の子宮内膜は，卵巣周期に同調して規
則正しく変化を繰り返す．これを月経周期といい，平均28日が1周期となるが，
個人差があり（25日から38日まで），同一人でも健康状態やストレスなどによって
変動する．卵巣周期と月経周期を合わせて性周期という．
　女性の性周期は視床下部-下垂体系の支配を受けており，卵巣，ホルモン動態，
子宮も総合的に制御されている（図7.11）．

A. 視床下部-下垂体系

　視床下部の神経分泌細胞から分泌されるゴナドトロピン（性腺刺激ホルモン）放出
ホルモン（GnRH）は，下垂体門脈系を介して，下垂体前葉からのゴナドトロピン［卵
胞刺激ホルモン（FSH），黄体形成ホルモン（LH）］を制御している．GnRHは一定の
間隔で規則正しく分泌を繰り返している（間欠的，パルス状分泌）が，一過性に大量
の分泌（サージ状）が起こる．GnRHがパルス状に分泌されるとLHもパルス状に分
泌され，卵胞の成熟を促し，エストロゲンが増加し，この濃度が一定値を超える
と正のフィードバックがはたらき，GnRHがサージ状に分泌する．これに伴って
LHも大量分泌されることとなる．これをLHサージという．

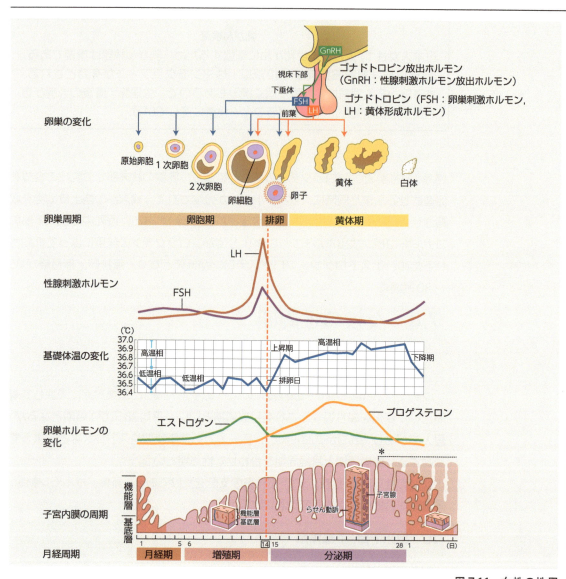

図 7.11 女性の性周期
＊妊娠が成立した場合，機能層は剥離せず，月経は一時停止する．

B. 卵巣の性周期

a. 卵巣周期

(1) 卵胞期 黄体形成ホルモン (LH) の間欠的な分泌によって，卵胞は次第に大きく成熟し，その結果卵胞の顆粒膜細胞からエストロゲンが作られて，血中に分泌される．顆粒膜細胞はエストロゲンのほかに，インヒビンと呼ばれるペプチドホルモンを分泌し，卵巣刺激ホルモン (FSH) 分泌を抑制して，グラーフ卵胞以外の発育を抑える．グラーフ卵胞から多くのエストロゲンが分泌されると次の排卵期に移行する．基礎体温は低温相を呈する．

(2) 排卵期 エストロゲンの正のフィードバックによってLHが大量に一過性

に分泌される（LHサージ）と，グラーフ卵胞が皮質表層に近づき，LHピークの24時間後に卵胞は破れて，排卵が起こる．基礎体温はいったん少し低下して，約0.5℃上昇する．

（3）黄体期 　排卵後の卵巣は，顆粒膜細胞がLHの作用によって大型化し，黄体細胞となってプロゲステロンを分泌する．卵胞膜も黄体化し，エストロゲンを分泌する．プロゲステロンの血中濃度は黄体期の初めから増えはじめ，黄体期の中期では卵胞期の20倍も増加する．黄体期の後期（次の月経開始の4日前）になると，プロゲステロン分泌量が急速に減少し，子宮内膜の剥離（月経期）を引き起こす．妊娠が成立すると，黄体期は継続する．

b. 基礎体温

　プロゲステロンは基礎体温を0.3℃〜0.5℃高め，黄体期になると高温相となる．正常であれば低温相から高温相の2相性を示し，高温相が10日以上続く．妊娠が成立すると高温相が15日以上続く．基礎体温の測定は，目が覚めて起き上がる前に，寝たままの姿勢で婦人体温計を舌下に入れて測定する．

C.　子宮の性周期

　月経第1日目から次の月経の始まるまでを1周期とし，月経期，増殖期，分泌期の3期に分けられる．

（1）月経期（1〜5日） 　卵巣の黄体が退縮し，プロゲステロンやエストロゲン濃度が低下すると，内膜の機能層のらせん動脈が収縮と弛緩を繰り返して血行障害に陥る．すると組織の酸素欠乏（虚血）によって子宮内膜の機能層の組織は基底層を残したまま死んでしまい（壊死），子宮内膜から剥離し，血液とともに月経血として腟から体外に流出する．これが月経で3〜5日間続く．期間には1〜8日間の幅があり，月経血量は平均30 mLである．月経血は凝固しない．正常な月経周期が来るには体脂肪率が17〜25%必要で，少ないと月経異常が起こりやすい．

（2）増殖期（6〜14日） 　月経終了後から排卵日までを増殖期という．卵胞から分泌されるエストロゲンの作用により，基底層の細胞が増殖して新たな機能層が形成され，次第に厚く3〜4 mm程度になる．子宮腺が形成され，基底層から血管が侵入し，らせん動脈が伸びていく．

（3）分泌期（15〜28日） 　排卵後から月経期までを分泌期という．黄体から分泌されるプロゲステロンの作用により内膜の機能層はさらに肥厚する．子宮腺は曲がりくねりながら基底層まで達し，腺腔は拡張し，グリコーゲンや脂質，酵素に富む分泌物を分泌する．らせん動脈も表層近くまで侵入し，機能層全体は浮腫状になる．受精が起こらなければ，プロゲステロンが急速に低下し，月経期に進む．月経期や増殖期の期間は個人差が大きいが，分泌期は個体差がなく，ほぼ14日である．受精が起こり，着床して妊娠が成立すると，黄体が維持され分泌期が続

き，一部は胎盤（脱落膜）になる．

7.5 受精と発生

腟内に射精された精子は，精子の鞭毛運動によって子宮腔内から卵管膨大部に到着する．排卵によって卵巣を離れた卵子とその周りの顆粒膜細胞は卵管内に入り，同じく卵管膨大部に向かう．精子が卵子とそのまわりの透明帯に近づくと，精子の頭部の先体からヒアルロニダーゼが放出される（先体反応）．その結果，精子の頭部は透明帯の中へ侵入，精子の核が卵細胞の細胞質へ入り込む．同時に透明帯が変性し，次からの精子が透明帯を通過できなくなる．精子の核と卵子由来の核は互いが癒合することで受精となる（図7.6参照）．

精子の染色体は22＋Yまたは22＋Xであり，卵子は22＋Xの23本である．性の決定は，22＋Yの精子が受精すると，その個体は44＋XYの男性になり，22＋Xの精子が受精すると44＋XXの女性となる．

A. 発生

受精卵が一人の個体として母親から生まれるまでの期間は，約38週かかる．その間を発生といい，受精から子宮内膜に着床し，細胞分裂を繰り返す胚子前期（受精から2週まで），からだの基本的な器官形成が終わる胚子期（3週目から8週目），それぞれの器官が成長し，発育していく胎児期（9週目から出生まで）に分けられる．

臨床的には，妊娠の始まりを最終月経の初日ととらえる．妊娠期間は40週（280日）となるので，分娩予定日は39週を経て40週0日目となる．28日を一月と数え，最終月経日から28日間が妊娠1か月，以後，妊娠10か月の最終日が分娩予定日となる．近年は週齢で表示する方が圧倒的に多い．

a. 着床

受精卵は子宮に向かいながら分裂を繰り返し，受精後3日では細胞数が16個ほどになり，桑実胚といわれる．受精後5日では桑実胚は子宮腔内に入り，外側の栄養膜と，中心に固まりとなった内細胞塊に分かれて，胞胚となる．受精後7日目に胚胞は子宮内膜に付着し，内膜に向かって侵入していき，内膜細胞と有機的な連絡をもつようになる．これを着床という（図7.12）．内細胞塊は胚子となり，将来のヒトの体を形成するのに対し，栄養膜は胎盤の一部となる．

着床は，プロゲステロンの作用を受けた子宮内膜の分泌期の時期に起こる．

b. 胚の発育

受精後8日目（2週目）以降，内細胞塊から2つの細胞層（二層性胚盤という）になる．羊膜腔，卵黄嚢が現れ，外胚葉，中胚葉，内胚葉の三層が形成される．3つの胚

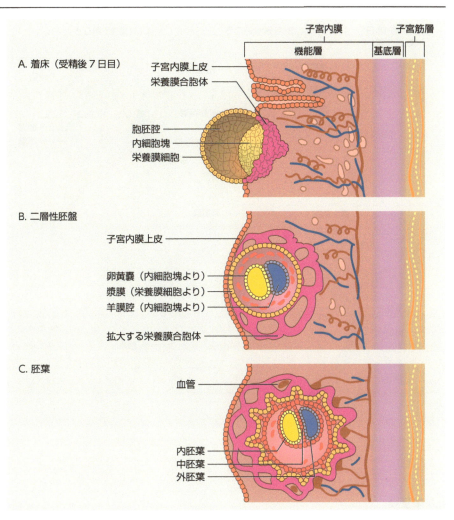

図7.12 着床から胚葉まで

葉はその後，それぞれの器官，組織に分化する．外胚葉からは神経系と皮膚の表皮が，中胚葉からは骨，筋，軟骨，結合組織，循環器，泌尿生殖器が，内胚葉からは消化器や呼吸器の上皮が発生する（図7.13）．

c. 胎児期

10週目(妊娠11週)では胎児の上肢，下肢がそろい，胎児心音が聞こえる．妊娠15週では外生殖器の性差が明らかとなる．妊娠16週を超えると，胎児の骨格筋の発達により，母体は胎動を自覚することができる．

B. 胎盤の形成と構造

胎盤は胎児の組織(栄養膜，羊膜)と母体の子宮内膜由来の組織(脱落膜)が合わさった臓器である（図7.14）．妊娠末期では直径20 cm，厚さ2 cm，重さ500 gの円盤状の臓器となる．

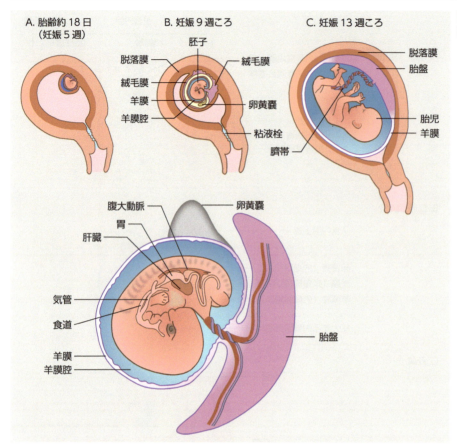

図 7.13 胚子期から胎児期へ

a. 栄養膜

着床後，栄養膜の細胞層は外側の栄養膜合胞体細胞層と内側の栄養膜細胞層の2つの細胞層に分かれる．栄養膜合胞体細胞はプロゲステロン，エストロゲンおよびヒト絨毛型性腺刺激ホルモン（hCG）を産生する．とくにhCGは妊娠の初期から尿中に排出されるため，家庭用妊娠検査薬はこのhCGを検出する．

b. 絨毛

栄養膜合胞体細胞層は子宮内膜に向かって突起を出し，原始（一次）絨毛を形成し，将来の臍帯を介して胚内の血管系と母体の血管系が間接的に連絡し，胎児ー胎盤間の血液循環ができる．栄養膜合胞体層内にいくつもの腔隙（栄養膜腔隙）ができ，それらが融合拡大して子宮内膜内の血管が破壊され，栄養膜腔隙内に母体血が満たされるようになる．

子宮内膜のらせん動脈由来の動脈と静脈が絨毛間腔に開放し，母体側の動・静脈循環が確立される．絨毛の栄養膜合胞体層，（栄養膜細胞層）基底膜，絨毛内の結合組織，毛細血管の基底膜，血管内皮によって構成される胎盤関門（図3.3参照）を

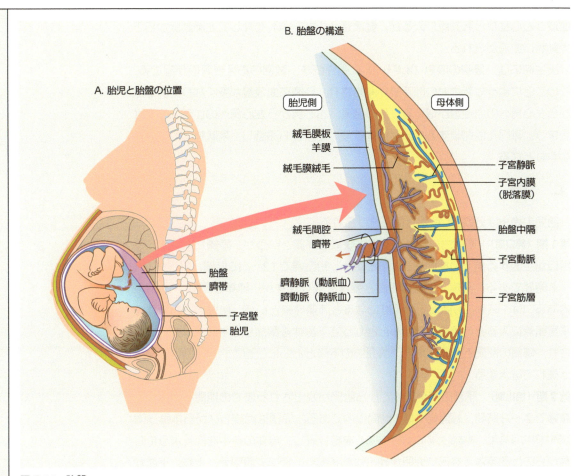

図7.14　胎盤

隔てて，母体血と胎児血間でガス・栄養素などの交換を行う．

c. 臍帯

臍帯は，胎児の内腸骨動脈とつながる2本の臍動脈，胎児の下大静脈（静脈管）とつながる1本の臍静脈，尿膜管と卵黄腸管を含む索状構造物である．臍帯の表面は羊膜上皮で覆われ，血管の間は疎な膠様組織（ワートンのゼリー）が埋める．

d. 胎児循環（図3.3参照）

胎児は肺呼吸せず，胎盤を通して酸素や栄養素のすべてを母体の血液から受け取り，ガス交換している．臍帯は胎盤と連絡している．臍動脈は二酸化炭素や老廃物を多く含む静脈血である．

母体から酸素や栄養素をもらった血液は臍静脈となって臍帯を通り，胎児の肝臓の門脈に入る直前に，静脈管（アランチウス管）を通って胎児の下大静脈に入る．下大静脈の血液は右心房に戻ると，左心房へ卵円孔を通る．左心房の血液は左心室から大動脈を経て，全身に酸素と栄養素に富んだ血液を送る．右心房の一部の

血液は右心室から肺動脈に入るが，動脈管（ボタロー管）を介して左肺動脈から下大動脈に血液が流れる.

　出生時には，最初の吸息（オギャー）に引き続き，数回のあえぎ呼吸が起こる. このことによって新生児の肺呼吸が開始され，肺循環血液量が多くなり，肺静脈から左心房への血液量が増える. その結果，右心房から左心房への血流の流れは止まり，卵円孔は閉鎖する. また，静脈管，動脈管も閉鎖し，索状物（ひものような線維）となる.

C.　分娩

　胎児の娩出は分娩といい，3期に分けられる.

第1期（開口期）：周期的に繰り返す子宮収縮を陣痛というが，陣痛が始まり，子宮口が全開するまでの期間を第1期という. 初産婦で12〜16時間，経産婦で5〜8時間である. 子宮平滑筋の収縮と弛緩を繰り返すが，陣痛の間隔が10分以内あるいは1時間に6回以上の頻度になると陣痛発来という. 胎児の頭が母体の子宮頸管に入ると，その刺激がもととなって下垂体後葉からオキシトシンが分泌され，陣痛の間隔と強さが増す. 胎児頭の下降とともに圧迫され，胎胞はついには破れて破水する.

第2期（娩出期）：子宮口が全開してから胎児が娩出されるまでの期間をいう. 初産婦で2〜3時間，経産婦では1時間以内である. 児頭は回旋しながら排臨（児頭が陣痛時には見え，陣痛間欠期には元に戻る）を繰り返し，母体の背中を向くようにしながらのけぞるような形で児頭が娩出され（発露），次いで肩甲骨，上肢，下肢から胎児が羊水とともに娩出される. 新生児の大きさは個人差があるが，平均身長は50 cm，体重は3,000 gである.

第3期（後産期）：胎児の娩出がすべて完了した後から胎盤が娩出されるまでの期間をいう. 30分以内に起こる. 子宮から胎盤が娩出されるにはオキシトシンやプロスタグランジンによる子宮平滑筋の収縮，血管の収縮が必要となる.

- 男性生殖器と女性生殖器は，共通原基から分化したものである.
- 男性生殖器は，精巣，精巣上体，精管，精嚢，前立腺，尿道球腺，陰茎からなる.
- 精巣のライディッヒ細胞は，テストステロンを分泌する.
- 精管は，精子を運ぶ通路である.
- 精嚢は，精液の60％を占める液体を分泌する.
- 前立腺は，前立腺液を分泌し，これは精液の約20％を占める.
- 女性生殖器は，卵巣，卵管，子宮，膣，外陰部，乳腺からなる.

- 卵巣は，卵子をつくり，エストロゲン，プロゲステロンを産生する.
- 卵胞は，卵胞期，排卵期，黄体期を示す.
- 卵管は，卵管采，卵管漏斗，卵管膨大部，卵管子宮口からなり，受精は卵管膨大部で起こる.
- 子宮は体部と頸部からなる.
- 子宮は内部から子宮内膜（機能層，基底層），平滑筋層，子宮外膜（臓側腹膜）によって構成される.
- 子宮内膜の機能層は，月経期，増殖期，分泌期の変化（月経周期）を示す.
- 乳腺は，乳汁を産生する腺で，非妊娠期と妊娠期，授乳期によって発達状態が異なる.
- 乳腺の発達には，エストロゲン，プロゲステロン，プロラクチンなどのホルモンが関与し，また授乳期には下垂体後葉からのオキシトシンの影響を受ける.

8. 内分泌系

　分泌とは，細胞が産生した特有の物質を細胞外へ放出することをいう．分泌を行う細胞を腺細胞といい，生産物を分泌物という．

　体内でつくられた物質を分泌する様式には，外分泌と内分泌がある．消化腺や皮膚腺のように，分泌物を導管を通して体腔や体外へ放出する場合，外分泌という．分泌物が間質液を介して血液中に分泌することを内分泌といい，このような分泌物をホルモンという．ホルモンを産生する器官を総称して内分泌系という．ホルモンは微量で作用するので，ホルモン産生器官は小さい．ホルモンを分泌する内分泌腺をもつおもな器官は，間脳の視床下部，下垂体，甲状腺，副甲状腺(上皮小体)，副腎，膵臓，性腺(卵巣，精巣)と松果体である(図8.1)．

図 8.1　内分泌系

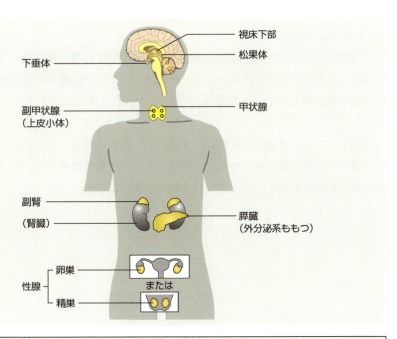

種類	基本構造	代表的なホルモン
ペプチドホルモン	アミノ酸の連結	インスリン，成長ホルモン，グルカゴン，オキシトシンなど
ステロイドホルモン	コレステロール	性ホルモン，副腎皮質ホルモンなど
アミンホルモン	アミノ酸誘導体	ドパミン，アドレナリン，ノルアドレナリン，甲状腺ホルモン，セロトニン，メラトニン

表8.1　ホルモンの種類

　細胞でつくられた分泌物は血液に放出され，血液の循環によって全身に運ばれ，標的となる細胞の機能を亢進あるいは抑制する．このようなはたらきがあるものをホルモンという．ホルモンは血流によって運ばれるので，一度に広範囲にわたって，信号を伝えることができる．ホルモンは，特定の受容体に結合することで，標的器官に特定の作用を引き起こす．また作用するまでに時間がかかるが，その作用は長時間持続するといった特徴をもつ．体内外の環境変化に応じて分泌され，生体の恒常性を保つように神経系とともにはたらいている．

a. ホルモンの種類

　ホルモンは，ペプチドホルモン，ステロイドホルモンとアミンホルモンの3種類に分けられる（表8.1）．ペプチドホルモンは，インスリンや成長ホルモンのように，数個から100個以上のアミノ酸が連結してできている．ステロイドホルモンは，性ホルモンや糖質コルチコイドのように，コレステロールをもとにしてできている．アミンホルモンは，アミノ酸を化学的に修飾したものである．たとえばカテコールアミン*（ドパミン，ノルアドレナリン，アドレナリン）や甲状腺ホルモンは，チロシンをもとにして，また，セロトニンやメラトニンはトリプトファンをもとにして作られている．

＊カテコラミンともいう．

b. ホルモンの作用

　水溶性ホルモンは標的細胞の細胞膜上にある受容体と結合し，環状AMP（cAMP）のようなセカンドメッセンジャーが，いくつかの酵素を活性化し，特定の生理学的応答が起こる．短時間のあとにcAMPは不活化されるとその応答はなくなる．

　脂溶性ホルモンは細胞膜を通過できるので，核内に存在している受容体に結合し，遺伝子の発現量に変化を与え，特定のタンパク質を産生する．このタンパク質は細胞の機能を変え，特定タンパク質の応答が起こる．

8.1 内分泌器官とホルモン

A. 視床下部と下垂体

a. 視床下部

　視床下部は間脳にあり，脳幹の前方に位置し，えんどう豆くらいの大きさで重さ4gほどの領域である（図8.2）．視床下部はホルモン分泌の中枢である．このほかに体温調節，摂食，性行動，ストレス反応といった体内の重要な恒常性維持機構システムを制御している．視床下部の神経細胞は，神経細胞と内分泌細胞の性質をあわせもつことから神経内分泌細胞といわれ，神経細胞で作られた物質を軸索で運び，血管周囲に放出する機能をもっている．視床下部で合成されるホルモンを表8.2に示す．

b. 下垂体

　下垂体は，視床下部から垂れ下がっている（図8.2）．アーモンド型の形状をしていて小指の先端くらいの大きさでおよそ0.7g前後の重さの器官である．下垂体は下垂体前葉・中葉と下垂体後葉という組織学的に違う2つの部位からできている．下垂体前葉には下垂体前葉ホルモン分泌細胞が多く集まっている．視床下部の神経内分泌細胞は，一次毛細血管網に放出ホルモンや抑制ホルモンを分泌し，下垂体門脈を通って，下垂体前葉に運ばれ，下垂体前葉細胞を刺激して前葉ホル

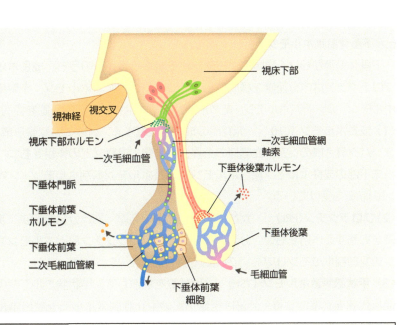

図8.2　視床下部-下垂体

			視床下部ホルモン	
			下垂体ホルモン放出ホルモン	下垂体ホルモン抑制ホルモン
下垂体ホルモン	下垂体前葉ホルモン	成長ホルモン（GH）	成長ホルモン放出ホルモン（GHRH）	成長ホルモン抑制ホルモン（ソマトスタチン）（GIH）
		プロラクチン（PRL）	プロラクチン放出ホルモン（PRH）	プロラクチン抑制ホルモン（ドパミン）（PIH）
		甲状腺刺激ホルモン（TSH）	甲状腺刺激ホルモン放出ホルモン（TRH）	
		副腎皮質刺激ホルモン（ACTH）	副腎皮質刺激ホルモン放出ホルモン（CRH）	
		黄体形成ホルモン（LH）	ゴナドトロピン放出ホルモン（GnRH）	
		卵胞刺激ホルモン（FSH）		
	下垂体中葉ホルモン	メラニン細胞刺激ホルモン（MSH）	メラニン細胞刺激ホルモン放出ホルモン（MRH）	メラニン細胞刺激ホルモン抑制ホルモン（MIH）
	下垂体後葉ホルモン	バソプレシン（AVP）		
		オキシトシン（OXY）		

GH：growth hormone, GHRH, GRH：growth hormone releasing hormone, GIH：growth hormone inhibiting hormone, PRL：prolactin, PRH：prolactin-releasing hormone, PIH：prolactin-inhibiting hormone, TSH：thyroid stimulating hormone, TRH：thyrotropin-releasing hormone, ACTH：adrenocorticotropic hormone, CRH：corticotropin-releasing hormone, LH：luteinizing hormone, FSH：follicle stimulating hormone, GnRH：gonadotropin releasing hormone, MSH：melanocyte-stimulating hormone, MRH：melanocyte-stimulating hormone releasing hormone, MIH：melanocyte-stimulating hormone-release-inhibiting hormone, AVP：arginine vasopressin, OXT：oxytocin

表8.2 視床下部ホルモンと下垂体ホルモン

モンを分泌する．したがって，下垂体前葉は視床下部ホルモンによる調節を受けている．一方，下垂体後葉には視床下部にある神経内分泌細胞の軸索や軸索終末が存在している．視床下部で作られたホルモンは，軸索を通って下垂体後葉の毛細血管に下垂体後葉ホルモンとして分泌される．下垂体は9つのホルモンを分泌している（表8.2）．

c. 下垂体前葉ホルモンと視床下部ホルモン

下垂体前葉からは6種類のホルモンが分泌される．そのうち，成長ホルモンとプロラクチンは内分泌腺を標的にしないが，甲状腺刺激ホルモン，副腎皮質刺激ホルモン，卵胞刺激ホルモン，黄体形成ホルモンは特定の内分泌腺を標的とする．

（1）成長ホルモン（GH） 発育期の成長を促進する．骨端での軟骨形成の促進，タンパク質合成の促進，血糖値の上昇，脂肪酸の遊離などの作用をもつ．分泌は視床下部の成長ホルモン放出ホルモンや成長ホルモン抑制ホルモン（ソマトスタチン）の制御を受けている．

（2）プロラクチン（PRL） 女性において乳腺の発達，乳汁分泌を促す．また，排卵を抑制する作用をもつ．分泌は視床下部のプロラクチン放出ホルモンやプロラクチン抑制ホルモン（ドパミン）の制御を受ける．

（3）甲状腺刺激ホルモン（TSH） 甲状腺を刺激して，甲状腺ホルモンの分泌を促し代謝を亢進させる．分泌は視床下部の甲状腺刺激ホルモン放出ホルモンに

よって促進される．

(4) 副腎皮質刺激ホルモン(ACTH)　　副腎皮質を刺激し，おもに糖質コルチコイドの分泌を促進する．分泌は視床下部の副腎皮質刺激ホルモン放出ホルモンによって促進される．

(5) 卵胞刺激ホルモン(FSH)と黄体形成ホルモン(LH)　　これらのホルモンは，性腺に作用することから性腺刺激ホルモン（ゴナドトロピン）ともいわれる．卵胞刺激ホルモンは，女性では卵胞成長を促すとともにエストロゲンの産生を刺激し，男性では精巣での精子形成を促進する．黄体形成ホルモンは成熟卵胞に作用して，排卵を誘発する．排卵後は黄体形成を促し，プロゲステロンの分泌を増加させる．男性では精巣のライディッヒ細胞（間質細胞）からテストステロンの分泌を亢進させる．両ホルモンの分泌は，視床下部のゴナドトロピン放出ホルモンによって促進される．

成長ホルモンの異常

成長ホルモンは，欠乏も過剰も身体構造に異常をもたらす（図8.3）．小児期に成長ホルモンが欠乏すると下垂体性低身長となり，逆に過剰に分泌されると巨人症となる．また，思春期を過ぎて成長が止まったあとで，成長ホルモン分泌が過剰になると，四肢末端や額・顎などが肥大するため，末端肥大症あるいは先端肥大症となる．

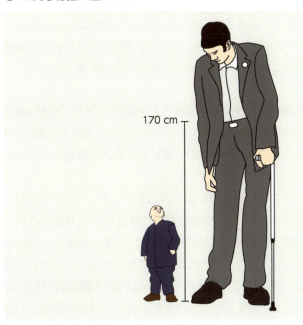

図 8.3　成長ホルモン分泌不全症
身長 246.3 cm の巨人症の男性や，身長 74.6 cm の下垂体性低身長症の男性といった例がある．

d. 下垂体後葉ホルモン

下垂体後葉から分泌されるホルモンには，バソプレシン（抗利尿ホルモン：ADH）とオキシトシンがある．これらは視床下部のニューロンで産生され，軸索を経由して下垂体後葉に運ばれる．

（1）バソプレシン（AVP）　血漿浸透圧が上昇したときに分泌が亢進する．腎臓の集合管で水分の再吸収を促進させる作用があり，尿量を減少させる．その結果，体液量が増加し血漿浸透圧は低下する．また，細動脈を収縮させて血圧を上昇させる作用もある．お酒を飲み過ぎた翌日，口渇を感じるのは，飲酒によってバソプレシンの分泌が抑制され，大量の尿が排泄された結果，身体が脱水状態となるからである．また，このホルモンの分泌が病的原因により障害されると尿崩症という疾患をきたす．

（2）オキシトシン（OXY）　分娩時や授乳時に分泌される．オキシトシンの作用により，子宮収縮は促進し分娩を促す．授乳時は乳首吸引による刺激によって反射的に分泌され，乳汁放出を促進する．

B.　甲状腺

甲状腺は喉頭の直下に蝶のような（H型）形状で，気管を前方から包み込むように位置している（図8.4）．甲状腺は左葉と右葉とそれらをつなぐ峡部からなっている．重さはおよそ15〜20gで，大きさは上下方向に3〜5cm程度である．チログロブリン（サイログロブリン）を主成分としたコロイドを貯蔵している球形の袋状の濾胞が多くあり，甲状腺を形成している．この濾胞の壁は濾胞上皮細胞が集まってできている．濾胞と濾胞の間に少数の傍濾胞細胞が集まっている．

a. 甲状腺のホルモン

甲状腺組織には多数の濾胞があり，1層の濾胞上皮細胞とコロイド状物質で満たされた濾胞内腔からなる．甲状腺ホルモンはこのコロイド状物質から産生され，濾胞上皮細胞から分泌される．また，濾胞の外側にある傍濾胞細胞からカルシトニンが分泌される．

（1）甲状腺ホルモン　ヨウ素（I）を4分子含むチロキシン（T_4）と3分子含むトリヨードチロニン（T_3）がある（図8.5）．甲状腺の濾胞ではおもにT_4が産生され，T_3は標的組織でT_4から変換されてできる．生理作用はT_3のほうが強い．人体のすべての細胞を標的としており，エネルギー代謝を調節するホルモンである．成長にも重要な役割を果たし，成長期に甲状腺ホルモンの不足が長期間持続すると，低身長や知能低下を伴うクレチン症という疾患をきたす．甲状腺ホルモンの分泌は甲状腺刺激ホルモンによって調節されている．

（2）カルシトニン　血中カルシウム濃度の上昇により分泌され，骨からのカルシウムの放出を抑制し，骨形成を促進するホルモンである．この作用により血中

図 8.4 甲状腺と副甲状腺

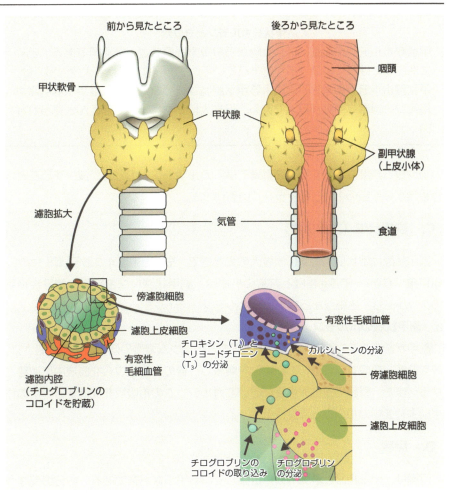

図 8.5 甲状腺ホルモン（T_3, T_4）の化学構造

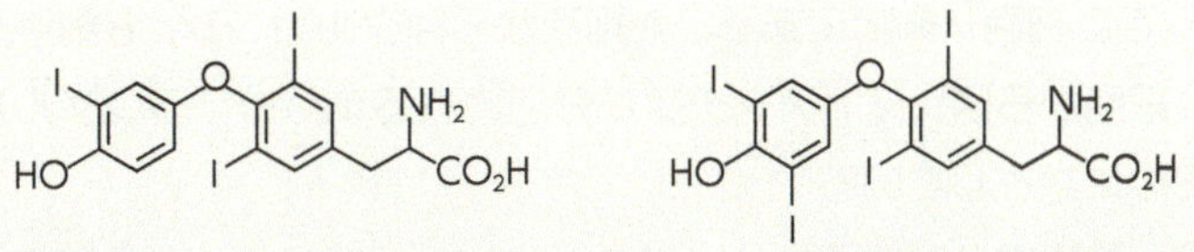

表 8.3 骨粗鬆症に関係するおもなホルモンとその作用

ホルモン		作用
血中カルシウム濃度調節ホルモン	副甲状腺ホルモン	血中カルシウム濃度低下により分泌され，骨吸収を促進する．高齢者ではカルシウムの摂取不足，吸収力低下などにより分泌される．
	カルシトニン	血中カルシウム濃度上昇により分泌され，骨吸収を抑制する．高齢者では分泌不足のため骨吸収が進行する．
女性ホルモン	エストロゲン	骨形成を促進し，骨吸収を抑制する．閉経後，分泌が激減し，骨量が減少する．

8.1　内分泌器官とホルモン

> **甲状腺ホルモンとヨウ素**
>
> 甲状腺ホルモンの産生には，食物からヨウ素を摂ることが必須である．とく
> に海産物には多くのヨウ素が含まれている．海から遠く離れた大陸内部では，
> 甲状腺ホルモンの産生不足による甲状腺腫が見られた．これは甲状腺刺激ホ
> ルモンの過剰な刺激が原因である．日本人にヨウ素不足はほとんど見られな
> い．

カルシウム濃度は低下する．高齢者では，カルシトニンの分泌が減少することが
骨粗鬆症の原因の1つと考えられている(表8.3).

C. 副甲状腺（上皮小体）

副甲状腺は甲状腺の背面に米粒大の大きさで，左右上下に4つある(図8.3参照).
総重量は0.05〜0.3g程度と非常に小さい．副甲状腺には主細胞と酸好性細胞
の2つがあり，主細胞から副甲状腺ホルモン(パラトルモン)が分泌される．

a. 副甲状腺のホルモン

副甲状腺ホルモン(パラトルモン)は，血中カルシウム濃度の低下により分泌され，
骨を分解・吸収する細胞（破骨細胞）を刺激し，骨のカルシウムを血液中に遊離さ
せる．また，腎臓の遠位尿細管においてカルシウムの再吸収を促進する．この作
用により血中カルシウム濃度は上昇する．

D. 膵臓

膵臓は，十二指腸と脾臓の間に位置している平らな器官である．内分泌部はラ
ンゲルハンス島（膵島）といわれる細胞の集まりからできていて，毛細血管が豊富
にある．ランゲルハンス島を構成している細胞は，おもにA細胞(α細胞)，B細胞
(β細胞)そしてD細胞(δ細胞)である．A細胞からはグルカゴン，B細胞からはイン
スリン，D細胞からはソマトスタチンが分泌される(図8.6).ランゲルハンス島は
外分泌腺の中に散在している．

膵臓は消化酵素を分泌する外分泌部をあわせもっている．消化酵素を含む膵液
は膵管を通り，十二指腸に分泌される．

a. 膵臓(ランゲルハンス島)のホルモン

ランゲルハンス島から分泌されるホルモンのうち，グルカゴンとインスリンは
空腹時や食物摂取時に分泌され，血糖値を調節する(図8.7).

(1) インスリン　おもに肝臓，筋肉，脂肪組織にはたらき，細胞膜を通してグ
ルコースを細胞内に取り込ませる．肝臓や筋肉ではグルコースからグリコーゲン
への合成・蓄積を促進し，また脂肪組織では脂肪の合成を促進し血糖値を低下さ
せる．また，ほとんどすべての細胞に作用し，アミノ酸の取り込みやタンパク質

図 8.6 膵臓の内分泌系と外分泌系

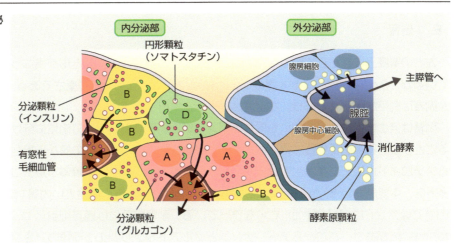

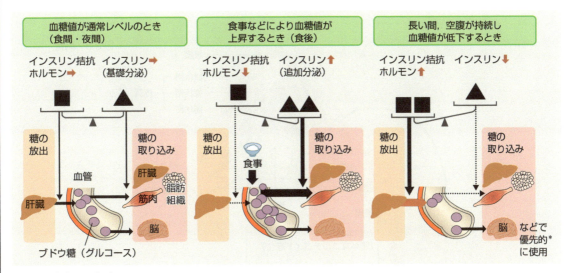

図 8.7 ホルモンによる血糖調節
▲：インスリン，■：インスリン拮抗ホルモン（グルカゴン，カテコールアミン，糖質コルチコイド，成長ホルモンなど）
＊ニューロンは，通常糖のみをエネルギーとする．極度の血糖値低下は中枢神経系に障害を起こすため，糖を優先的に利用できるようになっている．

合成を亢進させ，成長を促進する．

(2) グルカゴン　インスリンとは正反対の作用を示し，血糖値を上昇させる．グルカゴンのおもな標的臓器は肝臓であり，肝細胞に蓄積されたグリコーゲンをグルコースに分解して血液中に放出させる．

(3) ソマトスタチン　ランゲルハンス島のA細胞，B細胞にはたらき，グルカゴンやインスリンの分泌を抑制する．また，下垂体前葉からの成長ホルモン（GH）の分泌を抑制する．

8.1　内分泌器官とホルモン　193

E. 副腎

　左右の腎臓上に存在している（図8.1参照）．左側と右側では大きさと形が異なっているが，5 cm×高さ3 cm×厚み0.5 cmの大きさで，7 g程度の重さである．左副腎は扁平な半月状であり，右副腎は扁平な三角形である．

　副腎は発生学的にも構造的にも異なる副腎皮質と副腎髄質の2つの領域に分けることができる．副腎皮質は構造的に違う3層からなり，それぞれの層から異なるステロイドホルモンを産生・分泌している．外層（球状帯）から電解質コルチコイドを，中間層（束状帯）からは糖質コルチコイドを，副腎髄質に一番近い内層（網状帯）ではアンドロゲン（男性ホルモン）を作っている．副腎髄質には髄質細胞（クロム親和性細胞）があり，ここからアドレナリンとノルアドレナリンの2種類のアミンホルモンを分泌している（図8.8）．さらに神経細胞の性質を保持している神経節細胞もあり，自律神経からの刺激を伝達し，髄質細胞からホルモンを分泌させる．

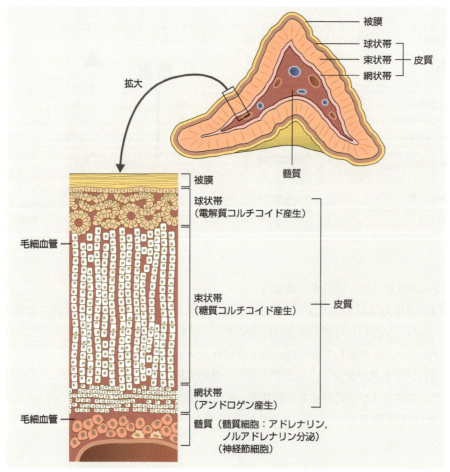

図 8.8　副腎

a. 副腎のホルモン

(1)副腎皮質ホルモン(図8.9)

①**電解質コルチコイド(ミネラルコルチコイド)**:ほとんどはアルドステロンである.アルドステロンは腎臓の遠位尿細管や集合管に作用して,Na^+の再吸収とK^+の排泄を促進する.Na^+の再吸収に伴い,水分も再吸収される.アルドステロンの分泌はおもにレニン・アンジオテンシン系により調節されている.

②**糖質コルチコイド(グルココルチコイド)**:コルチゾールとコルチコステロンがあり,ヒトでは前者の方が強い生理活性をもっている.これらのホルモンは,糖新生により血糖値を上昇させ,細胞の代謝を促進し,長期的なストレスに対する抵抗性を維持する.また抗炎症作用をもつため,アレルギー性疾患の治療薬に用いられる.分泌は下垂体前葉の副腎皮質刺激ホルモンによって調節されている.

③**副腎アンドロゲン**:男性も女性もアンドロゲンが副腎皮質から分泌されている.思春期に成長が急に加速する一因は,副腎アンドロゲンの分泌増加である.女性の場合,過剰分泌により男性化がみられる.分泌は副腎皮質刺激ホルモンによって制御されている.

(2) 副腎髄質ホルモン

副腎髄質は,カテコールアミンといわれるアドレナリンとノルアドレナリンを分泌する(図8.10).これらは類似の生理作用をもっているが,アドレナリンは心拍出量の増加,肝臓のグリコーゲン分解による血糖値の上昇作用を有し,ノルアドレナリンは血管平滑筋の収縮による血圧上昇作用が強い.副腎髄質ホルモンは,ストレス状況下において交感神経系を介する刺激により分泌が促進される.また,カテコールアミンは神経伝達物質としての性格をもつことから,他のホルモンに比較して作用の速いことが特徴である.

F. 性腺

　男性では精子をつくる精巣が,女性では卵を産生する卵巣が性腺である.精巣は陰嚢内にある左右一対の卵形の器官である.重さは8 g程度である.卵巣は子宮の左右にあり,骨盤内に位置している.7 g程度の重さで,母指の頭くらいの大きさの卵形の器官である.下垂体から卵胞刺激ホルモンと黄体形成ホルモンが分泌され,男性の場合,精巣の機能を調節している.卵胞刺激ホルモンはセルトリ細胞の機能を制御し,精子形成を促している.黄体形成ホルモンはライディッ

糖新生

血糖値が低下したとき,おもに肝蔵においてグリコーゲン以外のものからグルコースを合成することを糖新生という.骨格筋からのアミノ酸,乳酸,ピルビン酸,脂肪からのグリセロールなどが糖新生に使われる.

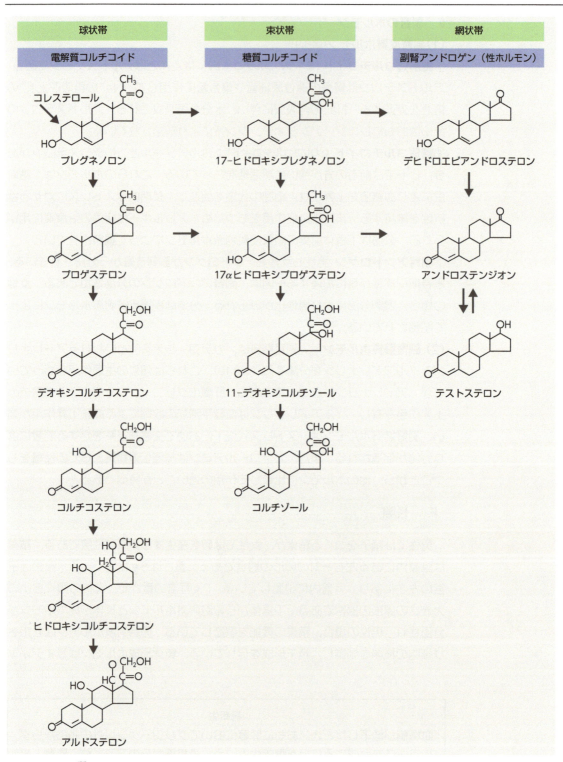

図 8.9 副腎皮質ホルモンの合成経路

図 8.10　副腎髄質ホルモンの合成経路

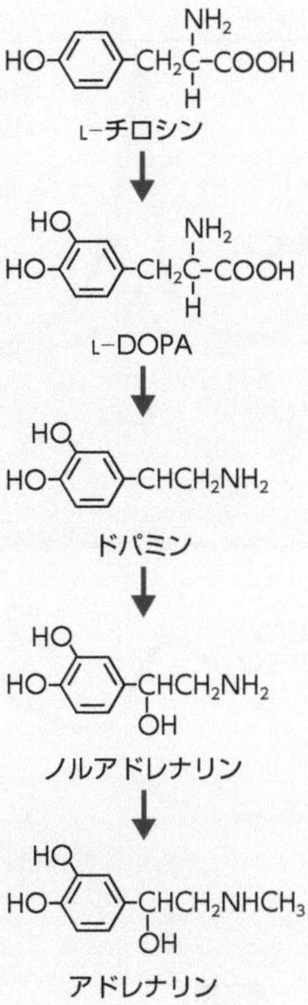

L-チロシン

L-DOPA

ドパミン

ノルアドレナリン

アドレナリン

ヒ細胞を刺激し，テストステロンを分泌させる．女性の場合，卵巣の機能や月経周期を調節している．卵胞刺激ホルモンは，原始卵胞を成熟卵胞（グラーフ卵胞）に成熟させる．黄体形成ホルモンは排卵したあとの卵胞を黄体に変化させる．黄体になるとエストロゲン（卵胞ホルモン）とプロゲステロン（黄体ホルモン）の分泌を促し，子宮内膜における着床環境を整えている．

a. 性腺のホルモン

おもに性腺から分泌されるホルモンを性ホルモンと総称する．性ホルモンには性差を生じさせる作用があるため，男性ホルモンと女性ホルモンに分けられる．

（1）精巣のホルモン　　精巣のライディッヒ細胞から分泌されるテストステロンは，胎児期に性の決定に伴う第一次性徴を促し，思春期には生殖器の成熟，骨格や筋肉の発達などの第二次性徴を発現させる．また，卵胞刺激ホルモン（FSH）とともに精子形成を促進する．50歳代後半から分泌が低下し，筋力低下や性欲の減退などが生じる．

（2）卵巣のホルモン　　卵巣からは，エストロゲンとプロゲステロンが分泌される．これらのホルモンは月経周期にあわせて血中濃度が大きく変動する（図8.11）．エストロゲン（エストラジオール，エストロンなど）は，思春期に第二次性徴を促し初潮を発来させ，骨端軟骨の成長を終了させる．卵胞刺激ホルモン（FSH）の刺激に

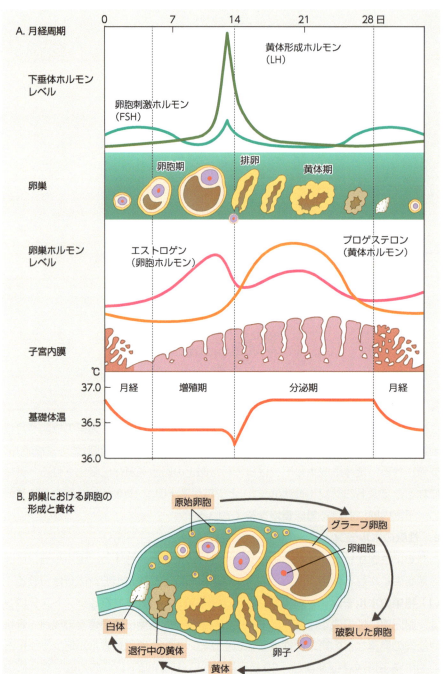

図 8.11 月経周期と卵巣

よって卵胞から分泌され，プロゲステロンと協働して乳房の発達と子宮内膜での月経周期の変動を促す．40歳代後半からエストロゲンの分泌は低下して閉経に至る．しかし，副腎皮質から分泌されるアンドロゲンからの変換によって，ある

原始卵胞と成熟卵胞

胎生期には卵巣に700万個以上の原始卵胞が存在するが，成長とともに減り続け，思春期には30万個以下になる．これらの原始卵胞のうち，月経周期1回ごとに1個の卵子のみが成熟卵胞（グラーフ細胞）を形成し，排卵される．1人の女性が閉経までに排卵する卵子の数は，400〜500個といわれている．

程度の血中濃度は維持されている．プロゲステロンは，黄体形成ホルモン（LH）の刺激を受けて排卵後の黄体から分泌されるが，妊娠中は胎盤からも分泌され，子宮筋を弛緩させて妊娠を維持させている．また，乳腺を刺激して乳汁分泌を準備させる作用や，視床下部に作用して基礎体温を上昇させるはたらきもある．

G.　松果体

　間脳の視床上部に位置している．扁平な松の実状の形状であり，長さ8 mmほどの小豆大で，およそ0.2 gの重さの柔組織である．網膜で受容された光刺激は視神経から視床下部，さらには松果体に伝えられる．松果体細胞はトリプトファンからセロトニンとメラトニンの2つのアミンホルモンを生合成して分泌している．メラトニンは視床下部を介して，性腺の発育と機能を抑制するはたらきをもっている．特に夜間はメラトニンの合成・分泌が高まり，昼間はメラトニンの合成・分泌が低くなる．メラトニンはセロトニンから作られる．セロトニンの合成は昼間に高く，夜間にメラトニンに変換されて分泌されるので，概日リズムを調節している．

H.　その他のホルモン

a.　消化管のホルモン

　消化管粘膜に存在する基底顆粒細胞からガストリン，セクレチン，コレシストキニンなどのホルモンが産生・分泌され，血液を介して消化液の分泌などを調節している．

（1）ガストリン　　胃幽門部に機械的・化学的刺激が加わると分泌され，壁細胞からの胃酸分泌を促す．

（2）セクレチン　　酸性の胃内容物が十二指腸に運ばれると分泌が亢進する．膵臓の外分泌細胞（腺房中心細胞）に作用して炭酸水素イオンを含むアルカリ性の膵液分泌を促すとともに，胃の壁細胞に作用して胃酸分泌を抑制する．

（3）コレシストキニン（CCK）　　小腸粘膜がアミノ酸や脂肪酸などにより刺激されると分泌が亢進する．膵臓の外分泌細胞（腺房細胞）に作用し，消化酵素を含む膵液の分泌を促すとともに，胆嚢の平滑筋を収縮させて胆汁放出を促進する．

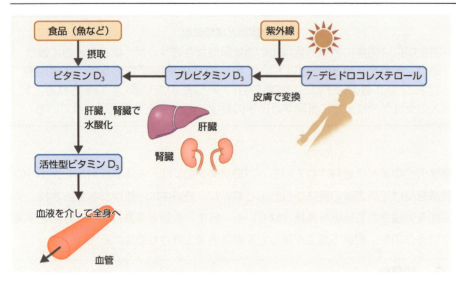

図 8.12 ビタミン D の活性化

b. 腎臓のホルモン

レニン，エリスロポエチン，活性型ビタミン D が分泌される．

(1) レニン　レニン・アンジオテンシン系を介して，副腎皮質からのアルドステロン分泌を促進する．腎臓の傍糸球体細胞が腎血流量の低下を感知して分泌される（図 8.18 参照）．

(2) エリスロポエチン　骨髄における赤血球の産生を促進する．血液中の酸素分圧低下に反応して分泌される．

(3) 活性型ビタミン D　食物由来あるいは紫外線によって皮膚で合成されたビタミン D は，肝臓，次に腎臓で水酸化されて活性型ビタミン D となる（図 8.12）．小腸でのカルシウムの吸収を増加させ，腎臓の尿細管から再吸収を促進することによって，血液中のカルシウム濃度を維持する．

c. 心臓のホルモン

心房および心室に負荷がかかると，それぞれ，心房性ナトリウム利尿ペプチド（ANP）と脳性ナトリウム利尿ペプチド（BNP）が分泌される．これらのホルモンは腎臓に作用して，ナトリウムと水分の排泄作用および血管拡張作用を発揮し，心

ビタミン D

ビタミン D は，きくらげ，干ししいたけ，魚類などの食品に多く含まれる．しかし，母乳や牛乳には含まれないので，乳幼児にとって適度な日光浴は重要な意味をもつ．ビタミン D は，ビタミン D_2（エルゴカルシフェロール，植物由来）とビタミン D_3（コレカルシフェロール，動物由来）に分けられるが，ヒトではビタミン D_3 が重要な役割を果たしている．わが国におけるビタミン D 欠乏症の原因としては，腎不全などに伴うビタミン D 活性化障害が多い．

臓への負荷を軽減する．

d. 脂肪組織

レプチンやアディポネクチンなどが分泌される．レプチンは，視床下部に作用して食欲を低下させるとともに，交感神経を介してエネルギー消費を増加させる．アディポネクチンは，ほとんどすべての細胞に作用してグルコースの取り込みおよび脂肪燃焼を促進する．肥満や糖尿病との関連が注目されている．

8.2 ホルモン分泌の調節と恒常性

血液中のホルモン濃度が過剰でも不足でも健康に影響を及ぼす．そのためにホルモン分泌を厳密に調節する機構が存在し，その濃度は一定範囲に保持されている．

A. ホルモンの分泌調節

内分泌腺からのホルモン分泌を調節する機構には，①別のホルモンによる調節，②イオンや化学物質による調節，③神経による調節，④機械的刺激による調節の4つに分けられる．

a. 別のホルモンによる調節

ホルモン分泌を調節する機構の中で，最も一般的なものが別のホルモンによる調節である（図8.13）．これには上位から下位のホルモンに対する階層的な調節と，負のフィードバックによる下位ホルモンから上位ホルモンに対する調節がある．たとえば，下垂体前葉ホルモンは，上位の視床下部から分泌されるホルモンによって分泌が促される．さらに下垂体前葉ホルモンは，下位の内分泌腺を刺激し，その器官のホルモンを分泌させる．最終的に分泌が促進されたホルモンは生理作用を発揮したのち，負のフィードバック機構により上位の視床下部ホルモンや下垂

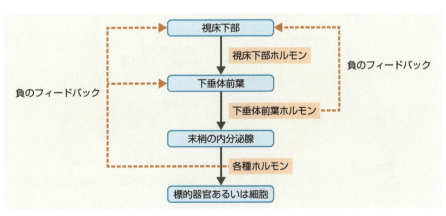

図8.13 フィードバックによるホルモン分泌調節
⟵ 分泌促進，⟵-- 分泌抑制

体前葉ホルモンの分泌を抑制する.

b. イオンや化学物質による調節

血液中のイオンや化学物質の濃度変化によってホルモン分泌が調節されることもある. たとえば, 血液中のカルシウム濃度の低下により, 副甲状腺ホルモン（パラトルモン）の分泌が促進される. この機構によって分泌が調節されるホルモンには, 甲状腺から分泌されるカルシトニンや, 膵臓から分泌されるインスリン（図8.7参照), グルカゴンなどがある.

c. 神経による調節

神経によるホルモン分泌の調節は, 視床下部, 膵臓, 副腎髄質などで見られる. たとえば, ストレスなどで交感神経系が興奮すると, その刺激で副腎髄質から, アドレナリンやノルアドレナリンが分泌される（図8.14). また, 下垂体前葉ホルモンの分泌を調節する視床下部ホルモンは, この部位に連絡する他の脳部位からの神経によって分泌が調節されている.

d. 機械的刺激による調節

消化管, 心臓, 血管が伸展の増減などの機械的刺激を受けたときにホルモンが分泌される. ガストリン, レニン, 心房性ナトリウム利尿ペプチド, 脳性ナトリ

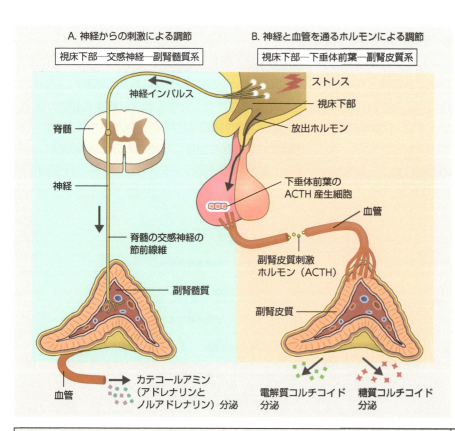

図8.14 神経によるホルモン分泌の調節と血管を通るホルモンによる調節の比較

ウム利尿ペプチドなどが，この機序によって分泌される．

B. ホルモンによる恒常性の維持

生体の内部環境は，ホルモンと神経系の協調によって一定に保持されており，これを恒常性の維持(ホメオスタシス)という．ホルモンは血糖値，カルシウム濃度，体液の量や浸透圧などの恒常性を維持している．

a. 血糖値の調節（図8.7参照，図8.15）

血糖値は通常100 mg/dL前後であり，インスリン，グルカゴン，カテコールアミン，糖質コルチコイド，成長ホルモンなどによって調節されている．このうち，血糖値を低下させるホルモンはインスリンのみであり，そのほかは血糖値上昇を促す，いわゆるインスリン拮抗ホルモンである．血糖値が通常レベルにあるときは，インスリンの基礎分泌があり，インスリン拮抗ホルモンの分泌とバランスがとれている．食事などにより血糖値が上昇すると，膵臓のランゲルハンス島β細胞がこれを感知し，ただちにインスリンの追加分泌が起こるとともに，インスリン拮抗ホルモンの分泌は低下する．この分泌によって肝臓，筋肉，脂肪組織などでグルコースは処理され，血糖値は通常レベルに戻る．一方，空腹が続き血糖値が低下するとインスリン分泌は低下し，インスリン拮抗ホルモンの分泌が増加する．その結果，肝グリコーゲンの分解や，筋肉および脂肪組織から提供されるアミノ酸などにより，おもに肝臓で糖新生が促進し，血糖値が上昇する．

b. 血中カルシウム濃度の調節

カルシウム(Ca^{2+})は，生体に最も多く存在する金属イオンである．骨や歯の形成のみならず，筋収縮，神経興奮，内分泌・外分泌，血液凝固などに関与する．血中カルシウム濃度は，正常では約10 mg/dLであり，骨における遊離と蓄積，

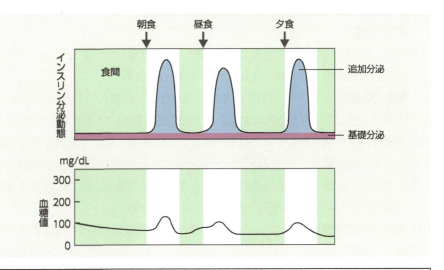

図8.15 インスリン分泌動態と血糖値
健康な日本人の場合，インスリン追加分泌のピークは，食後30〜60分である．

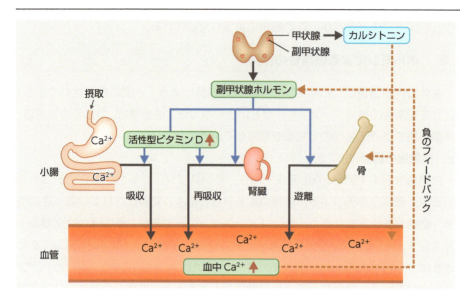

図 8.16 血中カルシウム濃度の調節
← 促進, ←--- 抑制

小腸からの吸収，腎臓からの排出のバランスで調節されている．この調節に関与するホルモンは，副甲状腺ホルモン（パラトルモン），カルシトニン，活性型ビタミンDである．副甲状腺ホルモンは，カルシウム代謝において最も重要なホルモンであり，血中カルシウム濃度の低下に反応して副甲状腺より分泌される（図8.16）．そして破骨細胞を活性化して骨吸収を促進し，骨からCa^{2+}を遊離させる．また，腎臓ではCa^{2+}の再吸収を促進するとともに，活性型ビタミンDの産生を促進する．活性型ビタミンDは，小腸からのCa^{2+}吸収を促進し，腎臓におけるCa^{2+}再吸収作用を増強する．一方，血中カルシウム濃度が高くなると甲状腺からカルシトニンが分泌される．このホルモンは，破骨細胞の活性を抑制して骨からCa^{2+}の放出を抑制する．その結果，血中カルシウム濃度は低下する．また，カルシトニンは薬物として投与された場合，腎臓からのCa^{2+}排出を促進する．

c. 体液の調節

腎臓は，尿の生成を通して血漿成分を調節・浄化する器官であり，体液の浸透圧や細胞外液量の恒常性維持に重要な役割を果たしている．

(1) 浸透圧の調節（図8.17）　塩辛いものを食べたり，大量の汗をかいた時など，のどの渇きを感じて水を飲みたくなる．これは，視床下部にある浸透圧受容器が，血漿浸透圧の上昇を感知して水分摂取を促すからである．また，浸透圧受容器の刺激は，下垂体後葉からバソプレシン分泌を促進する．バソプレシンは腎臓の集合管において，水分の再吸収を亢進させて尿量を減少させる．以上の結果，血液の水分量が増加し，血漿浸透圧が通常レベルに回復する．

(2) 細胞外液量の調節（図8.18）　異常な血圧低下や心不全などで腎血流量が低下すると，腎臓の傍糸球体細胞が刺激され，レニンの分泌が増加する．その結果，

図 8.17 浸透圧の調節

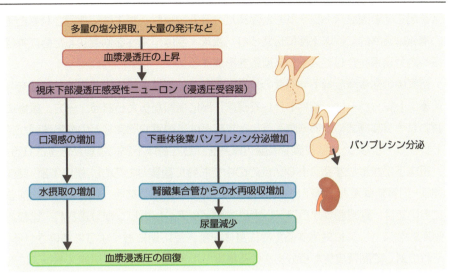

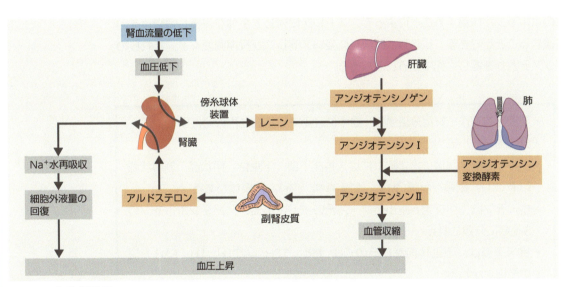

図 8.18 細胞外液量の調節（レニン・アンジオテンシン・アルドステロン系）

レニン・アンジオテンシン系が作動して，副腎皮質からアルドステロン分泌を促す．アルドステロンは腎臓の遠位尿細管や集合管において，Na^+の再吸収とK^+の排泄を促進する．Na^+の再吸収に伴い水も再吸収され，細胞外液量は増加する．

体液量の調節には，レニン・アンジオテンシン系のほかに，心臓から分泌される心房性ナトリウム利尿ペプチドや脳性ナトリウム利尿ペプチドも関与している．

c. ストレスに対する反応

ストレスという概念を生体系に導入したのは，カナダのH.セリエである．セリエは，何らかの作用により生体に歪みを生じる反応をストレスと呼び，ストレ

スを起こす要因をストレッサーと呼んだ．ストレッサーが生体に負荷されるとその情報は最終的に視床下部に伝えられ，視床下部は恒常性を回復するために神経系や内分泌系を介してストレス反応を形成する．

　空気中の酸素濃度低下や過度の気温変化など，直接生体の内部環境に影響を与えるストレッサーは，脳幹を介して視床下部に情報が伝えられる．一方，猛獣に襲われそうな場面や恐怖映画を見たときなどは，視覚や聴覚などの感覚情報がストレッサーとなり，大脳皮質や大脳辺縁系を介して視床下部に情報が伝達される．

　視床下部が形成するストレス反応の中でも特に重要なものが，視床下部−交感神経−副腎髄質系と視床下部−下垂体前葉−副腎皮質系である（図8.14参照）．前者においては，副腎髄質からアドレナリンやノルアドレナリンが分泌され，比較的短期的なストレスに対応するために身体を警告反応期におくように準備させる．それに対して副腎皮質から分泌される糖質コルチコイドは，長期的ストレスに対応できるような抵抗力を生体につけさせるはたらきがある．機能の異なるこれらのホルモンが作用することによって，ストレスに対して生体を保護し恒常性を回復することができる．しかし，あまりに強いストレスが長期間続くと，これらのシステムが破綻し，死に至ることもある．

- 腺細胞内で作られた分泌物を，血中に分泌する様式を内分泌という．
- 分泌物をホルモンという．
- ホルモン産生器官(内分泌器官)には，視床下部，下垂体，甲状腺，副甲状腺(上皮小体)，副腎，膵臓(膵島)，性腺(精巣，卵巣)，松果体がある．
- ホルモンは，ペプチドホルモン，ステロイドホルモン，アミンホルモンの3種類に分類される．
- 視床下部は，下垂体前葉からのGH，PRL，TSH，ACTH，LH，FSH分泌調節にかかわる．
- 視床下部は，下垂体後葉には直接神経軸索を伸ばし，オキシトシン，バソプレシンを分泌する．
- 甲状腺からは甲状腺ホルモン(T_3，T_4)が分泌される．
- 甲状腺の傍濾胞細胞からは，カルシトニンが分泌される．
- 副甲状腺からは，副甲状腺ホルモン(パラトルモン)が分泌される．
- 膵臓のランゲルハンス島（膵島）には，内分泌を担うA(α)細胞，B(β)細胞，D(δ)細胞がある．
- 副腎の皮質からは副腎皮質ホルモンが，髄質からはカテコールアミン(アドレナリンとノルアドレナリン)が分泌される．
- 副腎皮質は，電解質コルチコステロイドホルモン（アルドステロン），糖質コ

ルチコステロイドホルモン（コルチコスロン），アンドロゲンが分泌する．
- 性腺からは，テストステロン（精巣），エストロゲン（卵巣）とプロゲステロン（卵巣）が分泌される．
- 松果体からは，メラトニンが分泌される
- 消化管ホルモンとして，ガストリン，セクレチン，コレシストキニン，レニン，エリスロポエチン，ANP，BNP，レプチン，アディポネクチンなどがある．
- ホルモンの調節機構は，フィードバック機構が重要である．

9. 神経系

　神経系は，中枢神経系と末梢神経系に大きく分けることができる（図9.1）．中枢神経系は脳と脊髄から構成され，末梢神経系は脳神経，脊髄神経からなる．末梢神経は，機能的に体性神経系と自律神経系（交感神経と副交感神経）に分けられる．
　中枢神経は，末梢神経から情報を受け取り，感覚，運動，意思，情緒，反射，呼吸などをコントロールする．自律神経は，意思とは無関係に作用する神経で，消化器系，循環器系，内分泌系，生殖器系などの不随意器官の機能を，促進また

図 9.1　神経系

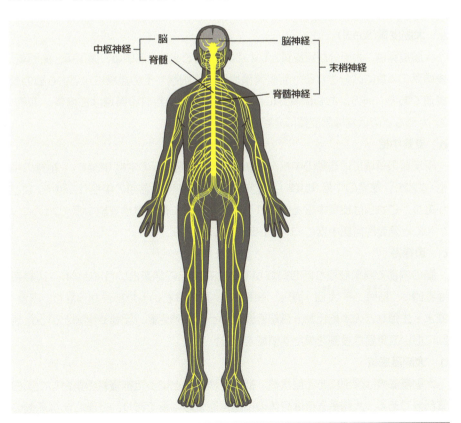

は抑制することで調節する.

　中枢神経系を構成する細胞成分は，神経細胞（ニューロン），神経膠細胞（グリア細胞），血管であり，末梢神経系は神経細胞，シュワン細胞である.

9.1 脳と脊髄からなる中枢神経系

　脳は，原始的な脳と考えられる脊髄から上方に発達した器官であり，大脳（終脳），間脳，小脳，脳幹に区分される（図9.2）．髄膜に包まれ頭蓋腔に収まり，頭蓋に保護されている．脊髄は脳幹の延髄から下方に伸びる円柱状の器官で，脊柱の各椎孔をつないだ形の脊柱管に収められている.

A. 大脳（終脳）

　大脳（終脳）は，左右の大脳半球からなり，左右を分ける正中部分には大脳縦裂という深い裂がある（図9.3）．大脳縦裂の底には脳梁という左右の大脳半球を結ぶ部分がある．外側には外側溝というはっきりとした溝がある．大脳の表層は灰白質である大脳皮質がみられ，その深部には白質がある．この白質の中に，灰白質成分である大脳基底核がある.

a. 大脳皮質（灰白質）

　大脳皮質は，大部分が新皮質といわれる領域であり，前頭葉，頭頂葉，側頭葉，後頭葉の4葉に区分される．新皮質領域は神経細胞やその線維による，6層の層構造である．一方，おもに嗅覚にかかわる嗅脳といわれる領域は古皮質，海馬，歯状回などの領域は原皮質に分類される.

b. 皮質中枢

味覚は島皮質といわれる領域である.

　新皮質の領域には運動の中枢（運動野），一般感覚情報の中枢（感覚野），視覚の中枢（視覚野），聴覚の中枢（聴覚野），味覚の中枢（味覚野），言語の中枢（言語中枢）などがあり，これらは皮質中枢といわれる．言語中枢には感覚性言語中枢（ウェルニッケ中枢）と運動性言語中枢（ブローカ中枢）の2つがある.

c. 辺縁系

　脳の内部で脳梁を取り囲む領域があり，これを辺縁系という（図9.4）．辺縁系は乳頭体，脳弓，帯状回，海馬，海馬傍回，扁桃体といった部位からなり，摂食・飲水・生殖などの本能行動，喜怒哀楽といった精神活動，記憶や学習といった活動において重要な役割を果たす領域である.

d. 大脳基底核

　大脳基底核は深部にある尾状核，被殻，淡蒼球といった神経核の集合した灰白質部分である．大脳基底核は身体の不随意運動の中枢であり，さまざまな運動の

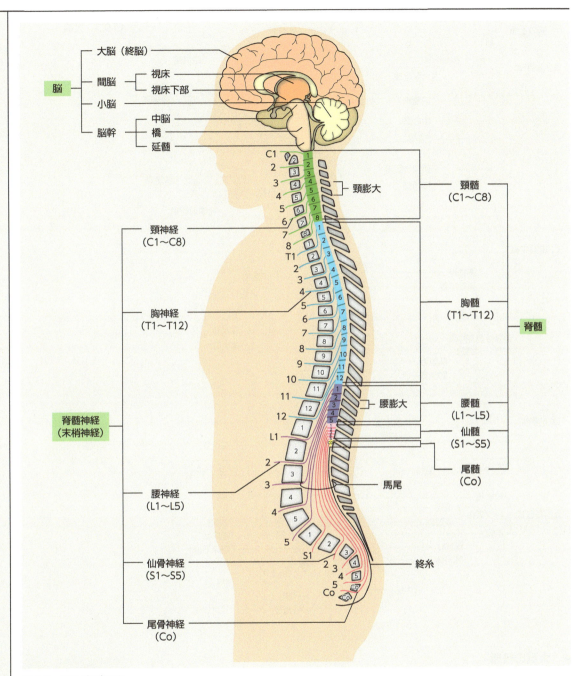

図 9.2 脳と脊髄からなる中枢神経系

脊柱の各椎骨の記号・番号は，対応する脊髄とそこから伸びる脊髄神経（末梢神経）にも同じものを用いて表現する．

プログラムを作成し，そのプログラムによる運動がスムーズに行われる役割を果たしている．この部位が障害されるとパーキンソン病，ハンチントン病などの特異な不随意運動障害が生じる．

9.1 脳と脊髄からなる中枢神経系

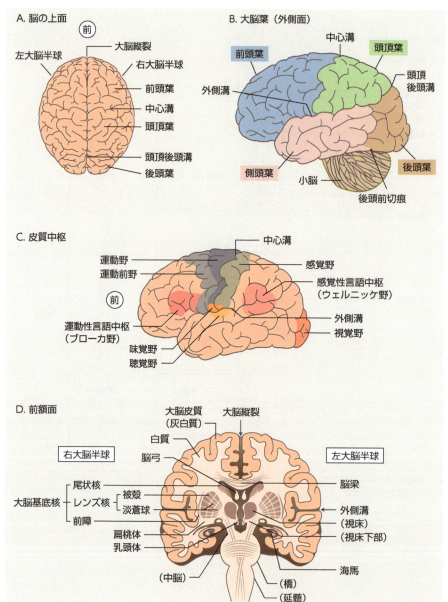

図9.3 大脳

e. 大脳の機能

　大脳半球には，右脳と左脳に機能の違いがあることがわかっている．一般に，右脳は直感的で音楽や絵画などの情緒を，左脳は論理的で計算などを得意としているという．多くの人は左脳に言語中枢があることが知られている．

　海馬は，短期の前向性記憶，小脳は技の記憶を得意としており，それぞれの生理学的な裏付けとして長期増強（long term potentiation：LTP）および長期抑圧（long term depression：LTD）現象が知られている．

図 9.4 辺縁系

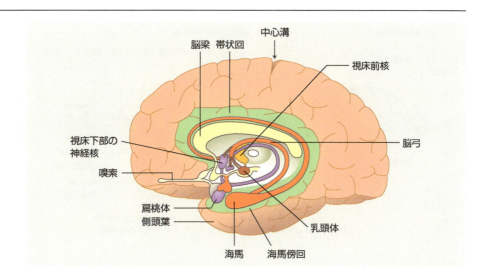

B. 間脳

　大脳（終脳）と中脳の間の部分で，視床，視床上部，視床下部の3つの領域に区分される（図9.5）．

a. 視床

　間脳の背側部分のほとんどを占める領域で，間脳全体の約80％を占める神経核の集合である．これらは感覚の中継核として重要な役割を果たす．この神経核は大きく前核，外側核，内側核の3つに分けられ，さらに細かな核に分かれる（図9.6）．神経核は，触覚，圧覚，痛覚，温度覚，固有感覚，視覚，聴覚などの感覚情報を運ぶ神経線維を中継し，対応する大脳皮質の感覚中枢に連絡する（視床皮質路を構成する）．左右の視床は視床間橋によって連絡している．

図 9.5 間脳

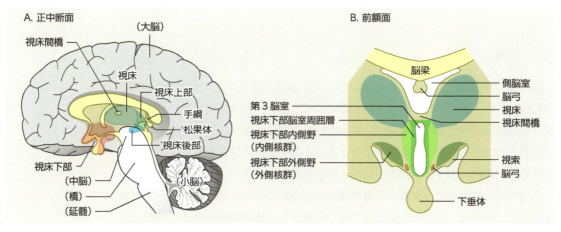

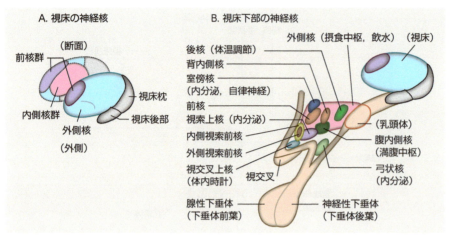
図 9.6　神経核

b. 視床上部

　視床の後背側部，第三脳室の後壁部分．視床髄条，手綱，手綱交連などの構造がみられる．手綱の後外側に手綱三角があり，この内部には手綱核があり，大脳辺縁系と連絡する．手綱交連の下部にぶら下がるように松果体がある．松果体の細胞（松果体細胞）ではメラトニンが合成される．メラトニンの合成は夜間に高く昼間に低いことから，概日リズムと相関していることが知られている．

c. 視床下部

　間脳下部の狭い領域で，第三脳室が下垂体に向かって漏斗のような形状で突出している領域である．この狭い領域に多数の神経核が詰まっており，これらの神経核にある神経細胞は，生殖，摂食，飲水，生体リズムなど，体内環境の恒常性機能に携わる．また，体温調節，浸透圧調節，血糖調節などの中枢もあり，さらに下垂体からのホルモン分泌調節にもかかわり，自律神経系や内分泌系の統合中枢として重要な役割を果たす部位である．大脳皮質や辺縁系といった「高次脳機能」を生み出す部位とも密接な連絡をもち，心身の恒常性を保つための役割をもつ（図 9.7）．

C. 小脳

　脳幹部の背側に位置し，左右に張り出した小脳半球と正中部の虫部からなる．小脳は上，中，下小脳脚という3対の脚によって脳幹部と連絡しており，上小脳脚は小脳からの神経線維が中脳へ，中小脳脚は橋から小脳への線維が，下小脳脚は延髄から小脳へ向かって線維が走行する．小脳の表面には左右方向に走る小脳溝があり，これによって多数の小脳回に分けられている．

　小脳への入力情報は，身体の平衡や運動にかかわる情報であり，これらの情報は室頂核，球状核，栓状核，歯状核の4つの核からなる小脳核に連絡，情報統合

図 9.7 視床下部の神経核と神経系
← 交感神経系,
← 副交感神経系

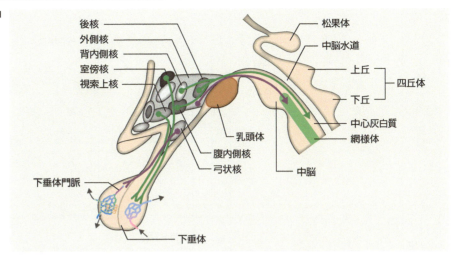

され，上小脳脚を通って上位中枢へ伝達される．

D. 脳幹

中脳，橋，延髄の3部位を合わせて脳幹という(図9.8)．

a. 中脳

間脳と橋の間の狭い領域で，背側の中脳蓋と腹側の中脳被蓋からなる(図9.9)．

図 9.8 脳幹と脳神経核

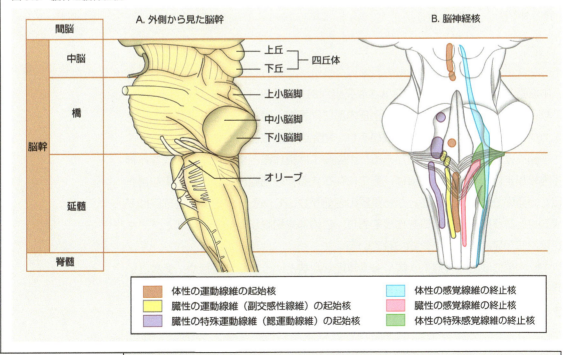

9.1 脳と脊髄からなる中枢神経系

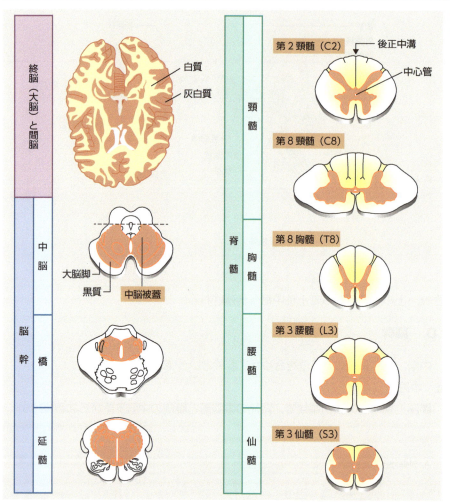

図 9.9 大脳，脳幹，脊髄の水平断面図

　中脳蓋では上下に2つずつの小さな突出があり，上を上丘，下を下丘といい，これらを合わせて四丘体という．上丘内部には視覚，聴覚，体性感覚などの感覚入力が入る．下丘内部には下丘核があり，聴覚の中継核としてはたらく．

　中脳被蓋には大脳脚，黒質がある．大脳脚には錐体路と皮質核路を形成する神経線維が走行している．黒質は，そこに存在する神経細胞がメラニン色素を含有しているので黒く見えることから黒質の名前がついている．黒質の神経細胞はドパミンという神経伝達物質を作っており，この神経細胞が変性を起こすとパーキンソン病が発症することで知られている．

　中脳内部には動眼神経(Ⅲ)核，滑車神経(Ⅳ)核といった脳神経核や，赤核という不随意運動の調節にかかわる神経核がある（表9.1参照）．また，小脳からの上行する神経線維の通り道である上小脳脚が交わる上小脳脚交叉が観察される．

b. 橋

　上部に中脳，下部に延髄があり，その間を連絡する構造が橋である．背側には小脳があり，延髄，橋，小脳によって第四脳室が構築される．

　橋には滑車神経（IV）核，三叉神経（V）核（主知覚核，運動核），外転神経（VI）核，顔面神経（VII）核，前庭神経（VIIIの一部）核，蝸牛神経（VIIIの一部）核といった脳神経核や大脳皮質と小脳を結ぶ神経線維の中継核である橋核がある．また，涙腺，顎下腺，舌下腺などへ副交感神経線維を送る上唾液核がある．

c. 延髄

　橋の下方で，脊髄の上方に延長する円柱形の部位で，生命の維持に不可欠な呼吸や循環の中枢が存在する．延髄の腹側においては正中に脊髄から続く前正中裂があり，その両側には錐体といわれる隆起がある．大脳皮質の運動中枢から下行する錐体路を構成する運動性伝導路の通り道となる．下方においてこの錐体路が交叉する錐体交叉がある．錐体の外側にはオリーブといわれる隆起があり，内部にはオリーブ核がある．

　延髄の背側では，脊髄から連続する薄束，楔 状 束が見られ，それぞれがやや隆起した薄束結節，楔状束結節を構築している．内部には薄束核，楔状束核が存在して，感覚性伝導路の中継核をなす．その上方では第四脳室の底部として開放された構造が見られる．延髄では，三叉神経（V）脊髄路核，舌下神経（XII）核，迷走神経核（X）（背側運動核）などの脳神経核や疑核，孤束核といった重要な神経核がある．

E.　脊髄

a. 脊髄の構造

　脊髄は原始的な脳と考えられる．中枢神経系の尾側を占める部位で，長さが40 cmほどの円柱状をした構造である．上部先端は円錐状の脊髄円錐となり，下方は終糸となって細長く伸びて終わる．上部と下部で2か所の膨らみがあり，上部の膨らみを頸膨大（C4 ～ C5あたり），下部の膨らみを腰膨大（L3 ～ L4あたり）という．

　脊髄からは左右に31対の脊髄神経が出ている．脊髄神経の分布と対応して，脊髄は頸髄（C），胸髄（T），腰髄（L），仙髄（S），尾髄（Co）と分節することができる．脊髄の後外側部では脊髄神経後根（感覚性神経線維）が，前外側部では前根（運動性神経線維）が，それぞれ出入りしている．

　脊髄の横断面を見ると，表層は白色を帯びた白質といわれる部位があり，中心部にはH字状のやや灰色がかった灰白質がある．中央部には脊髄中心管が観察される．灰白質には神経細胞（ニューロン）の細胞体が集まっており，白質には神経線維（軸索，樹状突起）が集まっている．灰白質は，腹側より前角，側角（ただし胸髄

の領域に限局), 後角に, 白質は前索, 側索, 後索に分けられる.

白質には, 上位中枢に向かって上行する感覚性神経線維の通り道である上行性 (感覚性, 求心性) 伝導路と, 上位中枢から下行する下行性 (運動性, 遠心性) 伝導路が詰まっている.

b. 神経回路

脳を基点として, ニューロンの興奮 (活動電位) がシナプスを介して脳へ伝わる経路を上行性伝導路といい, おもに感覚系である. 脳から末梢へ伝わる経路は下行性伝導路といい, おもに運動系である (図9.10). ニューロンとニューロンはシナプスを介して複雑な神経回路を形成し, いろいろな情報処理を行っている.

最も単純な神経回路は, 脊髄反射のうちの伸張反射である (図9.11). 骨格筋が引き伸ばされるとその情報が筋肉内の筋紡錘という伸展受容器が検知し, そこで活動電位が発生して脊髄後根から入った軸索がシナプスを介して脊髄前角にあるα運動ニューロンを興奮させる (活動電位を発生させる). そのα運動ニューロンの軸

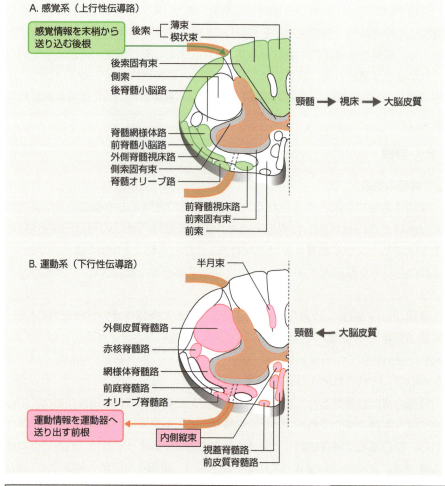

図 9.10 頸髄の白質を通る伝導路 (神経線維の束)

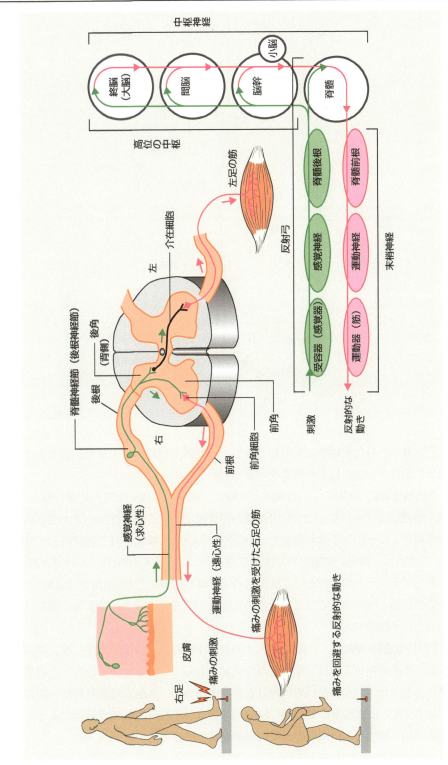

図 9.11 脊髄反射弓のしくみ

9.1 脳と脊髄からなる中枢神経系

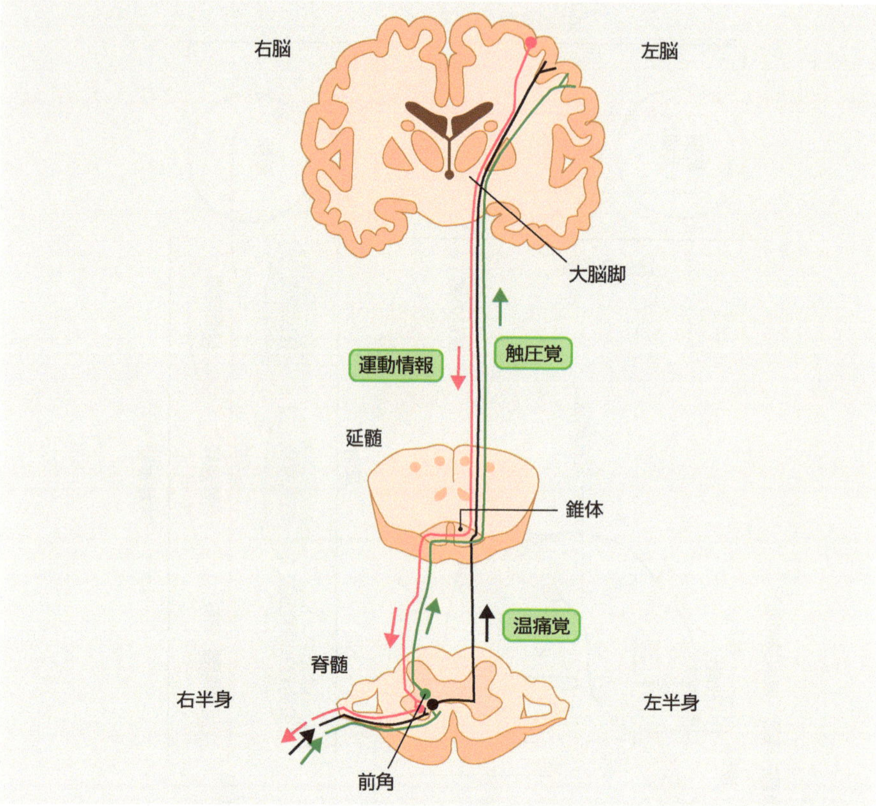

図 9.12　延髄の錐体と脊髄の灰白質による左右の伝導の交叉

索は引き伸ばされた骨格筋に投射しており，活動電位が軸索終末まで到達するとアセチルコリンを放出して骨格筋を収縮させる．

(1) 上行性伝導路（感覚系）　感覚は，一般に五感といわれ，視覚，聴覚，嗅覚，味覚，触覚が挙げられる．いずれの感覚も感覚器によって受容されたアナログの感覚情報がニューロンの活動電位というデジタル信号に換えられて感覚系（上行伝導路）を上行し，視床で中継されて大脳皮質（たとえば，視覚は視覚野，聴覚は聴覚野）に到達してそれぞれの感覚として認識される．体性感覚のうち，温痛覚は脊髄で，触圧覚は延髄（内側毛帯）で交叉するため右半身の情報は左脳へ，左半身の情報は右脳へ伝わる（図9.12）．

(2) 下行性伝導路（運動系）　運動は，大脳皮質運動野の大錐体細胞から長い軸索が脊髄前角まで伸びており，延髄前方で交叉（錐体交叉）するため，右脳からの運動情報は左半身へ，左脳からの情報は右半身へ伝わる．大脳皮質運動野からの運動の指令に加え，大脳基底核（黒質-線条体系）および小脳を含む神経回路によって運動の開始・停止および調和のとれた運動を遂行できる．

F. 髄膜，脳室，脳の血管

a. 髄膜

中枢神経である脳と脊髄は，3層の膜構造である髄膜によって包まれる（図9.13）．脳と脊髄にぴったりと張り付くように取り巻く軟膜，その外側のくも膜，そして一番外側にあるやや硬い硬膜である．軟膜とくも膜の間にはくも膜下腔という腔所があり，脳室内で作られた脳脊髄液によって満たされている．硬膜とくも膜の間には硬膜下腔というほとんど隙間のないスペースがあり，正常時は閉じており，硬膜下血腫などで広がる．

図9.13 髄膜，脳室，脳脊髄液
脳脊髄液はおもにくも膜顆粒から静脈へ吸収される．

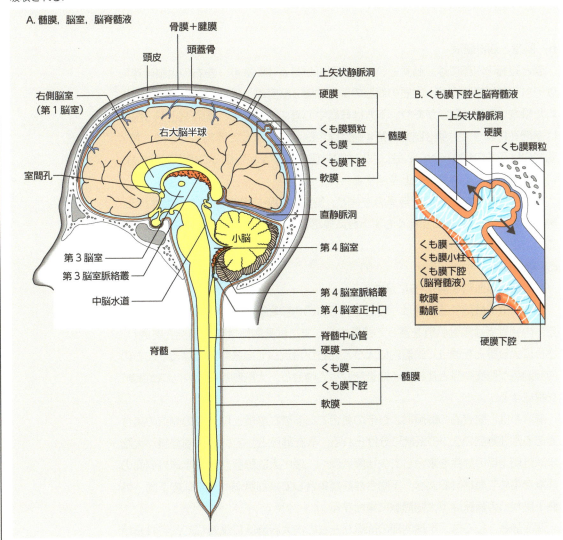

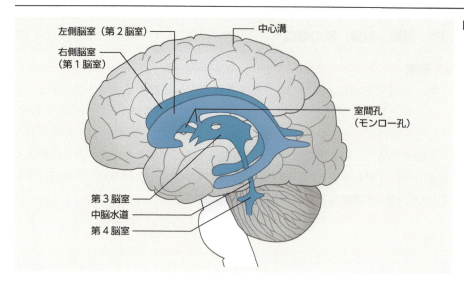

図9.14 脳室の位置

b. 脳室と脳脊髄液

　脳と脊髄の内部には，脳室といわれる腔所がある（図9.14）．左右の大脳半球にはそれぞれに側脳室が，左右の間脳の間には第3脳室が，橋，延髄，小脳に囲まれた領域には第4脳室があり，下方は脊髄中心管に連絡する．側脳室と第3脳室は室間孔によって，第3脳室と第4脳室は中脳水道によって連絡している．第4脳室には正中口（マジャンディー孔），左右の外側口（ルシュカ孔）の3つの小孔があり，これらを通してくも膜下腔と連絡する．

　脳脊髄液は無色，透明，無臭の液体で，脳室内の脈絡叢において産生される．第4脳室正中口，外側口からくも膜下腔に連絡し，くも膜下腔内も脳脊髄液によって満たされている．

c. 脳の血管

　脳のおもな血管を図9.15に示す．

　脳へ血液を供給する動脈は，左右それぞれの内頸動脈と椎骨動脈の計4本である．内頸動脈は頸動脈管を通って頭蓋内へ，また椎骨動脈は頸椎横突孔を通り，さらに大後頭孔を通って頭蓋内に入り，左右が合流して脳底動脈となる．左右の内頸動脈が脳底動脈と連絡する血管を介して吻合し，大脳動脈輪（ウイリス動脈輪）を構成する．

　静脈系は，脳表面の静脈およびその集合である表在静脈と脳深部の静脈の集合である深部静脈の2つの系統に分けられる．表在静脈としては上大脳静脈が大脳半球外側上部の静脈を集合して矢状静脈洞へ，浅中大脳静脈が大脳半球外側面の静脈を集めて海綿静脈洞へ，下吻合静脈が集合して横静脈洞へ，半球の下面・外側下部からの静脈は下大脳静脈に集合する．

　深部静脈としては，半球内部の静脈が左右の内大脳静脈に集合して，これらが

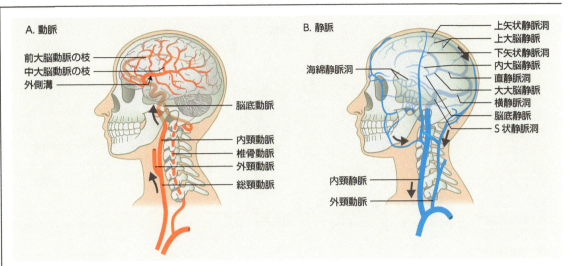

図 9.15 脳のおもな血管

合流して大大静脈となり，この大大静脈には前大脳静脈，深中大脳静脈が合流した脳底静脈が合流する．

上矢状静脈洞，海綿静脈洞，横静脈洞，下大静脈，大大静脈などは最終的にS状静脈洞から内頸静脈へと連絡し，頭蓋外へ排導される．

9.2 末梢神経系

末梢神経は，部位としては脳神経，脊髄神経に，機能としては意識的な体性神経系(運動，感覚)と，無意識の自律神経系(交感神経，副交感神経)に分類される．

A. 脳神経と脊髄神経

b. 脳神経

脳に出入りする12対の神経で，骨格筋(随意筋)の運動，平滑筋・心筋(不随意筋)の運動，皮膚や筋などからの一般体性感覚の伝導，内臓感覚の伝導，視覚，聴覚，嗅覚，味覚といった特殊感覚の伝導にかかわる(表9.1)．

a. 脊髄神経

脊髄神経は，図9.17に示すような構造をした脊髄に出入りする31対の神経である．脊髄神経は，脊柱の分節と対応し，8対の頸神経（C1〜C8），12対の胸神経（T1〜T12），5対の腰神経（L1〜L5），5対の仙骨神経（S1〜S5），1対の尾骨神経（Co）に分けられる．

脊髄神経には，骨格筋に分布する運動性（遠心性）線維，一般体性感覚情報を伝導する感覚性（求心性）線維，胸髄の側角から始まり内臓の平滑筋，腺，心筋など

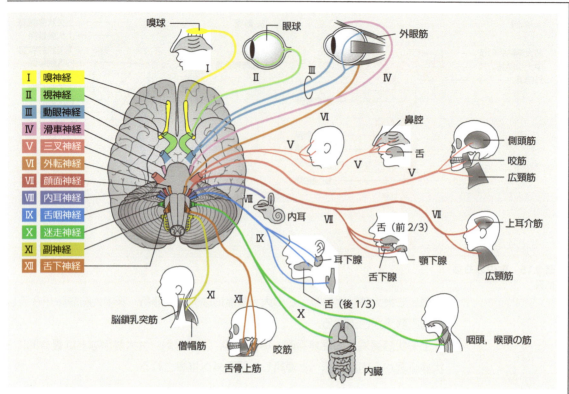

図9.16 脳の底面から見た脳神経と標的器官

に分布する交感神経線維，内臓感覚情報を伝導する内臓感覚性（求心性）線維が含まれる．脊髄と神経線維を図9.18に示す．

B. 体性神経系と自律神経系

a. 体性神経系（運動，感覚）

脊髄神経は，体幹前面，側面，四肢の皮膚と筋肉に分布する前枝と体幹背面の皮膚，固有背筋に分布する後枝に分かれる．このうち，前枝は上下の前枝が混合して神経叢を構築する．神経叢には頸神経叢，腕神経叢，腰神経叢，仙骨神経叢がある．頸神経叢は第1頸神経〜第4頸神経の前枝によって構成される．頸部の皮膚，舌骨下筋群，横隔膜などに分布する神経が起こる．

皮膚に分布する皮神経の分節は，図9.19に示すように，ヒトがもともとの四つ脚であったことを考えると，脊髄神経の順位に対応しているのがよくわかる．

b. 自律神経系（交感神経，副交感神経）

自律神経は，交感神経と副交感神経からなり，内臓，腺，血管平滑筋，心筋などを支配する神経である（図9.20）．自律神経系は，意思にかかわらず効果器を制御する神経のしくみである．平滑筋や心筋といった不随意筋や消化腺や汗腺などの腺からの分泌の制御にかかわる神経系で，交感神経と副交感神経からなる．

番号と名称	中枢のある位置	神経線維の成分と分布領域			
		体性の運動線維	体性の感覚線維	臓性の運動線維	臓性の感覚線維
Ⅰ 嗅神経	終脳		鼻腔の嗅上皮（嗅覚）		
Ⅱ 視神経	間脳		眼の網膜（視覚）		
Ⅲ 動眼神経	（間脳）中脳	外眼筋（上直筋，下直筋，内側直筋，下斜筋），上眼瞼挙筋		内眼筋（瞳孔括約筋，毛様体筋）	
Ⅳ 滑車神経	中脳	外眼筋（上斜筋）			
Ⅴ 三叉神経	中脳～頸髄		顔面皮膚，涙腺，結膜，角膜，脈絡膜，強膜，眼瞼，鼻腔・口腔粘膜，舌，歯，歯肉，口唇，硬膜	咀嚼筋，口蓋帆張筋，鼓膜張筋，顎舌骨筋，顎二腹筋	
Ⅵ 外転神経	橋	外眼筋（外側直筋）			
Ⅶ 顔面神経	橋		耳介・外耳道の皮膚	唾液腺（顎下腺，舌下腺），涙腺	舌の前3分の2（味覚）
				顔面筋（表情筋），あぶみ骨筋	
Ⅷ 内耳神経	橋～延髄		内耳の蝸牛（聴覚），内耳の前庭・半規管（平衡感覚）		
Ⅸ 舌咽神経	延髄		耳介・外耳道の皮膚	唾液腺（耳下腺）	舌の後ろ3分の1（味覚）
				茎突咽頭筋	
Ⅹ 迷走神経	延髄		耳介・外耳道の皮膚	咽頭・喉頭の平滑筋と腺，胸腹部の内臓と腺	咽頭下半・喉頭・胸腹部の内臓
				咽頭・喉頭の横紋筋	喉頭蓋（味覚）
Ⅺ 副神経	延髄～頸髄			胸鎖乳突筋，僧帽筋	
Ⅻ 舌下神経	延髄	舌筋（口蓋舌筋をのぞく）			

表 9.1　脳神経のおもな分布領域

表中の分布領域の色分けは，図 9.8 の脳神経核の色に合わせた．ただし，臓性の特殊感覚線維の分布領域は □ で示した．

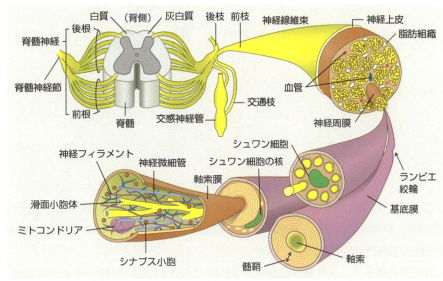

図 9.17　脊髄神経の構造

9.2　末梢神経系

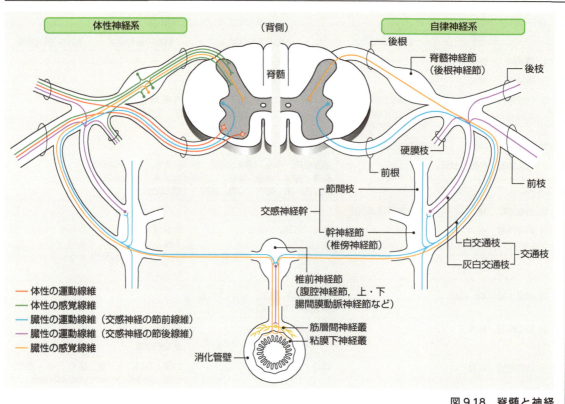

図 9.18 脊髄と神経線維
体性神経系も自律神経系も左右差はないが，本図ではわかりやすくするため分けている．

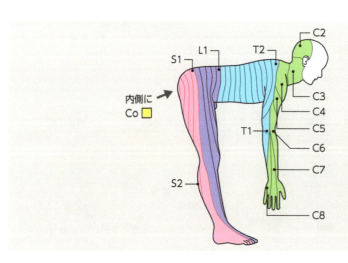

図 9.19 皮神経の分節
図 9.2 の色分けに対応している．C1 は皮枝を示さないため図示していない．

　交感神経と副交感神経は互いに相反する役割をもって1つの臓器を二重支配している．血液循環，呼吸，消化，分泌，体温調節といった生命維持に必要な基本的機能の調節機構としてはたらく．

(1)交感神経系　交感神経の細胞体は脊髄のうち，おもに胸髄（一部は上部の腰髄）

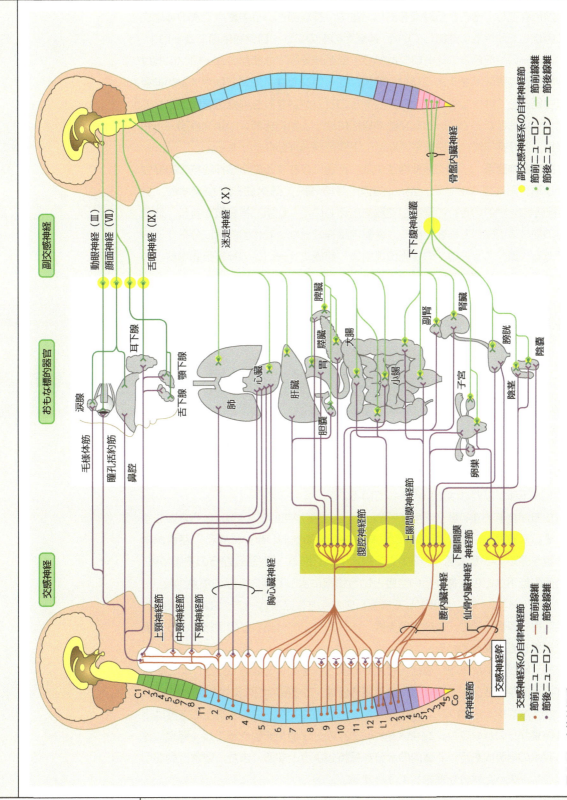

図 9.20 自律神経系

の側角に存在し，そこから軸索を出し，途中，神経節という中継点で次の神経細胞に中継して効果器に連絡している．神経節の前のニューロンを節前ニューロン，後のニューロンを節後ニューロンという．交感神経系では節前ニューロンにおける神経伝達物質はアセチルコリン，節後ニューロンではノルアドレナリンが神経伝達物質としてはたらく場合と，アセチルコリンがいずれも神経伝達物質としてはたらく場合とがある．おもな交感神経節には，上頸神経節，中頸神経節，下頸神経節，腹腔神経節，上腸間膜神経節，下腸間膜神経節などがある．

（2）副交感神経系　　副交感神経は中脳，延髄に存在する副交感神経核の神経性線維が第III脳神経（動眼神経），第VII脳神経（顔面神経），第IX脳神経（舌咽神経），第X脳神経（迷走神経）の走行に混在して脳を出るものと，仙髄に神経核を有し，仙骨神経の前枝に混在して脊髄を出て，骨盤内臓神経となって骨盤内臓に分布するものがある．節前ニューロンの神経伝達物質，節後ニューロンの神経伝達物質ともにアセチルコリンである．

9.3 神経系と生体機構

A. 生体の恒常性の維持

　生体の恒常性の維持機構をホメオスタシスという．たとえば，私たちの体温は36〜37℃の間に保たれており，血圧，血漿浸透圧，血糖値や体重も多少の変動はあっても長い目でみればだいたい一定のところに保たれている．この機構に脳，特に視床下部が重要なはたらきをしている．

　私たちが食事をする場合を考えてみよう．"お腹が空いた（空腹）から食事をする，そしてお腹がいっぱいになった（満腹）から食事をおしまいにする." 空腹および満腹を感知するのは脳，その中でも視床下部である．胃・腸管からの空腹情報，血糖値の低下などの末梢からの空腹という情報によって視床下部の摂食中枢（もしくは摂食促進ニューロン）が興奮して摂食行動を引き起こす．一方，食事中の視覚，味覚，胃・腸管の運動，血糖値の上昇，インスリンの分泌などの情報によって満腹感が生じて食事をやめる．

　また，喉が渇いた（口渇）場合を考えてみよう．運動などをして汗をかいて脱水になると血漿浸透圧が上昇する．血漿浸透圧は，血液脳関門の欠けた脳内部位（浸透圧変化に敏感なニューロン群が存在）でモニターされており，血漿浸透圧の上昇は下垂体後葉からのバソプレシン（抗利尿ホルモン）の分泌増加を引き起こし，腎臓に作用して水の再吸収を行って体内の水分を保持しようとする．また，飲水行動を引き起こし，失った水分を補給しようとする．

B. ストレス反応

ストレス反応について考えてみよう．私たちはストレスがかかると脳を介して種々のストレス反応を引き起こす．たとえば，血圧の上昇，心拍数の増加のような自律神経反応，ストレスホルモン（副腎皮質ホルモンやアドレナリン）の分泌のような内分泌反応，ストレス状態が長期に渡ると不安な気分や抑うつ，遅刻や欠勤などの行動の変容が生じる．これらのストレス反応の統合かつ司令塔は視床下部および大脳辺縁系である．

9.4 神経細胞の基本構造

神経細胞（ニューロン）は細胞体，樹状突起，軸索の3つの部分からなる（図9.21）．感覚ニューロンと運動ニューロンはやや形が異なるが，細胞体は核とその周囲の細胞質からなり，樹状突起は他の神経細胞からの入力を受ける部分で，通常は多数の突起からなる．軸索は，1本の長くて細い突起である．神経興奮（シグナル）を細胞体から軸索を通してその神経終末に運び，次の神経細胞や筋肉，腺などに伝達する．

神経終末が他の神経細胞に情報伝達する場をシナプスという．神経細胞（ニューロン）の細胞膜は，脂質二重層構造になっており細胞内外の物質は通過できないが，細胞内外のイオンのうちあるイオンだけが通過できる穴をもつイオンチャネ

図 9.21　神経細胞（ニューロン）

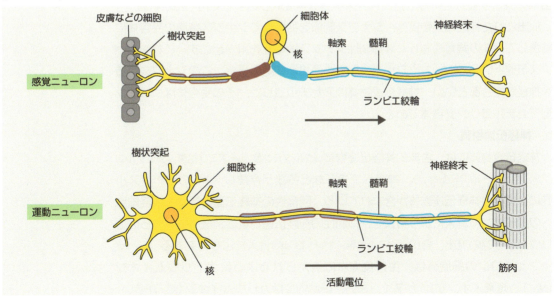

ルや輸送体（トランスポーター）が組み込まれている.

A. 活動電位

ニューロンの細胞内は，細胞内外のイオンの組成により細胞外に対してマイナスの電位（約−70 mV）（静止膜電位）となっている. ニューロンが刺激によって細胞外の電位に近づく（脱分極）と，電位依存性ナトリウムチャネルが次々と開き，細胞外のナトイウムイオンが急速に細胞内に流入して膜電位はプラス（20〜30 mV）（オーバーシュート）になる. すぐにナトリウムチャネルは閉じ，カリウムチャネルが開いて細胞内のカリウムイオンが流出して，静止膜電位よりもマイナスになる（過分極という）が，ナトリウム–カリウムポンプのはたらきにより，再び静止膜電位に戻る（再分極）. このわずか数ミリ秒の電位変化を活動電位という.

ニューロンは，入力信号である刺激（アナログ情報）を活動電位というデジタル情報に変換して，情報処理を行っている. ニューロンで生じた活動電位は，軸索に局所電流を発生させて軸索終末へと伝わっていく（軸索伝導という）. 無髄の軸索の伝導速度は約1メール/秒で，髄鞘で取り囲まれた有髄の軸索の伝導速度は速いものでは100メートル/秒に達し，活動電位が髄鞘間の隙間（ランビエ絞輪）に活動電位が生じることから跳躍伝導といわれる.

a. シナプス伝達

ニューロンの興奮（活動電位）が軸索終末に到達すると，電位依存性カルシウムチャネルが開いて，軸索終末内にカルシウムイオンが流入する. 神経伝達物質を蓄えたシナプス小胞は，細胞内のカルシウムイオンが増加すると軸索終末の細胞膜（シナプス前膜）と融合してシナプス間隙（約20 nmの狭い隙間）に神経伝達物質を放出（開口放出）する. 空になったシナプス小胞は再度取り込まれて再利用される.

放出された神経伝達物質は，シナプス間隙を拡散してシナプス後膜の受容体に結合して，次の興奮性もしくは抑制性シナプス後電位を引き起こす. これをシナプス伝達という（図9.22）. シナプス後膜が骨格筋細胞の場合，このシナプス構造を神経筋接合部といい，神経伝達物質はアセチルコリン，その受容体はニコチン型アセチルコリン受容体である.

b. 神経伝達物質

神経伝達物質には，古典的神経伝達物質（グルタミン酸，γ–アミノ酪酸，アセチルコリン，カテコールアミンなど），神経ペプチドなど多数が存在し，1つのシナプス小胞には複数の神経伝達物質が含まれている. 興奮性の神経伝達物質は，神経細胞への陽イオンの流入により興奮を，抑制性の神経伝達物質は神経細胞内からのカリウムイオンの流出，負のイオン（塩素イオン，Cl^-）の流入により抑制する.

ニューロンの細胞外は，生理食塩水に例えられるようにナトリウムイオン（Na^+）と塩素イオン（Cl^-）が多く，一方，細胞内にはカリウムイオン（K^+）が多い.

図9.22 シナプス

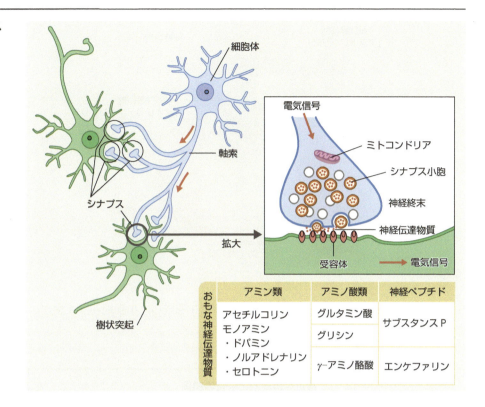

また，細胞内外のカルシウムイオン（Ca^{2+}）濃度は細胞外に多く，細胞内に非常に少ないことから，細胞内でのカルシウムイオン（Ca^{2+}）濃度の増減はシナプス小胞の開口放出などの種々の生理的役割を持っている．

B. 神経膠細胞（グリア細胞）

神経膠細胞（グリア細胞）は，神経細胞ではない神経系を構成する細胞の総称で，脳や脊髄の神経細胞の間を埋めて，結合・支持の役割をなす．毛細血管との間をつなぎ，栄養供給や物質代謝に関与する．星状膠細胞（アストログリア），希突起膠細胞（オリゴデンドログリア），小膠細胞（ミクログリア），それに脳室の脊髄中心管の内壁を覆う上衣細胞がある（図9.23）．

星状膠細胞は血液脳関門の構成細胞であり，神経細胞への栄養供給や支持のはたらきをもつ．血液脳関門は，blood brain barrierの頭文字をとってBBBといわれる．脳の血管はグリア細胞（アストログリア）の足突起に包まれており，血液内のいろいろな物質が脳内に簡単に入らないようなしくみになっている．ニューロンとニューロンはシナプスを介して，神経伝達物質という化学物質を用いて情報を伝えているため，他の化学物質が容易に脳内に入ってくると混乱してしまうことになる．

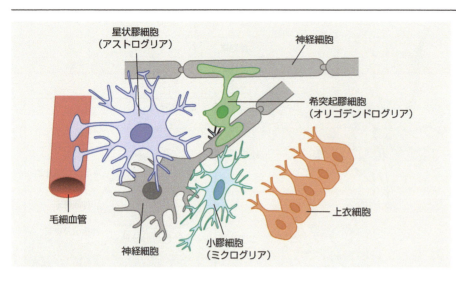

図 9.23 神経膠細胞（グリア細胞）

　希突起膠細胞は，中枢神経における軸索の髄鞘を形成し，小膠細胞は大食作用や免疫作用で注目されている．

身近な神経系と栄養の関係

- 神経細胞（ニューロン）はグルコースをエネルギー源としている．
- ビタミンB_1の欠乏により，健忘などのウェルニッケ脳症，コルサコフ症候群が生じる．
- 旨味成分として知られるグルタミン酸は，脳内では興奮性神経伝達物質としてはたらく．
- γ-アミノ酪酸（GABA）は，脳内では抑制性神経伝達物質としてはたらく．
- フグ毒として知られているテトロドトキシンは，電位依存性ナトリウムチャネルをブロックすることで神経活動を抑制する．
- 必須アミノ酸（9種類）は，生体内で作ることができず，食事から摂取する必要がある．そのうち，チロシンからは，神経伝達物質のドパミン，ノルアドレナリン，アドレナリンが生合成され，トリプトファンからは，神経伝達物質のセロトニンが生合成される．
- コーヒーなどに含まれるカフェインは，アデノシンという睡眠物質がその受容体に結合することを阻害することで覚醒効果を発揮する．

- 神経系は，中枢神経系（脳，脊髄）と，末梢神経系（脳神経，脊髄神経）に分かれる．
- 中枢神経系は，脳は大脳，間脳，小脳，中脳，橋，延髄に分かれ，このうち中脳，橋，延髄をまとめて脳幹という．

- 大脳（終脳）の大脳皮質には，皮質中枢が存在し，髄質には大脳基底核が存在する．脳の深部で脳梁を囲む領域は，高次精神活動の中枢である辺縁系領域となる．
- 間脳には，視床，視床上部，視床下部がある．
- 小脳は，身体の平衡や運動の上位中枢のはたらきを示す．
- 脳幹部には，多くの脳神経核が存在する．
- 橋は，下位から，また上位からの情報を後方の小脳に連絡する．
- 延髄は，呼吸器系や循環器系の中枢部位である．
- 脊髄は，31 対の脊髄神経が出ており，白質と灰白質に分かれる．
- 中枢神経系は，内側から軟膜，くも膜，硬膜の髄膜によって覆われる．
- 脳の内部には，脳室があり，脳脊髄液によって満たされている．
- 脳の血管は，内頸動脈，椎骨動脈があり，脳底部で大脳動脈輪を構成する．
- 自律神経系は，交感神経と副交感神経からなる．
- 神経細胞は，細胞体，樹状突起，軸索からなる．
- 軸索に，髄鞘があると有髄線維，ないと無髄線維という．
- 神経細胞の伝達は，刺激により生じた活動電位が神経終末に伝わり，シナプスで神経伝達物質が放出されることにより起こる．
- 神経膠細胞には，星状膠細胞，希突起膠細胞，小膠細胞と，上衣細胞がある．

10. 感覚器系

　感覚器とは，からだの外界や体内の刺激を感じる器官をいう．その情報は電気信号（神経インパルス）となって脳に伝わり，感覚と認識される．

　感覚には，①体性感覚（皮膚感覚と深部感覚），②内臓感覚，③特殊感覚がある．皮膚感覚（触圧覚，温覚，冷覚，痛覚）は，皮膚にある受容細胞によって感受される．深部感覚は，筋，腱，関節によって感受される．内臓感覚は，満腹感，空腹感，便意，尿意，内臓痛覚などである．特殊感覚（視覚，聴覚・平衡覚，嗅覚，味覚）は，特定の部位（目，耳，鼻，舌）の受容器によって感受される．

　感覚と知覚は異なる．意識にのぼる感覚が知覚であり，感覚情報が大脳皮質にまで行き，感覚を認知して知覚となる．意識にのぼらない感覚情報は大脳皮質にまでいかず，小脳や脳幹に情報が入る．

　受容器の感覚細胞に対して，感覚細胞が興奮する最適の刺激を適刺激という．たとえば視覚に対する光刺激，聴覚に対する音刺激，嗅覚に対する臭い刺激，味覚に対する味刺激，温痛覚に対する皮膚刺激などである．

　刺激は一定以上の強さがないと感覚受容器の興奮が起こらない．興奮を生じる最低の感覚刺激の強さを閾値という．同じ刺激が一定時間以上続くと，主観的な感覚が弱まり，刺激しても感覚がなくなる．これを感覚の順応という．

　本章ではおもに特殊感覚と皮膚感覚を取り上げる．

10.1 視覚系

　視覚器は，眼（眼球，視神経）と副眼器（眼瞼，結膜，涙器，眼筋，眉毛）からなる（図10.1）．

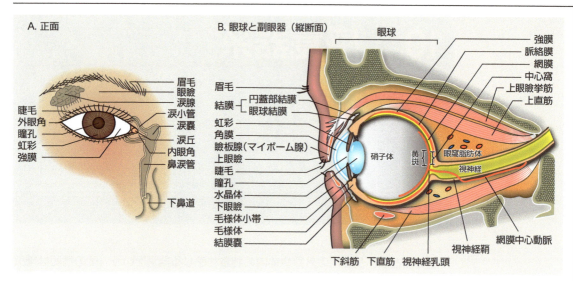

図10.1 視覚系

A. 眼球

　眼球は，眼房水，水晶体，硝子体とそれらを覆う膜からなる．眼房水とは，毛様体の上皮から分泌される．眼球は眼瞼（まぶた）で覆われているが，眼球自体は眼窩の中に入り込んでいる．

a. 眼球を覆う膜

　眼球の壁は基本的に3層からなる．外側から線維膜（角膜，強膜），血管膜（またはぶどう膜：脈絡膜，毛様体，虹彩），網膜である．

(1) 線維膜　膠原線維でできた膜であり，前の約1/6の部分が角膜，残り後ろの約5/6が強膜である．

①角膜：眼球の最も前方にある透明な膜で，日本人の場合，いわゆる黒目にあたる．角膜は角膜上皮，角膜固有質，角膜内皮の異なる層からなる．角膜の最外層の角膜上皮は，角化しない重層扁平上皮からなる．上皮の表面は絶えず涙で浸されている．上皮には知覚神経終末が終わり，小さな異物が目に入った場合，まばたきや痛みを感じる（三叉神経で，角膜反射の感覚神経である）．角膜固有質は角膜の90%を占め，コラーゲン細線維がグルコサミノグリカンに富んだ基質の中で規則正しく配列しているため，透明である．角膜内皮は角膜の最後面の上皮で，眼房水から角膜に栄養を供給するはたらきを有する．

②強膜：眼球外側の白色の線維性の強靭な膜（いわゆる白目）で，密な膠原線維の方向が不規則に走行しているため，光を反射し白く見える．強膜と角膜の移行部は隅角といわれ，眼房水（房水）が排出される静脈洞が存在する．隅角には線維柱帯（膠原線維の束でできた柱状構造）の小さな管が存在し，強膜静脈洞（シュレム管）といわれ

る．隅角がふさがったり，線維柱帯が目づまりを起こすと眼房水の吸収が阻害され，緑内障（りょくないしょう）となる．強膜には外眼筋（後述）が付着する．強膜の前部は眼球結膜で覆われ，結膜内の毛細血管が見える．血管が拡張すると充血し，血管が破れると赤い目（結膜下出血）となる．

(2) 血管膜　血管と色素細胞に富み，赤黒くぶどうの皮に似るため，臨床的にはぶどう膜といわれる．脈絡膜，毛様体，虹彩の3つの部分からなる．

①脈絡膜：強膜と網膜の間にある血管に富んだ層で，メラニンを含む色素細胞が多く存在する．網膜や強膜へ血液を介して栄養供給を担う．

②毛様体：毛様体筋と血管からなり，水晶体（レンズ）を取り囲む．毛様体の突起から水晶体に向かって多数の細い毛様体小帯（チン小帯）が水晶体を覆う．毛様体筋は平滑筋でできている．近くのものを見るときには毛様体筋が収縮する．すると水晶体を引っ張っている毛様体小帯がゆるみ，水晶体みずからの弾力で水晶体の厚さが増す．遠くを見るときは毛様体筋が弛緩する結果，毛様体小帯が緊張し，水晶体の厚さを薄くする．このことが網膜上に焦点を合わせることとなる（眼の遠近調節）．毛様体筋は副交感神経（動眼神経）支配である．毛様体表面の上皮細胞は，眼房水を産生，分泌している．

③虹彩と瞳孔：カメラの絞りにあたり，虹彩の中央の円い穴が瞳孔（どうこう）で，網膜に光を通す．

　瞳孔は収縮したり，散大したりして，眼球内に入る光の量を調節する．瞳孔の大きさは瞳孔括約筋（かつやく）と瞳孔散大筋の平滑筋による．瞳孔括約筋は瞳孔を円周状に取り巻き，副交感神経（動眼神経）によって収縮し，瞳孔を狭める（縮瞳（しゅくどう）という）．瞳孔散大筋は放射状に配列し，交感神経によって収縮し，瞳孔を広げる（散瞳（さんどう）という）．対光反射とは，網膜に光が当たると中脳の動眼神経副核を介して，副交感神経の興奮が起こり，縮瞳となる反射で，死の判定にも用いられる．

　虹彩は血管や色素細胞を含む疎性結合組織でできており，結合組織中の色素細胞の数や色素の量などによって，虹彩が黒色や茶色，青色などを呈する（黒い目，茶色の目，青い目）．

(3) 網膜　網膜は，眼球壁の最内層の膜で，視細胞と神経細胞による視覚の受容を行う．

①中心窩と黄斑：網膜の後極に小さなくぼみの中心窩があり，ものを注視するとき，中心窩に焦点が合って結像する．その周り円形の領域は黄斑といわれる．黄斑の黄色はルテインなどのキサントフィル色素により，460 nmの波長の吸収ピーク（青色光）をもつ．青色光は，1光子あたりのエネルギー量が大きく障害作用が強いので，青色光に対する防御機構として黄斑が存在している．中心窩には視細胞の錐体細胞だけが存在し，高い空間分解能（視力）をもたらす．加齢黄斑変性は，黄斑部に毛細血管が脈絡膜から新生し，網膜の組織が委縮し，視野の中心

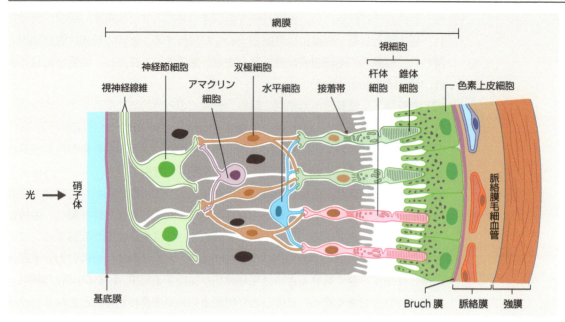

図 10.2 網膜の構造

がゆがんだり，欠けて見えなくなる病気である．

②**視神経乳頭**：中心窩より少し内側（鼻側）には，視神経乳頭がある．視神経線維が網膜（眼球壁）を貫く部位であり，そのため視細胞は存在せず，ものが結像しない盲点（マリオットの盲点）となる．

③**網膜に分布する細胞**（網膜色素上皮細胞を除く）：網膜は規則正しい層的構造を示し，3種類の細胞（視細胞，双極細胞，神経節細胞）から成り立っている（図10.2）．

  1）**視細胞**：光（色）を感受する細胞（第1ニューロン）で，細胞突起を眼球の外側へ伸ばしているが，突起は外節と内節の2つの部分に区別される．視細胞は，外節の形とその機能から杆体細胞と錐体細胞の2種類に分けられ，それぞれ光（明暗）と色を感知する．

  i) **杆体（桿体）細胞**（単に杆体ともいう）：杆体細胞の外節は細長い棍棒状（さお，rod）を示し，その内部には膜でできた円板が敷きつめられている．円板の膜上にはロドプシンが視物質（光を受容する物質）として存在する．ロドプシンに光子が当たると，杆体細胞からの情報が最終的に神経節細胞に伝わり，視神経の刺激となって，明暗の感覚が生じる．

  　ロドプシンといわれる視物質は，ビタミンAのアルデヒドであるレチナールに，オプシンというタンパク質が結合したものである．光が当たるとレチナールは全トランス型となり（異性化），オプシンがレチナールから切り離される．その結果，杆体細胞の膜電位が過分極し，杆体細胞からのグルタミン酸の放出が減少する．グルタミン酸は元来，杆体細胞から双極細胞へ抑制的に作用するため，光が当たると杆体細胞が活性化し，その興奮が神

経節細胞へと伝わる.

ii) **錐体細胞**（単に錐体ともいう）：錐体細胞の外節は円錐状（cone）を示し，膜でできた円板が多数，敷きつめられ，イオドプシンといわれる色を感受する視物質が存在する．イオドプシンはレチナールとオプシンからなり，そのオプシンに3種類ある．青色の波長を最も良く吸収する青視物質のほかに，緑色の波長を吸収する緑視物質，赤色の波長を吸収する赤視物質が存在する．錐体細胞にはそれぞれ一種類の視物質が存在し，錐体細胞のほとんどは中心窩に分布する.

緑と赤の視物質の遺伝子はX染色体上に隣接して存在している．緑または赤の視物質の遺伝子が変化した場合，女性はXX，男性はXYであることから，男性に色覚異常が発現しやすい（女性の場合は一方のX遺伝子に異常が生じても，もう一つのX遺伝子が補完する）．このため赤緑色覚異常は男性に多く，赤と緑の区別がつかない.

2) **双極細胞**：視細胞の情報を受け取り，神経節細胞に伝える双極性の介在ニューロン（第2ニューロン）である.

3) **神経節細胞**（視神経細胞）：神経節細胞は双極細胞の情報を受け取る多極性ニューロン（第3ニューロン）で，その軸索は視神経線維として視神経乳頭で集まったのち，視神経となる.

b. 水晶体

透明で血管を欠く両面凸のレンズである.

水晶体の表面は多糖類でできた膜で全周包まれている．内部は，水晶体上皮と水晶体線維からなり，表層を皮質，深部を核という．水晶体線維は上皮細胞が細胞核を失い，細長く玉ねぎの皮のように重なり合ったもので，細胞質にクリスタリンというタンパク質を含む．このクリスタリンが水晶体の透明性，弾力性，高い屈折率をもたらしている.

水晶体の周縁は，毛様体小帯が付着して毛様体に引っ張られている．毛様体筋の収縮と弛緩によって水晶体の厚さが変わり，遠近調節が行われる．遠くを見る（遠方視）場合，毛様体筋が弛緩し毛様体突起が水晶体から離れるため，毛様体小帯が水晶体を引っ張り，水晶体は薄くなる．逆に，近くを見る場合（近方視），毛様体筋が収縮し，毛様体突起が水晶体に近づくため，毛様体小帯はゆるみ，水晶体はみずからの弾力性のために厚くなる.

水晶体の弾性は年齢とともに低下する．近くのものを見ようとして毛様体筋が収縮しても，水晶体の弾力性が失われ，水晶体が厚くならない．これが老眼である．また水晶体のタンパク質が加齢によって変性し混濁すると，透明性が失われ視力低下をきたし，白内障となる．白内障に対しては白濁している水晶体を吸引，摘出し，人工の眼内レンズを挿入する手術が行われる.

c. 硝子体

水晶体の後方に位置し，眼球内容物の大部分を占める透明ゼリー状の物質である．硝子体の99%は水で，細胞成分も血管もない．

齢をとると硝子体はゼリー状から液状に変化し，明るいところや白い壁などを見つめたときに，糸くずや小さな蚊のような浮遊物が飛んでいるように見える．これを飛蚊症という．ほとんどが生理的なものであり，暗いところでは気にならない．

B.　副眼器

a.　眼瞼

"まぶた"といわれる上下の皮膚のしわで，必要に応じて目（眼瞼裂）を閉じて，眼球を保護し，光を遮断する．上下の眼瞼は表面から薄い皮膚，ついで眼輪筋，瞼板があり，さらに内面は眼瞼結膜が覆う．

瞼板は緻密な結合組織である．瞼板の中に脂腺の一種である瞼板腺（マイボーム腺）が存在し，中性脂肪を分泌する．これによって，角膜・結膜の涙の層の表面に脂肪の薄い被膜が作られ，涙の蒸発を防ぐ．

眼瞼の前縁には睫毛が出ており，毛根に脂腺が存在する．この脂腺の炎症が"ものもらい"（麦粒腫）となる．

b.　結膜

結膜とは，眼瞼の後面から眼球の強膜の表面を覆うひと続きの粘膜である．上下の眼瞼とも，眼瞼結膜から結膜円蓋を経て眼球結膜へとつながる．細菌やウイルスによる感染で結膜炎になりやすい．

c.　涙器

涙腺，涙小管，涙嚢，鼻涙管からなる．

涙腺は，眼窩の上外側にある漿液腺で，涙液を導管を介して上結膜円蓋に注ぐ．涙は，涙腺からの涙液と，結膜からの分泌液が混ざったもので，表面から油層，水・ムチン層，膜型ムチン層の薄い膜でできている．眼球の表面を外界から守り，乾燥を防ぎ，角膜を栄養し，細菌などの侵入や感染を防ぐ．コンタクトレンズを着けている場合は，角膜とコンタクトレンズの間に涙が入り，眼球を保護している．

涙の大部分は水で，リゾチームや免疫グロブリン（IgA，IgG）などのタンパク質，塩分を含んでいる．涙の分泌は副交感神経（顔面神経）によって促進され，交感神経によって抑制される．悲しい時ばかりでなく，覚醒時は絶えず分泌し（1日2〜3mL），まばたきによって涙が涙小管にポンプ作用で吸引されるので，睡眠中はほとんど涙の分泌はない．

上・下眼瞼の内眼角のところに開口（涙点）する細い管の涙小管は，上下が合わさり，涙嚢につながる．涙嚢から鼻涙管が下方に伸び，下鼻道に開口する．

図 10.3　左眼の外眼筋

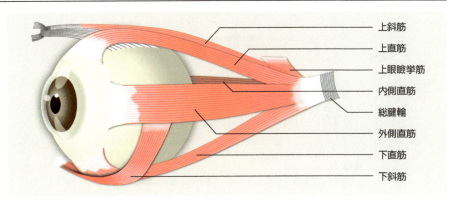

上斜筋
上直筋
上眼瞼挙筋
内側直筋
総腱輪
外側直筋
下直筋
下斜筋

d. 外眼筋(図10.3)

　眼球を動かす骨格筋である．外眼筋には4つの直筋（上直筋，下直筋，内側直筋，外側直筋）と2つの斜筋（上斜筋，下斜筋）があり，眼球の運動は行わないが上眼瞼挙筋も外眼筋に含める．外側直筋は外転神経，上斜筋は滑車神経支配で，そのほかの筋はすべて動眼神経支配である．

　上眼瞼挙筋の深部には平滑筋の上瞼板筋が含まれて，交感神経支配であり，開眼時には上眼瞼挙筋と上瞼板筋がはたらいて，上眼瞼を引き上げる．交感神経優位になると目をかっと見開くのはこのためである．

　眼球の運動として，両方の眼球は平行して動くように調節されており，これを共同性注視という．

C.　視覚，視野，両眼視 (図10.4)

　外界の光は水晶体（レンズ）を通って網膜に差し込むので，網膜に映る像は上下左右が逆転する．視野の右半分は網膜の左半分（左の耳側と右の鼻側）に，視野の左半分は網膜の右半分（右の耳側と左の鼻側）に像を結ぶ．両眼ともに鼻側から出た線維（神経節細胞の軸索）は，視神経となって中心部の視交叉を超えて反対側の視索となる．耳側から出た線維は，視神経となって視交叉を超えて同じ側の視索となる．したがって，右の視索には左眼の鼻側の網膜からと右眼の耳側の網膜からの線維が入り，左ではその逆となっている．このような視神経の線維は完全に交叉するのではなく，内側線維（鼻側線維）だけが交叉することを半交叉という．

　視索の線維は外側膝状体を介して後頭葉の後極の視覚野に向かうが，右の視野の情報は最終的には左の視覚野に終わる．また黄斑部からの線維の数は多く，視覚野に黄斑部からの線維が占める割合は大きい．このことは視野の中心部からの情報がより多く視覚野に入ることを意味している．

　ヒトは左右両方の眼で同じものを見ており，これを両眼視という．網膜に投影される像は左右で少しずれている．半交叉によって右の脳には左右の眼からのず

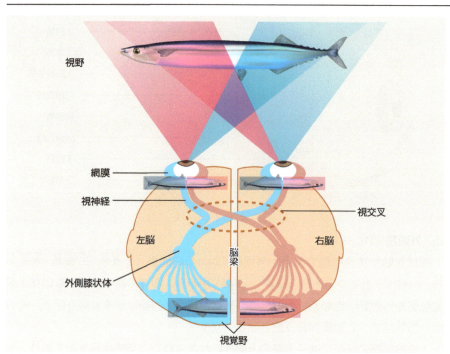

図 10.4 視覚と視野

れた2つの左半分に像が，左の脳には右半分の像が送られて，情報処理される．このように両眼視の場合，同じ対象に対する異なった像が左右の視覚野に集められるため，立体視のイメージができることとなる．

視覚経路のどこかで障害が起こると，視野欠損となる．視覚経路の障害の部位によって視野欠損のパターンが異なる．原因はいろいろで，下垂体腫瘍などもある．

10.2 聴覚・平衡覚系

聴覚・平衡覚系は耳が司る．耳は外耳，中耳，内耳に区分され，音を聞き取る聴覚器官は外耳，中耳，内耳に，からだのバランスを保つ平衡覚器官は内耳に存在する（図10.5）．

A. 外耳

外耳は，耳介から鼓膜までをいい，耳介と外耳道からなる．

a. 耳介

耳介は一般に"耳"といわれている部分で，皮膚と耳介軟骨からなる．耳介軟骨は弾性軟骨で柔らかいが，みみたぶ（耳垂）には軟骨はない（ピアスやイヤリングの孔

図 10.5 聴覚・平衡覚系（右耳）

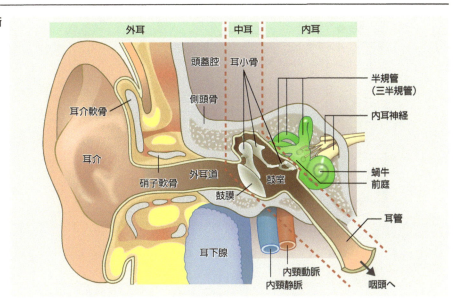

が開きやすい). 耳介の複雑な外形は, 音の周波数成分を反射させて音源の特定に役立っている. 多くのヒトは耳介を動かすことはできない. 耳介の皮膚は薄く温熱を失われやすいので凍傷になりやすい. また重なる外力によって慢性炎症が起こり, 柔道やラグビー選手に耳介の変形がみられることがある.

b. 外耳道

外耳道は外側1/3は硝子軟骨が取り巻き, 内側2/3は側頭骨の骨が取り巻いている. 外耳道の軟骨部の皮膚には耳道腺が発達しており, 脂肪性の分泌物と剥離した表皮が混合して耳垢（みみあか）となる. 水に長い時間曝露されている競泳者は, 細菌やカビによる炎症が外耳道から耳介にまで広がる外耳炎が起こりやすい.

B. 中耳

中耳は鼓膜よりも奥にある側頭骨内の部位をいい, 鼓室という腔所がある. 鼓室の前方には耳管が咽頭と連絡し, 後方は乳様突起の深部にある乳突洞や乳突蜂巣と連絡する.

a. 鼓膜

鼓膜は, 薄い膜で浅く陥凹し, その中心は中耳内の耳小骨の一つ, ツチ骨の下端が鼓膜に付着している.

鼓膜は外耳道の続きである皮膚層（外面）, 鼓室粘膜の続きである粘膜層（内面）とそれらにはさまれる結合組織の固有層の3層からなる. 音波は鼓膜を振動させて耳小骨に伝え, さらに内耳に伝えられる. 鼓膜に穴が開くと, 聴力が低下する.

b. 鼓室

鼓室は, 側頭骨の錐体の中にある腔所である. 鼓室内には3つの耳小骨が連なっ

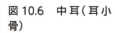
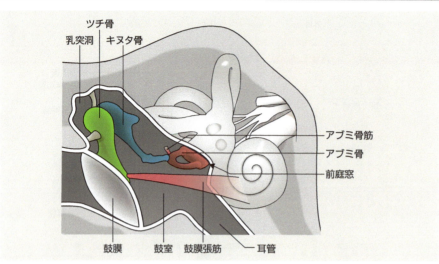

図10.6 中耳(耳小骨)

て存在し，鼓膜の振動を増幅して内耳に伝える役目を持っている(図10.6)．
　耳小骨は，鼓膜側よりツチ骨，キヌタ骨，アブミ骨の順に関節でそれぞれが連

耳管咽頭口(図10.7)

気圧が変化したとき(高所やエレベーターで急激に上下する)につばを飲み込むと耳管が開き，鼓膜がピーンとする感覚が消失する．また咽頭の炎症が耳管を介して鼓室にまで広がり，中耳炎となる．

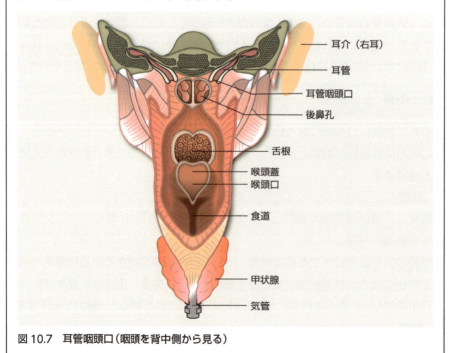

図10.7　耳管咽頭口(咽頭を背中側から見る)

244　　　　　　　　　　　　　　　　　　　　　　　　　　　　10. 感覚器系

絡している．ツチ骨は鼓膜の振動をキヌタ骨，アブミ骨に伝え（これを骨伝導という），アブミ骨は前庭窓にはまり込んで，内耳の骨迷路へ振動を伝える．この耳小骨によって鼓膜にかかる振動が20〜25倍増幅されて内耳に伝わる．

　ツチ骨には鼓膜張筋が，アブミ骨にはアブミ骨筋の小さな横紋筋が付いて，大きな音が鳴ると，反射的にこれらの筋が収縮して，過大な振動が内耳に伝わらないようにしている．

c．耳管

　鼓室からは咽頭に向かって耳管があり，咽頭上部の外側壁に開いている（図10.7）．耳管咽頭口は普段は閉じているが，嚥下やあくびをすると耳管咽頭口が開き，空気が耳管を通って鼓室内に入る．これによって鼓室内の圧力と咽頭を通じて入る外気圧が等しくなる．

C．内耳

　内耳は中耳の奥で，側頭骨の中にあり，音の情報や平衡を感知する部分で，蝸牛，前庭，半規管からなる（図10.8）．内耳は，名前の通りの骨迷路といわれる緻密質でできた複雑な形をした骨と，骨迷路の中に同じ形をした膜迷路といわれる膜組織が入ってできている．骨迷路と膜迷路の間の空間には外リンパ液によって，膜迷路内は内リンパ液によって満たされている．

a．蝸牛

　蝸牛はカタツムリの殻のように2回転半渦を巻いている．蝸牛の中にある蝸牛管には，音の受容器であるコルチ器が存在する（図10.9）．コルチ器には，感覚細

図10.8　内耳（蝸牛，前庭，半規管）

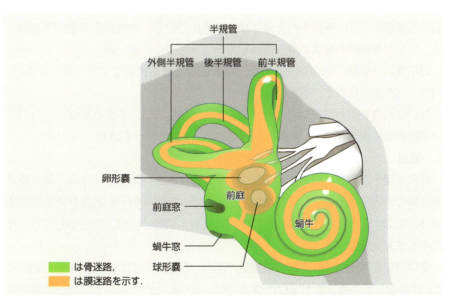

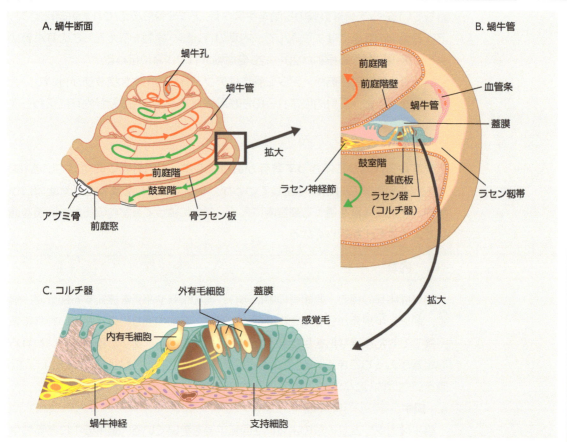

図 10.9 蝸牛とコルチ器

胞である内有毛細胞と外有毛細胞が整然と配列し,内外の有毛細胞の頂上部には,微絨毛(感覚毛)が100本以上規則正しく密生している.コルチ器の上に張り出している蓋膜に,この感覚毛の先端部が入り込んでいる.内外有毛細胞の基底部には,ラセン神経節を有する蝸牛神経がシナプスをつくっている.

蝸牛管の外側壁には血管条という上皮細胞と毛細血管網でできた部位があり,内リンパがつくられている.

外リンパは細胞外液に似た成分で,高Na^+濃度,低K^+濃度であり,内リンパは細胞内液に成分が近く,高K^+濃度,低Na^+濃度となっている.

b. 前庭

前庭は膜迷路の互いに直交する2つの袋,卵形嚢と球形嚢からなる.卵形嚢と球形嚢の内面にはそれぞれに平衡斑といわれる平衡覚を担う小区画がある.卵形嚢は頭部の水平方向,球形嚢は垂直方向の動き,運動(加速度)を感知してからだの平衡感覚を保つ.

平衡斑の有毛細胞には多数の感覚毛があり,その上にゼリー状の膜と平衡砂(耳石)が存在している.頭を傾けたりうつむいたりしたときに,その動きや直線加

感音性難聴は内耳の蝸牛や蝸牛神経から脳の中枢に障害があるもので，老人性難聴がその例となる．高齢者ではコルチ器の細胞の委縮が蝸牛の基底部から始まるため，高音域の音が聞き取りにくくなり，低音域では変化が少ない．先天的，後天的に有毛細胞や蝸牛神経の障害がもたらされる場合も多く，抗生物質（ストレプトマイシン）の投与や長時間の過大音にさらされたときに起こる．感音性難聴に対しては人工内耳の植え込みも行われ，聴力の回復を行う．伝音性難聴は，外耳から内耳までの伝道異常による難聴をいう．耳垢による外耳性閉塞，鼓膜の損傷，中耳炎，耳硬化症などが伝音性難聴の原因となる．補聴器によって改善がみられる．

速度によって平衡砂を含む膜が平衡斑の上で移動する．その結果，有毛細胞の感覚毛がずれ，有毛細胞が興奮し，有毛細胞に終わっている前庭神経を刺激し，平衡覚を脳に伝えていく．

c. 半規管

半規管は，円周が3/4程のリング状の管（半規管の名前の由来）で，3本それぞれが互いに直交するように配置されている．半規管の基部のところは膨らんで膨大部といわれ，その中に有毛細胞が集まった膨大部稜がある．有毛細胞の感覚毛は，その上を覆うゼリー状の小帽（クプラ）に進入し，からだが回転運動すると，半規管内の内リンパがその動きと反対方向に移動し，小帽が倒れて有毛細胞の感覚毛もずれて傾く．このことが有毛細胞の興奮を引き起こし，前庭神経に刺激が伝わる．

平衡覚の情報は前庭神経節の感覚ニューロンの終末に伝えられ，前庭神経として脳へ情報を伝える．蝸牛神経とともに前庭神経は内耳神経として内耳孔から延髄の前庭神経核に入力される．

10.3 味覚

味覚は食べ物，飲み物の中の化学物質を感知する感覚であり（図10.10），その受容器は味蕾といわれる細胞集団である．味蕾の多くは舌の表面に，一部は軟口蓋，咽頭に存在する．

A. 舌乳頭

舌の表面にある，小さな多数の突起である舌乳頭には糸状乳頭，茸状乳頭，葉状乳頭，有郭乳頭の4種類が区別される．茸状乳頭，葉状乳頭，有郭乳頭の側面に味蕾が存在する（図10.11）．

図10.10 味覚と嗅覚

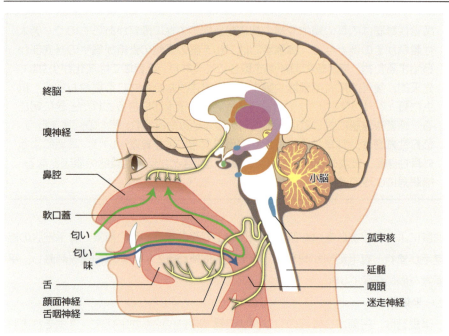

B. 味蕾

味蕾の数は舌全体で成人では約5,000個，新生児では10,000個とされ，有郭乳頭が最も味蕾の数が多い．味蕾は舌乳頭表面の粘膜上皮内にある卵円形の細胞集団である．味蕾の先端部には小さな孔（味孔）が開いている．味蕾を構成する細胞には，味細胞，支持細胞，基底細胞の3種類がある．味細胞が味覚を感知する感覚細胞で，味孔に向かって微絨毛（味毛）を有し，その細胞膜中に味覚の受容器が存在する．味蕾の底部に存在する基底細胞が味細胞，支持細胞に分化する幹細胞で，約10日で新しい細胞に置き換わる．

C. 味覚受容体

ヒトが識別できる基本的な味覚は塩味，酸味，甘味，苦味，旨味の5種類である．辛味は痛覚受容として受容されるので，味覚には含まない．これら5種類の基本的な味覚に応答する5種類の味細胞が存在する．5種類の受容体は，旨味，甘味，苦味を受容するGタンパク質共役型受容体（T1R1，T1R2，T1R3，T2Rs）と，塩味，酸味を受容するイオンチャネル型受容体（ENaC，Otop1）に分類される（図10.12）．いずれも細胞外からのCa^{2+}の味細胞への流入，あるいは細胞内に貯留されたCa^{2+}の遊離によって細胞内Ca^{2+}濃度の上昇が起こり，味細胞から神経伝達物質が放出されて，求心性感覚神経を刺激し，味覚情報を脳へ伝えていく．

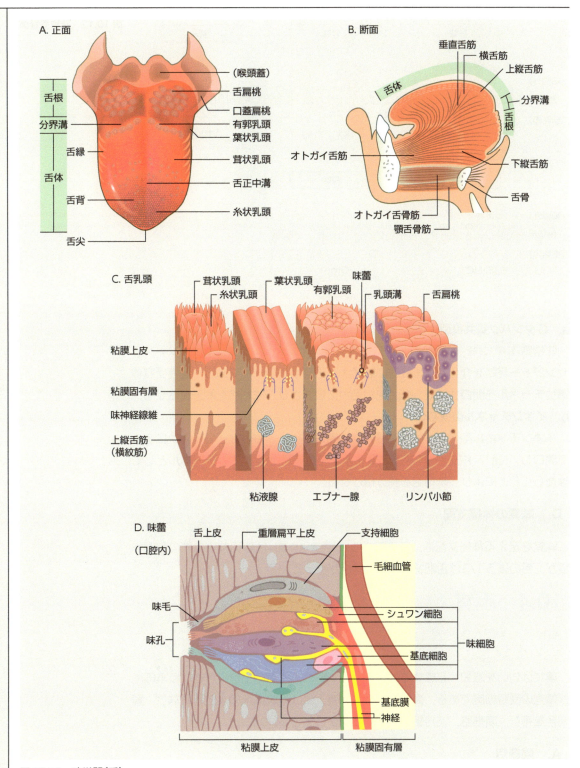

図 10.11 味覚器(舌)

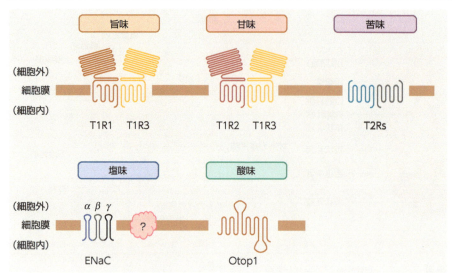

図10.12 味覚受容体

a. Gタンパク質共役型受容体

味物質（旨味，甘味，苦味）がGタンパク質を活性化することにより，セカンドメッセンジャー経路を介して，最終的にはイオンチャネルの一種である一過性受容体電位チャネルを開口させて，Na^+を細胞内に流入させ，味細胞を脱分極させる．

b. イオンチャネル型受容体

イオンチャネル型受容体は，細胞外のH^+（酸味）やNa^+（塩味）などのイオンによって開口し，Na^+，K^+，Ca^{2+}などの陽イオンを透過させるイオンチャネルとしてはたらくことにより，味細胞を脱分極させる．

D. 味覚の神経支配

味覚を伝える神経支配は，舌の前2/3（分界溝より前）は顔面神経の枝の鼓索神経が，舌の後ろ1/3は舌咽神経と迷走神経が担っている．

10.4 嗅覚

嗅覚は匂いを感知する感覚であり（図10.10参照），鼻腔の上壁に存在する嗅細胞が嗅覚の受容細胞である．鼻腔の嗅粘膜の嗅上皮は呼吸器系の上皮と異なり，黄褐色を帯び，嗅細胞，支持細胞，基底細胞からなる（図10.13）．

A. 嗅細胞

嗅細胞は双極細胞で，鼻腔表面側に球状の細胞突起を出し，その突起からは周

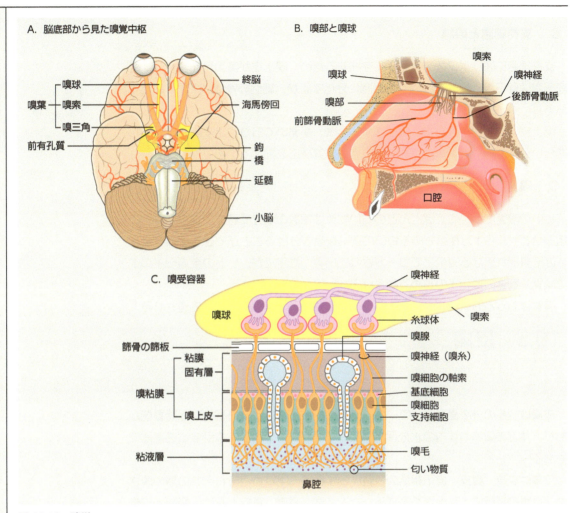

図 10.13　嗅覚

*軸索の周囲に髄鞘をもたないもの.

囲に向かって10数本の線毛（嗅毛という）が出ている．嗅毛の細胞膜には，嗅覚受容体である匂い結合タンパク質が存在し，匂い分子と結合する．嗅細胞の基底側から出るもう一方の突起は，無髄*の嗅神経として篩骨篩板を貫いて嗅球内に存在する神経細胞とシナプスを形成する．このシナプス部は糸球体といわれ，嗅細胞から送られてきた信号は，この糸球体において二次ニューロンの増強と抑制が起こり，嗅覚情報として嗅球から嗅索を経て嗅覚の中枢に送られる．

　1つの嗅細胞は，十数種類の受容体をもち，空気中に漂う特定の匂い分子に対して，強く応答する．匂い分子が嗅細胞のGタンパク質共役型受容体に結合すると，cAMPが上昇して細胞内カルシウムイオン濃度が高まり，嗅細胞が脱分極する．

B. 支持細胞と嗅腺

支持細胞にはリポフスチンが多く存在するため，嗅上皮が黄褐色を呈する．基底細胞は幹細胞で，嗅細胞や支持細胞に分化するが，細胞の寿命は1か月ほどである．

嗅上皮には漿液を放出する嗅腺（ボウマン腺）が開いており，上皮表面に分泌して匂い分子を絶えず洗い流して，嗅細胞の感覚順応を抑えている．

C. 嗅覚受容体

ヒトの嗅覚について，ほとんどの匂い物質は複数の嗅覚受容体に結合し，その組み合わせから1万種類もある匂いの違いを嗅ぎ分けることができる．嗅覚受容体はそれぞれ異なる遺伝子でコードされている．推定だが，ヒトの全遺伝子の中で嗅覚受容体の遺伝子の占める割合は3%もあるとされている．

嗅覚はもっとも原始的な感覚であり，扁桃体などの大脳辺縁系で処理される．

10.5 | 皮膚

皮膚は全身の外表面を覆っている．皮膚はからだに対する機械的な保護機能があり，体温の調節や体内の水分保持に加えて，からだの刺激を感受する感覚器でもある．

皮膚は表皮，真皮，皮下組織の3層からなるが（図10.14），それぞれの層の厚さは，皮膚の場所により大きく異なる．たとえば，表皮，真皮ともに，眼瞼の皮膚では薄いが，手掌や足底では厚い．皮膚の付属器として，表皮から派生したものに，毛，爪，汗腺，皮脂腺がある．

A. 表皮

表皮は重層扁平上皮でできている．表皮にはケラチノサイト，メラノサイト，ランゲルハンス細胞，メルケル細胞が存在する．

a. ケラチノサイト

表皮の細胞（ケラチノサイトという）は，最も深部の細胞が分裂，増殖して表層へ移動し，細胞内にケラチンがたまり，核を失って剥がれ落ちる．この過程を角化という．表皮は深部から5層（基底層，有棘層，顆粒層，淡明層，角質層）に分けられる（図10.15）．

（1）基底層 基底膜の上の一列に並ぶ細胞層で，細胞分裂が盛んに行われている．幹細胞が分裂し，ケラチノサイトとして増殖して表層へ向かって分化してい

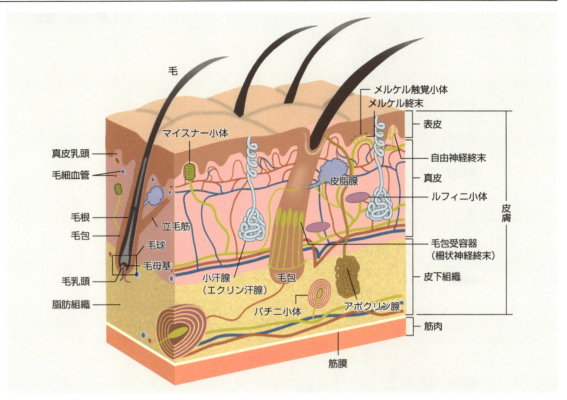

図 10.14　皮膚

く.

(2) 有棘層　ケラチノサイトどうしが小さな細胞突起(棘)を出して連絡しているため，有棘層という．細胞内に層板小体（糖スフィンゴ脂質，リン脂質，セラミドなどの脂質からなる層板を含む小胞）を作っている．

(3) 顆粒層　ケラチンフィラメントを凝集するケラトヒアリン顆粒を細胞内に有するため，顆粒層といわれる．角質層に向かって層板小体を開口分泌し，セラミドなどの脂質による"水関門"を形成する．

(4) 淡明層　手掌や足底など表皮の厚い部位にのみ見られる．

(5) 角質層　ケラチノサイトには核がなく，細胞質はケラチン(軟ケラチン)が充満しており，細胞が屋根瓦のように積み重なっている．角質層は剥がれ落ち，垢となる．角質層の細胞がもつ疎水性のタンパク質であるケラチンと，セラミドなどの細胞間基質によって，生体内の水分を保持する「水分保持機能」と，外界からの異物の侵入を防ぐ「バリアー機能」がもたらされる．角質層は手掌や足底ではとくに厚い．表皮の更新周期は15～30日といわれる．

b．メラノサイト

　基底層には，メラニン色素をつくるメラノサイトが存在する．メラノサイトはメラニン顆粒を細胞質でつくり，細胞の突起を伸ばし，有棘層のケラチノサイト

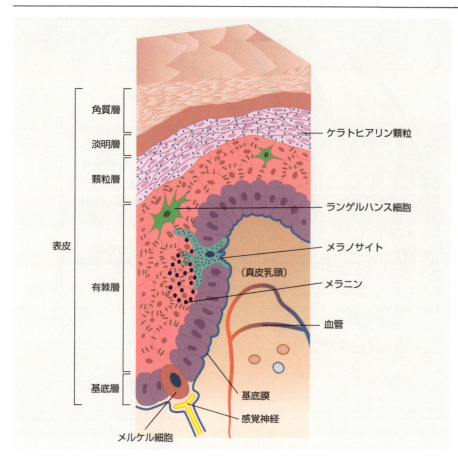

図 10.15　表皮

がその突起からメラニン顆粒を取り込む．メラニンは太陽光を含む紫外線（UV）を吸収し，紫外線によるDNAの変性を防ぐはたらきをもつ．

　肌の色はメラニン量によって決まる．メラノサイトの数に人種差，個体差はなく，メラニンの産生量や分配，分解の差が遺伝的に決まっている．肌の色が白いヒトはメラニンが分解されやすい．多量の紫外線を受けて日焼けするのは，メラニン量が増加したことによる．メラニン色素が一か所に蓄積すると，色素斑，そばかすとなり，メラノサイトの良性腫瘍がほくろとなる．

　メラノサイトは神経堤（神経外胚葉）由来の細胞で，発生の過程で表皮に入ったものである．メラノサイトが臀部（でんぶ）の真皮内に残存するものを蒙古斑（もうこはん）といい，日本人の乳幼児のほとんどにみられるが，成長するにしたがって消失する．

c. ランゲルハンス細胞

　表皮に存在する樹状細胞をランゲルハンス細胞という（膵臓のランゲルハンス島発見者と同一人物名）．長い樹状の突起を多数もち，有棘層のなかに突起を伸ばしている．皮膚に加えられた刺激（外部からの細菌，ウイルス，化学物質，金属など）を抗原物質として取り込み，皮膚深部の免疫系の細胞に異物であると伝える抗原提示細

胞である.

d. メルケル細胞

表皮の基底層に存在する触覚を受容する細胞である.

B. 真皮

表皮のすぐ下の強靭な結合組織を真皮という. 真皮の主成分は膠原線維であるが, 少量の弾性線維も含み, 皮膚の弾力をつくりだしている. 真皮の表層部の一部は表皮内に乳頭のように突出して入り込んでおり, この部を真皮乳頭という. 手掌や足底部では真皮乳頭と真皮乳頭の間は, 逆に表皮の一部が飛び出す形になり, 表皮の小さな稜と溝による皮膚の起伏ができる. 皮膚表面の小さな稜と溝が指紋, 掌紋, 足底紋であり, そのパターンは個人によって遺伝的に決められ, 成長しても変化しないため, 個人識別に用いられる.

真皮乳頭には表皮には進入しない毛細血管が存在し, 表皮の細胞に栄養素を与える. 皮膚感覚の受容器(マイスナー小体)や感覚神経の自由神経終末が密に集まっている.

真皮乳頭の下は網状層といわれる線維成分, とくに膠原線維が多い強靭な結合組織でできており, 弾性線維も混じる. これらの線維は皮膚にかかる張力の方向に規則性をもって配列している. このような真皮の結合組織線維の走行をランゲル線, または皮膚割線という. 若年者では皮膚に弾力や張りがあるが, 加齢により弾性線維が減り, 皮膚の弾力が低下してしわやたるみとなる.

C. 皮下組織

皮下組織は, 真皮の下にある疎性の結合組織で, 多量の脂肪組織が集まっている. このことから皮下脂肪ともいわれる. 男女問わず, 皮下組織の脂肪組織は保温効果があり, 体温の維持に役立つとともに, エネルギー源の貯蔵庫としてのはたらきをもつ. 部位にもよるが, 皮膚をつまんで下層の骨や筋から遊離させることができるのは, 皮下組織がゆるい疎性結合組織であるからである.

D. 皮膚の付属器

皮膚の付属器として表皮由来の毛, 爪, 汗腺, 皮脂腺がある.

a. 毛

毛は手掌と足底部以外の全身の皮膚にみられる. 毛は表皮の上皮が毛胞として下の結合組織にもぐりこんで毛球をつくり, 結合組織の血管から栄養素を得て盛んに増殖し, 密なケラチンを棒状にして体表より突出させたものである. 毛球は下面にくぼみを持ち, このくぼみの内面が毛をつくる毛母基となり, 毛母細胞からなる. くぼみの中の結合組織は毛乳頭といわれる.

毛乳頭は，毛細血管に富んでおり，毛母細胞に栄養を供給している．毛母基にはメラノサイトが存在し，メラニン顆粒を上皮細胞に与えることにより，毛が淡褐色〜黒色の色を呈する（メラニンを失うといわゆる白髪になる）．

毛包の周囲を求心性感覚神経が取り巻き，毛包受容器として毛の動きを感知し，触覚情報処理にあたる．

毛の成長，毛母細胞の細胞分裂には周期性（毛周期）があり，成長期，退行期，休止期を繰り返している．

(1) 立毛筋　立毛筋は真皮の乳頭層からおこって毛根のまわりの結合組織に付く平滑筋で，毛との傾斜面に皮脂腺をはさむように位置している．交感神経の支配を受け，毛を皮膚の表面に垂直に立てる．"鳥肌が立つ"とは立毛筋反射の結果である．立毛筋が収縮すると，皮脂腺の分泌物が毛包に向かって圧出される．

b. 爪（つめ）

爪は，手や足の指の末節背面にある硬ケラチン（角質）でできた板である（動物の蹄や鉤爪にあたる）（図10.16）．

付け根付近に半月状にやや白く透けて見える部分は爪母基という．爪母基は，分裂が盛んで，多数の角質細胞の層が形成され板状に伸長していく（1日に0.1 mm伸長）．爪は構造的に3層からなり，ケラチンの方向は表層から縦走，横走，縦走となっている．

c. 汗腺

汗腺にはエクリン汗腺とアポクリン汗腺の2種類が区別される（図10.14参照）．

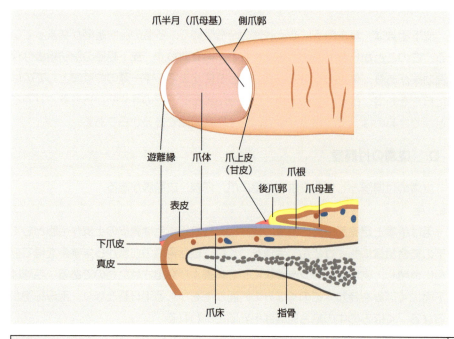

図 10.16　爪の構造

(1) エクリン汗腺　水と電解質を主成分とする汗を，毛と無関係に皮膚の表面から分泌する一般的な汗腺である．全身の皮膚に分布し，全体で約300万個存在する．エクリン汗腺は細い単一管状腺で，腺の本体（終末部）は真皮の中にあってとぐろを巻いている．終末部は，分泌細胞と，その周囲を取り囲む筋上皮細胞からなる．筋上皮細胞が収縮して分泌細胞からの汗が導管へ放出される．導管（汗管）は真皮から皮膚の表面に近づくにつれてコイル状になり，表皮を貫いて体表に汗孔として開口する．

汗はおもに塩化ナトリウムを含む透明な液体であるが，pHは4～6の酸性を示し，皮膚表面での細菌の増殖を抑える．汗腺からの分泌物は高張であり，コイル状汗管の管腔細胞によってナトリウムイオンや塩素イオンが再吸収される．汗は体表から蒸発することで気化熱になり熱を奪い，からだを冷やす作用がある．手掌や足底のエクリン汗腺は精神的な緊張の時に，交感神経の作用によって精神的発汗として汗が放出され，体温調節がなされる．

(2) アポクリン汗腺　腋窩，乳輪，下腹部や肛門周囲などに分布する汗腺であ

熱傷

火や熱くなった物との接触，紫外線への曝露，酸などの化学物質との接触によって，皮膚は熱傷（やけど）を受ける．皮膚の細胞が熱傷によって破壊されると，体液の喪失によって循環不全に陥ったり，ショック状態になったりする．体液量の喪失は，熱傷の体表面積から算出されるため，簡便な「9の法則」によって体表面積を推定する．図10.17に示すように，頭部9，左右の上肢9×2，胸部と腹部9×2，背部9×2，下肢9×4，会陰部1のパーセントで表す．

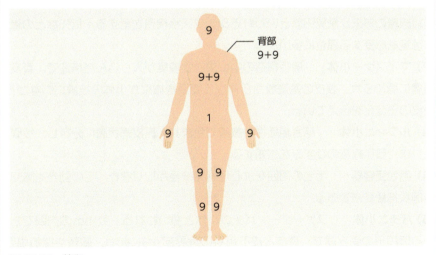

図10.17　熱傷
9の法則：胸と腹部で18%，背部で18%．

り，皮膚の表面に直接開口せず，毛包の皮脂腺開口部の上方に開口する．分泌物はタンパク質，炭水化物，アンモニア，脂質を含み，粘調である．皮膚表面の細菌の作用により独特な刺激的なにおいを発するようになる．アポクリン汗腺は思春期，性ホルモン（アンドロゲン）によって活発に活動するようになる．多くの哺乳動物のアポクリン汗腺は，縄張りや交尾行動，母性行動にかかわっているフェロモンを分泌するが，ヒトでもフェロモン作用をもつとされ，男性の分泌物は女性の性周期に影響を与える．

d. 皮脂腺

毛包の上部には，立毛筋の上に，皮脂腺が存在するが，直接皮膚に開口していることもある．皮脂腺からの脂肪性の分泌物（皮脂）は，毛髪や皮膚を滑らかにし，乾燥を防ぐ．また皮脂は防水や細菌の侵入から皮膚を守る．思春期には性ホルモンの作用で，皮脂の分泌が高まる．皮脂腺の腺管が皮脂でつまり，炎症が起こると尋常性痤瘡（にきび）となる．

E. 皮膚感覚

体性感覚には，皮膚に受容器がある皮膚感覚（触圧覚，温覚，冷覚，痛覚など）と，筋・腱・関節に受容器がある深部感覚がある．

a. 触圧覚（触覚，圧覚）

触覚と圧覚は，ともに皮膚組織の変形，毛の動きや振動といった機械的刺激を受容，感知する感覚である．触覚の受容器は，メルケル触覚小体，マイスナー小体，ルフィニ小体，毛包受容器である．圧覚の受容器にはパチニ小体がある．

（1）メルケル触覚小体　メルケル細胞と求心性神経からなる構造体である．メルケル細胞は表皮の基底層に存在し，メルケル細胞の基底部には，有髄の求心性神経線維の終末が触覚円盤といわれるシナプス様構造を呈する．指先などの繊細な触覚を感受する部位に多い．

（2）マイスナー小体　層板構造の中に求心性線維が入り込んだ構造で，真皮乳頭層に認められ，表皮の基底膜から伸びる膠原線維束が小体の被膜につながり，表皮の圧変化を伝えている．

（3）ルフィニ小体　結合組織性の被膜で包まれ，真皮網状層に分布し，被膜をとりまく膠原線維のひずみを感知する．

（4）毛包受容器　毛包の周囲を求心性感覚神経が取り巻き，毛の動きを感知する柵状神経終末である．

（5）パチニ小体　ファーター・パチニ小体ともいわれる．数mmの肉眼でもみえる卵円形の受容器で，真皮と皮下組織の境界部（特に指先），靱帯や関節周囲，内臓の結合組織に分布する．組織に加わった圧力を感受する．

深部感覚

深部感覚とは，筋，腱，関節の圧力・伸展状態を感知することにより，体の各部分の位置，運動の状態，体に加わる抵抗，重量を感知する感覚をいう．固有感覚ともいう．骨格筋中にある筋紡錘，腱にある腱器官，関節包にあるルフィニ小体様の受容器がこの感覚を担う(図10.18)．

筋紡錘は，骨格筋線維の間に埋もれている紡錘型の伸展受容器で，筋線維と平行に走る細い筋線維（錘内筋）の束を，結合組織が覆っている．錘内筋には神経終末が存在し，伸展を感知している．錘内筋は，γ運動ニューロンの支配を受けて収縮することで，感度の調節を行っている．

腱器官は，ゴルジ腱器官ともいわれ，筋と腱の移行部に存在する．髄鞘を失った神経線維が細かく分岐し，数本の腱線維を包むように分布する小体である．

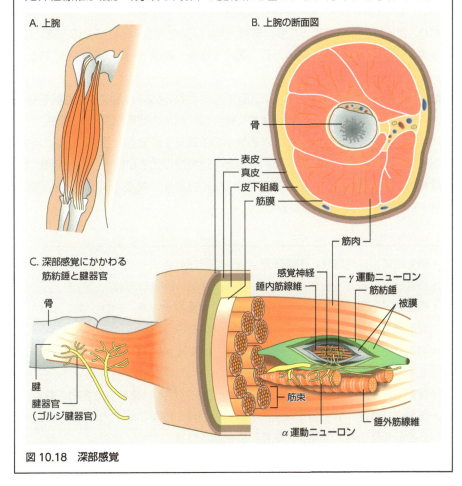

図 10.18　深部感覚

b. 温度覚(温覚，冷覚)，痛覚

これらの感覚は自由神経終末によって受容，感知される．温度感覚は冷覚と温覚に分かれる．冷覚は15〜30℃，温覚は30〜45℃の範囲を感じる．10℃以下，

45℃以上の温度感覚は痛みを伴う.

　温熱受容器にはTRP（transient receptor potential）イオンチャネルが存在し，さまざまな温度を感じる．また化学物質にも反応する．TRPの分子ファミリーは温度覚，痛覚を担うが，辛味の成分であるカプサイシンは辛味と同時に痛覚として受容される．痛覚には刺激によって，短時間で消失する急性痛と，長時間持続する慢性痛がある.

　自由神経終末は，求心性神経線維が無髄または径の細い有髄線維として特別な装置をもたずに終わっているもので，表皮や真皮に多く分布する.

c. 感覚点の弁別

　皮膚感覚（触圧覚，温覚，冷覚，痛覚）にはそれぞれの刺激に応じる部位は点状に分布している．これらの感覚を感受する感覚点には，触圧覚点，冷点，温点，痛点があり，からだの部位によって多い部位，少ない部位がある．からだの皮膚には，触圧覚点は約50万個，冷点25万個，温点3万個，痛点200万個あるとされている.

　触覚では，2つの刺激が2点として区別（弁別）されるのに必要な最小距離をもって，感覚の鋭さを客観化する．具体的には，コンパスの間隔を変えて皮膚にあてがい，刺激が2点であると識別できる最小の距離を2点閾という．受容器の密度が高く，受容野の大きさが小さく，受容野の重複度が大きいほど，感覚刺激の閾値は低く，高感度である．指先や口唇での2点弁別能は高く，3〜6 mm，背部では45 mmと部位による差が著しい.

- 感覚には，体性感覚，内臓感覚，特殊感覚がある.
- 特殊感覚として，視覚，聴覚・平衡覚，味覚，嗅覚がある.
- 視覚を司る眼球は，線維膜（角膜，強膜），血管膜（脈絡膜，毛様体，虹彩・瞳孔），網膜の膜成分が，眼房水，水晶体，硝子体を覆う.
- 網膜は10層の層構造で，視細胞には光を感知する杆体細胞と，色を感知する錐体細胞がある.
- 視覚情報は，視交叉を通ることで，画面の左右が入れ替わって投射される.
- 聴覚は，耳介，外耳道，鼓膜，中耳の耳小骨，内耳の蝸牛内のコルチ器から神経を経由し，大脳半球聴覚野に伝達される.
- 平衡覚は，内耳内の前庭と半規管の平衡斑，膨大部稜によって感知される.
- 味覚は，味蕾が感知し，神経を介して味覚中枢へ伝達される.
- 嗅覚は，嗅粘膜上皮細胞が感知し，嗅神経として嗅覚野に伝達される.
- 皮膚は，表皮，真皮，皮下組織の3層からなる.
- 表皮は，下部から基底層，有棘層，顆粒層，淡明層，角質層である.

- 真皮は，結合組織層で，主成分は膠原線維である．
- 真皮内には，皮膚感覚の受容器として，メルケル小体，マイスナー小体，ルフィニ小体，パチニ小体などがある．
- 真皮内には，温度覚，痛覚を感知する自由神経終末が密に集まっている．
- 皮膚の付属器として，毛，皮脂腺，爪，汗腺がある．

付録：栄養解剖生理学を学ぶための単位の基礎知識

1. 7つの基本単位（国際単位系，Systeme International d'Unites：SI）

長さ	メートル	m
質量	キログラム	kg
時間	秒	s
電流	アンペア	A
熱力学温度	ケルビン	K
物質量	モル	mol
光度	カンデラ	cd

2. 組立単位（基本単位を組み合わせた単位，例）

面積	m^2	密度	kg/m^3
体積	m^3	電流密度	A/m^2
速さ	m/s	濃度	mol/m^3
加速度	m/s^2	輝度	cd/m^2

3. 固有の名称をもつ組立単位

周波数	ヘルツ	Hz
力	ニュートン	N
圧力	パスカル	Pa
エネルギー	ジュール	J
電力	ワット	W
電荷	クーロン	C
電圧	ボルト	V
静電容量	ファラド	F
電気抵抗	オーム	Ω
コンダクタンス	ジーメンス	S
磁束	ウェーバー	Wb
磁束密度	テスラ	T
セルシウス温度	度	℃
光束	ルーメン	lm
照度	ルクス	lux
放射能	ベクレル	Bq
吸収線量	グレイ	gray
線量当量	シーベルト	Sv

4. 基本単位の10の整数乗倍を表す接頭語

10^{24}	ヨタ	yotta	Y^a
10^{21}	ゼタ	zetta	Z^a
10^{18}	エクサ	exa	E
10^{15}	ペタ	peta	P
10^{12}	テラ	tera	T
10^9	ギガ	giga	G
10^6	メガ	mega	M
10^3	キロ	kilo	k
10^2	ヘクト	hector	h
10	デカ	deca	da
10^{-1}	デシ	deci	d
10^{-2}	センチ	centi	c
10^{-3}	ミリ	milli	m
10^{-6}	マイクロ	micro	μ
10^{-9}	ナノ	nano	n
10^{-12}	ピコ	pico	p
10^{-15}	フェムト	femto	f
10^{-18}	アト	atto	a
10^{-21}	ゼプト	zepto	z^a
10^{-24}	ヨクト	yocto	y^a

5. 接頭語＋基本単位で記載された解剖生理学の表記の例

「赤血球は，直径は8 μm，厚さは2 μmの円盤状の形をしている.」

「シナプス間隙は，15 ～ 20 nmで電子顕微鏡でなければ見ることができない.」

「パッチクランプ法では，ガラス電極と細胞膜の間に非常に抵抗の高いギガシール（1 GΩ以上の抵抗）を形成し，ピコアンペア（pA）オーダーのイオンチャネル電流を記録できる.」

「腎血流量は，1,000 mL/minです.」

「バゾプレッシンの血中濃度は，1 pg/mLです.」

「血中ナトリウム濃度は，140 mmol/Lです.」

「血中カリウム濃度は，4 mmol/Lです.」

「血中クロライド濃度は，100 mmol/Lです.」

6. 基本単位ではないその他の単位との換算

リットル	L	$1L = 10^3\,cm^3 = 10^{-3}\,m^3 = 10^3\,mL$（ミリリットル）= 10 dL（デシリットル）
シーシー	cc	$1\,cc = 1\,cm^3 = 1\,mL$
オングストローム	Å	$1Å = 10^{-10}\,m$
標準大気圧	atm	$1\,atm = 101,325\,Pa = 760\,torr$
トル	torr	$1\,torr = 1\,atm/760$
ミリメートル水銀柱（＝トル）	mmHg	$1\,mmHg = 1\,torr$
キロカロリー	kcal	$1\,kcal = 4.184 \times 10^3\,J$
キューリー	Ci	$1\,Ci = 3.7 \times 10^{10}\,ベクレル$

実際の例：

「空腹時血糖値は，80 ～ 100 mg/dL です．」

「血中総コレステロール値は，200 mg/dL です．」

「動脈血圧酸素分圧（PaO_2）は，100 Torr（mmHg），動脈血二酸化炭素分圧（$PaCO_2$）は，40 Torr（mmHg）です．」

「大さじ1杯は，15 cc（mL），小さじ1杯は，5 cc（mL）です．」

7. 尺貫法（体積）の単位について

石	こく	1 石＝ 180.3906 L　（約 180 L）
斗	と	1 斗＝ 18.03906 L　（約 18 L）
升	しょう	1 升＝ 1.803906 L　（約 1.8 L）
合	ごう	1 合＝ 180.3906 mL　（約 180 mL）
勺	しゃく	1 勺＝ 18.03906 mL　（約 18 mL）

単位と栄養学

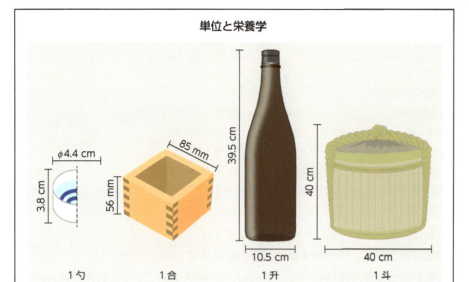

栄養学ではkcalやL，100gあたりのgなど，基本単位ではない使い方をすることが多い．人体の構造と機能として解剖生理学，生化学で登場する単位と，食物を代謝して生きるヒトの食生活・食文化の単位を常に換算して示すことで，イメージしやすくなることもあるかもしれない．あなたの血液量は何升でしょうか．昨日のエネルギー摂取量は清酒にしたら何合？

	清酒なら	米なら
1合	180 mL	150 g
エネルギー	185 kcal（純米酒）	537 kcal（精白米）

参考書

- 新版 からだの地図帳，佐藤達夫/監修，講談社，2013
- 細胞と組織の地図帳，和氣健二郎/著，講談社，2003
- 入門組織学 改訂第2版，牛木辰男/著，南江堂，2013
- プロメテウス解剖学コアアトラス第2版，坂井建雄/監修，医学書院，2015
- カラー図解人体の正常構造と機能 全10巻縮刷版改訂第3版，坂井建雄/編，日本医事新報社，2017
- 人体の構造と機能 解剖生理学実習，森田規之ほか/編，講談社，2015

人体の構造と機能及び疾病の成り立ち　栄養解剖生理学　索引

1 回換気量(tidal volume)　102
1 秒量(forced expiratory volume in 1 second)　103
Ⅰ型コラーゲン(type Ⅰ collagen)　18
Ⅲ型コラーゲン(type Ⅲ collagen)　18
A-like 細胞(adipocyte-like cells)　135
A 帯(anisotropic band)　64
ABO 式血液型(ABO blood type)　84
ACE(angiotensin-converting enzyme)　154
ADH(antidiuretic hormone)　79
ADP(adenosine diphosphate)　47
AMP 依存性タンパク質キナーゼ(adenosine monophosphate-dependent protein kinase)　50
ANP(atrial natriuretic polypeptide)　78, 200
ATP(adenosine triphosphate)　5, 47
B 細胞(B cell)　80, 86
BNP(B-type natriuretic peptide)　78, 200
B 型ナトリウム利尿ペプチド(B-type natriuretic peptide)　78
C(cervical cord)　217
cAMP(cyclic adenosine monophosphate)　186
CAPD(continuous ambulatory peritoneal dialysis)　155
CD4⁺リンパ球(cluster of differentiation 4)　87
CD8⁺リンパ球(cluster of differentiation 8)　87
CKD(chronic kidney disease)　153
Co(coccyx)　217
COPD(chronic obstructive pulmonary disease)　103
DNA(deoxyribonucleic acid)　10, 11
DNA 合成期(synthesis phase)　11
DNA 合成前期(gap1 phase)　11
EC カプリング(excitation-contraction coupling)　63
eGFR(estimated glemerular filtration rate)　153
Fab 部(antigen binding fragment)　87
Fc 部(crystallizable fragment)　87
G₀ 期(G0 phase)　11
G₁(gap1 phase)　11
G₂(gap2 phase)　11
GFR(glomerular filtration rate)　152
GLUT 4(glucose transporter 4)　49
G 細胞(G cell)　124, 131
G タンパク質共役型受容体(G protein-coupled receptor)　250
HLA 検査(human leukocyte antigen test)　85
I 細胞(I celll)　126, 137
I 帯(I band)　64
IgA(immunoglobulin A)　87
IgD(immunoglobulin D)　87
IgE(immunoglobulin E)　87
IGF-1(insulin-like growth factor 1)　33
IgG(immunoglobulin G)　87

IgM(immunoglobulin M)　87
IL-1(interleukin-1)　36
IL-4(interleukin-4)　36
IL-6(interleukin-6)　36
INFγ(interferon-gamma)　36
K 細胞(K cell)　126, 137
L(lumbar cord)　217
L 細胞(L cell)　128, 137
LH サージ(luteinizing hormone surge)　169, 175
M 期(mitosis stage)　11
M 線(M line)　64
MCT(monocarboxylate transporter)　49
mRNA(messenger ribonucleic acid)　6, 10
Na⁺チャネル(sodium ion channel)　63
NK 細胞(natural killer cell)　80, 85
NPRQ(non-protein respiratory quotient)　110
P$_{CO_2}$(carbon dioxide partial pressure)　109
Pi(inorganic phosphate)　47
P$_{O_2}$(oxygen partial pressure)　105
QRS 波(QRS wave)　69
RANKL(receptor activator of NFκB ligand)　36
Rh 型血液型(Rh blood type)　84
RQ(respiratory quotient)　110
S(sacral cord)　217
S 状結腸(sigmoid colon)　128
SRY 遺伝子(sex determining region of Y chromosome)　161
S 期(synthesis phase)　11
S 細胞(S cell)　126
T 細胞(T cell)　80, 86
TNFα(tumor necrosis factor-α)　36
tRNA(transfer ribonucleic acid)　6
TRP イオンチャネル(transient receptor potential ion channel)　260
T 波(T wave)　69
X 細胞(X cell)　135
Z 線(Z line)　64
Zunts Schumburg-Lusk(Zunts Schumburg -Lusk)　110
α アミラーゼ(alpha-amylase)　131, 132, 137
α 運動ニューロン(alpha motor neuron)　45, 218
α 細胞(alpha cell)　192
β 細胞(beta cell)　192
β 酸化(beta oxidation)　5
γ 運動ニューロン(gamma motor neuron)　259
δ 細胞(delta cell)　192

ア

アウエルバッハ神経叢(Auerbach plexus)　53, 127
アキレス腱(Achilles tendon)　42
アクチン(actin)　9, 22, 42
アクチンフィラメント(actin filament)　9, 45
足(leg)　27

足細胞(podocyte)　150
アシュネル反射(Aschner reflex)　77
アストログリア(astroglia)　23, 231
汗(sweat)　257
アセチル CoA(acetyl coenzyme A)　5, 48
アセチルコリン(acetylcholine)　22, 43, 52, 137, 228
圧覚(sense of pressure)　258
圧受容器反射(baroreflex)　77
圧容量曲線(pressure-volume curve)　104
アディポネクチン(adiponectin)　201
アデニン(adenine)　11
アデノシン三リン酸(adenosine triphosphate：ATP)　5
アドレナリン(adrenaline)　186, 195
アブミ骨(stapes)　244
アポクリン汗腺(apocrine gland)　17, 257
アポクリン分泌(apocrine secretion)　17
アポトーシス(apoptosis)　35
アミノ酸(amino acid)　6
アミンホルモン(amine(amino acid-type) hormone)　186, 194
アルコール(alcohol)　143
アルドステロン(aldosterone)　154, 195
アルブミン(albumin)　143
アンジオテンシノゲン(angiotensinogen)　154
アンジオテンシン I(angiotensin I)　154
アンジオテンシン II(angiotensin II)　154
アンジオテンシン変換酵素(angiotensin converting enzyme)　154
アンドロゲン(androgen)　195
アンモニア(ammonia)　154
胃(stomach)　114, 124
胃液(gastric juice)　131, 137
イオドプシン(iodopsin)　239
イオンチャネル(ion channel)　3, 64, 229
イオンチャネル型受容体(ionotropic receptor)　250
閾値(threshold)　235
移行上皮(transitional cell)　15
胃小窩(gastric pits, gastric foveola)　124
異所性骨化(pathologic ossification)　39
胃腺(gastric gland)　17
胃相(gastric phase)　137
胃-大腸反射(gastrocolic reflex)　145
胃体部(stomach body)　124
一酸化窒素(nitric oxide：NO)　167
一次骨化中心(primary ossification center)　32
一酸化炭素(carbon monoxide)　106
一般心筋線維(cardiac muscle fiber)　63
胃底腺(fundic gland)　131
遺伝情報(genetic information)　6
イヌリン(inulin)　153
胃粘膜(gastric mucosa)　124
インクレチン(incretin)　126, 137
陰茎(penis)　166
インスリン(insulin)　49, 143, 186, 192, 203
インスリン拮抗ホルモン(insulin-counter-

269

regulatory hormone) 203
インスリン受容体 (insulin receptor) 49
インスリン様成長因子 (insulin-like growth factor) 33
インテグリン (integrin) 5
咽頭 (pharynx) 91, 94, 114, 122
咽頭喉頭部 (laryngopharynx) 122
咽頭口部 (oropharynx) 122
咽頭鼻部 (nasopharynx) 122
咽頭扁桃 (pharyngeal tonsil) 94, 124
咽頭輪 (tonsillar ring) 94, 124
インヒビン (inhibin) 164
ウイリス動脈輪 (Willis circle) 72, 222
ウェルニッケ中枢 (Wernicke center) 210
ウォルフ管 (wolffian duct) 161
右脚 (right leg) 62
右心室 (right ventricle) 61
右心房 (right atrium) 59
右肺 (right lung) 97
旨味 (umami) 119, 248
ウロクロム (urochrome) 159
ウロビリノーゲン (urobilinogen) 159
運動系 (musculoskeletal system, motor system, locomotorium system) 24, 27
運動系 (locomotor system) 218
運動神経 (motor nerve) 46
運動性線維 (motor (nerve) fiber) 223
運動単位 (motor unit) 45
運動ニューロン (motor neuron) 46, 229
運動野 (motor area) 210
永久歯 (permanent tooth) 117
栄養膜 (trophoblast) 180
栄養膜細胞層 (cytotrophoblast) 57
会陰 (perineum) 172
腋窩 (armpit, axilla) 17
液性調節 (humoral regulation) 78
液性免疫 (humoral immunity) 87
エキソサイトーシス (exocytosis) 17
エクリン汗腺 (eccrine gland) 17, 257
エストロゲン (estrogen) 36, 169, 197
エタノール (ethanol) 143
エナメル質 (dental enamel) 118
エネルギー代謝量 (energy metabolism) 110
エラスチン (elastin) 18
エリスロポエチン (erythropoietin) 154, 200
遠位尿細管 (distal tubule) 150
塩基 (basis) 11
嚥下 (swallowing) 94, 114, 122
塩酸 (hydrochloric acid) 124, 131, 137
炎症性サイトカイン (inflammatory cytokine, pro-inflammatory cytokine) 86
遠心性線維 (efferent fiber) 223
延髄 (medulla oblongata) 217
塩味 (saltiness) 119, 248
横隔膜 (diaphragm) 43, 98
横行結腸 (transverse colon) 128
黄色骨髄 (yellow bone marrow) 29
黄体 (corpus luteum) 169
黄体期 (luteal phase) 177
黄体形成ホルモン (luteinizing hormone) 165, 169, 188
黄体ホルモン (luteal hormone) 197
横紋 (cross striation, stripe) 42
オキシダーゼ (oxidase) 9
オキシトシン (oxytocin) 171, 186, 188
オキシヘモグロビン (oxyhemoglobin) 106, 107

オプソニン作用 (opsonization) 86
オリゴデンドログリア (oligodendroglial) 231
オリゴデンドロサイト (oligodendrocyte) 23
オルガネラ (organelle) 3
温覚 (warm sense) 235, 259
温度覚 (temperature sense) 259
温熱受容器 (thermoreceptor) 260

カ

外陰部 (vulva) 172
外眼筋 (extraocular muscle) 241
外頸動脈 (external carotid artery) 72
開口期 (分娩の) (period of dilatation) 182
開口分泌 (exocytosis) 17
外肛門括約筋 (external anal sphincter) 145
外呼吸 (external respiration) 98, 101
介在板 (intercalated disk) 22, 42
外耳 (external ear) 242
外耳道 (ear canal) 243
外縦層 (longitudinal muscle) 53, 115
回旋枝 (circumflex artery) 63
階層性 (hierarchy) 1
外側翼突筋 (lateral pterygoid muscle) 121
回腸 (ileum) 114, 125
解糖系 (glycolysis pathway) 48
概日リズム (circadian rhythm) 199
海馬 (hippocampus) 212
外胚葉 (ectoderm) 178
灰白質 (gray matter) 210
外部生殖器 (external genitalia) 161
外分泌 (exocrine) 185
外分泌腺 (exocrine gland) 16
外膜 (adventitia, outer membrane) 71, 114
海綿骨 (trabecular bone, spongy bone, cancellous bone) 29
海綿質 (spongy substance) 29
海綿体部 (pars spongiosa) 157
回盲部 (ileocecal region) 127
回盲弁 (ileocecal valve) 128
外肋間筋 (external intercostal muscle) 98
下咽頭 (hypopharynx) 123
カウパー腺 (Cowper gland) 166
下気道 (lower respiratory tract) 91
蝸牛 (cochlea) 245, 246
核 (nucleus) 10
角化 (keratinization, cornification) 252
顎関節 (temporomandibular joint) 31, 121
角質層 (horny layer) 253
核小体 (nuclear body, nucleous) 10
拡張期 (diastole) 69
拡張期血圧 (diastolic pressure) 76
獲得免疫 (acquired immunity) 85
核膜 (nuclear membrane) 10
角膜 (cornea) 236
核膜孔 (nuclear pore) 10
隔膜部 (membranous part) 157
下行脚 (descending limb) 150
下行結腸 (descending colon) 128
下行性伝導路 (descending conduction path) 218
過酸化水素 (hydrogen peroxide) 9
下肢 (lower limb) 27
下垂体 (pituitary gland) 187, 214
下垂体後葉 (posterior pituitary gland / lobe) 154, 187
下垂体後葉ホルモン (posterior pituitary hormone) 188

下垂体前葉 (anterior pituitary gland / lobe) 175, 187
下垂体前葉ホルモン (anterior pituitary hormone) 188
下垂体中葉ホルモン (intermediate pituitary hormone) 188
下垂体ホルモン (pituitary hormone) 188
下垂体ホルモン放出ホルモン (pituitary hormone-releasing hormone) 188
下垂体ホルモン抑制ホルモン (pituitary hormone release inhibiting hormone) 188
下垂体門脈 (hypophysial portal vessel) 175
加水分解 (hydrolysis) 130
ガス拡散 (gas diffusion) 106
ガス交換 (gas exchange) 56, 91, 101, 106
ガストリン (gastrin) 124, 131, 137, 145, 199
下腿 (lower leg) 27
下大静脈 (inferior vena cava) 59, 74
カタラーゼ (catalase) 9
下腸間膜動脈 (inferior mesenteric artery) 72
滑液 (synovial fluid) 31
顎下腺 (submandibular gland) 17, 120
褐色脂肪細胞 (brown adipocyte) 19
活性型ビタミン D (active vitamin D) 38, 200
活性型ビタミン D₃ (active vitamin D₃) 156
活性酸素 (reactive oxygen species) 9, 86
活動電位 (action potential) 43, 63, 218, 230
滑膜 (synovial membrane) 31
滑面小胞体 (smooth endoplasmic reticulum) 7
括約筋 (sphincter) 145
カテコールアミン (catecholamine) 195
カドヘリン (cadherin) 5
カプサイシン (capsicin) 260
カーボローディング (carbohydrate loading) 50
下葉 (inferior lobe, lower lobe) 97
辛味 (pungent taste) 248
カリウムチャネル (potassium channel) 230
顆粒層 (granular layer) 253
カルシウム (calcium) 37
カルシウムイオン (calcium ion) 7, 44
カルシウムチャネル (calcium channel) 230
カルシウム貯蔵 (calcium store) 28
カルシトニン (calcitonin) 38, 190
カルバミノヘモグロビン (carbaminohemoglobin) 109
肝円索 (round ligament of liver) 57
感覚器系 (sensory organ system) 26, 235
感覚系 (sensory system) 218
感覚細胞 (sensory cell) 235
感覚性線維 (sensory (nerve) fiber) 223
感覚点の弁別 (sensory discrimination) 260
感覚ニューロン (sensory neuron) 229
感覚の順応 (sensory adaptation) 235
感覚野 (sensory area, sensory sphere) 210
肝管 (hepatic duct) 128
換気・血流比 (ventilation perfusion ratio) 106
眼球 (eyeball, globe, ophthalmus) 235, 236
眼瞼 (eyelid) 240
寛骨 (hip bone) 27

肝細胞(hepatocyte)	129	嗅粘膜(olfactory mucosa)	93, 250	クレアチンリン酸系(creatine phosphate)		47
間質液(interstitial fluid)	87, 185	嗅部(olfactory region)	93	グレリン(ghrelin)		135
環状AMP(cyclic adenosine monophos-phate)	186	嗅毛(olfactory cilium)	251	グレリン分泌細胞(ghrelin-secreting cell)		124
冠状溝(coronal sulcus)	59, 63	橋(pons)	217	クロージング・ボリューム(closing volume)		104
冠状静脈洞(coronary sinus)	59, 63	胸郭(thorax)	27, 98	クロマチン(chromatin)		10
冠状動脈(coronary artery)	59, 63	胸管(thoracic duct)	87	クロム親和性細胞(chromaffin cell)		194
肝小葉(lobules of liver)	129	凝固系(coagulation system)	81	毛(hair)		255
関節(joint)	27	凝固時間(coagulation time)	83	形質細胞(plasmocyte)		18, 80
関節円板(articular disc)	31, 121	胸鎖乳突筋(sternocleidomastoid muscle)		頸神経(cervical nerve)		223
関節腔(articular cavity, joint cavity)	31		72, 98	頸髄(cervical cord)		217
関節軟骨(articular cartilage)	20	凝集原(agglutinogen)	84	系統(system)		3
関節半月(semilunar cartilage)	20, 31	胸神経(thoracic nerve)	223	血圧(blood pressure)		76, 154
関節包(joint capsule)	31, 259	胸髄(thoracic spinal cord)	217	血液(blood)		55, 79
関節リウマチ(rheumatoid arthritis)	36	胸大動脈(thoracic aorta)	71	血液ガス運搬能(carrying capacity of blood gas)		101
汗腺(sweat gland)	17, 256	橋排尿中枢(pontine micturition center)		血液型(blood type)		83
肝臓(liver)	114, 128, 143		158	血液凝固因子(blood coagulation factor)		82, 143
杆体細胞(桿体細胞)(rod cell)	238	強膜(sclera)	236	血液空気関門(blood air barrier)		98
肝動脈(hepatic artery)	128	胸膜(pleura)	97	血液透析(hemodialysis, renal dialysis)		155
間脳(diencephalon)	187, 213	胸膜腔(pleural cavity, thorax cavity)	97	血液脳関門(blood brain barrier)		231
眼房水(aqueous humor)	236	協力筋(synergist)	42	血管(blood vessel)		70
間膜(meso-, mes-)	116	巨核球(megakaryocyte)	80	血管極(glomerular hilus)		150
甘味(sweetness)	119, 248	極性(polarity)	15	血管収縮作用(vasoconstriction)		154
肝門部(hepatic portal region)	128	曲精細管(convoluted seminiferous tubule)		血管膜(vascular membrane)		237
間葉系(mesenchymal)	32		163	血球(hemocyte)		79
間葉系幹細胞(mesenchymal stem cell)	32	極体(polar body)	169	月経期(menstrual phase)		177
間葉細胞(mesenchymal cell)	19	キラーT細胞(killer T-cell)	87	月経周期(menstrual cycle)		171, 175
気管(trachea)	91, 96	気流-容量曲線(airflow-capacity curve)	103	結合組織(connective tissue)		18
器官(organ)	2	キロミクロン(chylomicron)	143	血行力学(hemodynamic)		104
器官系(system)	3, 24	近位尿細管(proximal tubule)	150	血漿(plasma)		79
気管支(bronchus)	91, 97	筋系(muscular system)	24, 27, 41	血漿タンパク質(plasma protein)		143
気管腺(tracheal gland)	96	筋細胞(muscle cell)	21, 41	血小板(platelet)		80
気管軟骨(tracheal cartilage)	20, 31, 97	筋小胞体(sarcoplasmic reticulum)	44	血清(serum)		80
気管壁(tracheal wall)	97	筋線維(myotube)	21, 41	血中カルシウム濃度(blood calcium concentration)		38, 203
偽重層円柱上皮(pseudostratified columnar epithelium)	14	筋線維膜(muscle fiber membrane)	44	血中カルシウム濃度調節ホルモン(blood calcium level regulating hormone)		191
奇静脈(azygos vein)	74	筋層(muscular layer)	114			
偽性副甲状腺機能低下症(pseudohypopara-thyroidism)	39	筋層間神経叢(Auerbach plexus)	53	血中グルコース濃度(blood glucose concentration)		135
キーゼルバッハ部位(Kiesselbach area)	93	筋組織(muscular tissue)	2, 14, 21	結腸(colon)		114, 128
基礎体温(basal temperature)	177	筋肉中グリコーゲン(muscle glycogen)	50	結腸ひも(taenia coli)		128
拮抗筋(antagonist)	42	筋紡錘(neuromuscular spindle)		血糖(blood glucose)		49, 143
基底陥入(basal infolding)	16		46, 218, 259	血糖値の調節(plasma glucose control)		203
基底細胞(basal cell)	248	グアニン(guanine)	11	血尿(sanguine urine)		159
基底層(basal layer of endometrium)		空腸(jejunum)	114, 125	結膜(conjunctiva)		240
	171, 252	クエン酸回路(citric acid cycle)	5	解毒(detoxification)		7, 143
基底膜(basement membrane)	14, 16, 71	屈曲(flexion)	42	ケトン体(ketone body)		159
基底面(basal surface)	15	クッパー細胞(Kuppfer cell)	129	ケラチノサイト(keratinocyte)		252
気道(airway)	91	クーパー靱帯(Cooper ligaments)	172	ケラチン(keratin)		252
希突起膠細胞(oligodendroglia)	23, 231	苦味(bitterness)	119, 248	下痢(diarrhea)		114
キヌタ骨(incus)	244	くも膜(arachnoid)	221	腱(tendon)		18, 42
機能層(superficial layer of the endome-trium)	171	くも膜下腔(subarachnoid space)	221	原基(primordium, genital ridge)		161
機能的合胞体(functional syncytium)	51	グラーフ卵胞(Graafian follicle)	169	腱器官(tendon organ)		259
基本味(primary taste)	119	グリア細胞(glial cell)	23, 210, 231	嫌気的解糖系(anaerobic glycolysis)		5
キモトリプシン(chymotrypsin)	131	クリアランス(clearance)	153	肩甲骨(scapula)		28
ギャップ結合(gap junction)	16, 51	グリコーゲン(glycogen)	10, 48, 143	言語中枢(speech center)		210
嗅覚(olfaction)	250	グリコサミノグリカン(glycosaminoglycan)		腱索(chordae tendineae)		61
嗅覚受容体(olfactory receptor)	252		19, 32	原始卵胞(primordial follicle)		199
嗅球(olfactory bulb)	93, 251	クリスタリン(crystallin)	239	減数分裂(meiosis)		11, 12, 169
嗅細胞(olfactory cell)	93, 251	クリステ(cristae)	5	原尿(filtered load)		150, 152
嗅索(olfactory tract)	251	グリセリン(glycerin)	132	好塩基球(basophilic cell)		80
吸収(absorption)	113, 135	グリソン鞘(Glisson capsule)	129	口蓋(palatum)		117
嗅神経(olfactory nerve)	93, 251	グルカゴン(glucagon)	186, 193			
求心性線維(centripetal fiber)	223	グルクロン酸抱合(glucuronic acid conjuga-tion)	143			
嗅腺(glandula olfactoria, olfactory gland)	252	グルココルチコイド(glucocorticoid)	195			
吸息(inspiration)	98	グルコース(glucose)	48, 143			
		くる病(rickets)	39			
		クレアチニン(creatinine)	154, 159			
		クレアチニン・クリアランス(creatinine clearance)	153			

口蓋扁桃 (palatine tonsil)	94, 117
交感神経 (sympathetic nerve)	52, 209, 224
交感神経線維 (adrenergic fiber)	224
好気的代謝系 (aerobic metabolism)	48
咬筋 (masseter muscle)	43, 120, 121
口腔 (oral cavity)	114, 116
高血圧症 (hypertonia)	76
膠原線維 (collagen fiber)	18, 30, 255
後根 (dorsal root)	217
虹彩 (iris)	237
後産期 (stage of afterbirth)	182
好酸球 (eosinophilic leukocyte)	80
後室間枝 (posterior interventricular branch)	63
膠質浸透圧 (colloid osmotic pressure)	152
恒常性 (homeostasis)	203
甲状腺 (thyroid gland)	190
甲状腺刺激ホルモン (thyroid stimulating hormone)	188
甲状腺刺激ホルモン放出ホルモン (thyrotropin-releasing hormone)	188
甲状腺ホルモン (thyroid hormone)	186
甲状軟骨 (thyroid cartilage)	94
酵素 (enzyme)	5, 129
抗体 (antibody)	87
好中球 (neutrophil)	80, 85
喉頭 (larynx)	91, 94
喉頭蓋 (epiglottis)	20, 119
喉頭蓋軟骨 (epiglottic cartilage)	96
喉頭口 (laryngeal inlet)	94
後頭葉 (occipital lobe)	210
興奮収縮連関 (excitation contraction coupling)	63
硬膜 (cranial dura mater)	221
硬膜静脈洞 (dural synus)	75
肛門 (anus)	114, 145
肛門括約筋 (anal sphincter)	145
膠様組織 (gelatinous tissue)	19
誤嚥 (aspiration)	96
股関節 (hip joint)	31
呼気ガス分析 (expiratory gas analysis)	110
呼吸器系 (respiratory system)	25, 91
呼吸筋 (respiratory muscle)	98
呼吸商 (respiratory quotient：RQ)	110
呼吸生理 (respiratory physiology)	101
呼吸抵抗 (respiratory resistance)	101, 104
呼吸部 (respiratory region)	91
黒質 (substantia nigra)	216
鼓室 (tympanic)	243
呼息 (expiration)	98
孤束核 (solitary nucleus)	217
個体 (individual)	3
五大栄養素 (five major nutrients)	139
骨塩 (bone salt, bone mineral)	32
骨化 (ossification)	32
骨格筋 (skeletal muscle)	21, 41
骨格系 (skeletal system)	24, 27
骨芽細胞 (osteoblast)	21, 30
骨カルシウム代謝異常 (abnormal bone calcium metabolism)	39
骨幹 (diaphysis)	28
骨基質形成 (bone matrix formation)	35
骨吸収 (bone resorption)	34
骨形成 (osteoplastic)	34
骨細管 (bone canalicule)	21
骨細胞 (osteocyte)	21, 30
骨小腔 (lacuna, bone cavity)	21
骨髄 (bone marrow)	19, 28

骨髄球 (myelocyte)	80
骨髄系幹細胞 (bone marrow stem cell)	80
骨層板 (bone lamella)	30
骨組織 (bone tissue)	21
骨粗鬆症 (osteoporosis)	36, 191
骨端 (epiphysis)	28
骨単位 (osteon)	30
骨端線 (epiphyseal line)	34
骨端軟骨板 (epiphyseal plate)	33
骨伝導 (bone conduction, osteoconduction)	245
骨軟化症 (osteomalacia)	39
骨盤 (pelvis)	27
骨膜 (periosteum)	29
骨迷路 (osseous labyrinth)	245
骨梁 (trabecula)	35
骨量 (bone mass)	36
コドン (codon)	6
ゴナドトロピン放出ホルモン (gonadotropin releasing hormone)	175, 188
鼓膜 (tympanic membrane)	243
固有感覚 (proprioceptive sensation)	259
コラーゲン (collagen)	30, 32
コラーゲン線維 (collagenous fiber)	118
ゴルジ腱器官 (Golgi tendon organ)	259
ゴルジ装置 (Golgi apparatus)	6, 8
コルチ器 (spiral organ)	246
コルチコステロン (corticosterone)	195
コルチゾール (cortisol)	195
コレシストキニン (cholecystokinin)	126, 136, 199
コレステロール (cholesterol)	7, 132, 156
コロイド (colloid)	190
混合腺 (mixed gland)	17, 120
コンドロイチン硫酸 (chondroitin sulfate)	19
混和運動 (mixing movement)	53

サ

細気管支 (bronchiole)	97
最高血圧 (systolic pressure)	76
再構築 (remodeling)	21
臍静脈 (umbilical vein)	56, 181
臍帯 (umbilical cord)	56, 181
最低血圧 (diastolic pressure)	76
臍動脈 (umbilical artery)	56, 181
臍動脈索 (umbilical ligament)	57
サイトカイン (cytokine)	36
サイトソル (cytosol)	5
最内肋間筋 (innermost intercostal muscle)	98
細尿管 (uriniferous tubule)	150
細胞 (cell)	1, 3
細胞外液量の調節 (extracellular fluid volume regulation)	204
細胞外基質 (extracellular matrix)	18
細胞外マトリックス (extracellular matrix)	18, 30
細胞間隙 (intercellular space)	16
細胞間質 (intercellular substance)	14, 18
細胞間接着装置 (intercellular junction)	16
細胞骨格 (cytoskeleton)	5, 9
細胞質 (cytoplasm)	3, 5
細胞周期 (cell cycle)	11
細胞小器官 (cytoplasmic organelle)	3, 5
細胞成分 (cell component)	18
細胞性免疫 (cellular immunity)	87
細胞体 (cell body)	229
細胞内封入体 (cytoplasmic inclusion body,	

intracytoplasmic inclusion body)	5, 10
細胞分裂 (cell division)	11
細胞膜 (cell membrane)	3
細網細胞 (reticulum cell)	19
細網線維 (reticular fiber)	18, 19
細網組織 (reticular tissue)	19
サイログロブリン (thyroglobulin)	190
杯細胞 (goblet cell)	14, 126, 128
左脚 (left leg)	62
作業心筋線維 (working myocardial fibers)	63
鎖骨下静脈 (subclavian vein)	74
左心室 (left ventricle)	61
左心房 (left atrium)	59
サーファクタント (surfactant)	98
サルコペニア (sarcopenia)	40
サルコメア (sarcomere)	64
酸塩基平衡 (acid-base balance)	81, 154
酸化酵素 (oxidase)	9
酸化的リン酸化反応 (oxidative phosphorylation)	5
酸好性細胞 (oxyphil cell)	192
三尖弁 (tricuspid valve)	61
酸素 (oxygen)	106
酸素中毒 (oxygen poisoning)	108
酸素分圧 (partial oxygen pressure)	105
酸素飽和度 (oxygen saturation)	107
酸味 (sourness)	119, 248
耳介 (auricle, ear auricle, pinna)	20, 31, 242
紫外線 (ultraviolet)	156
耳介軟骨 (conchal cartilage)	242
視覚 (vision)	241
視覚系 (visual system)	235
視覚野 (visual area)	210
耳下腺 (parotid gland)	17, 120
歯冠 (dental crown, tooth crown)	118
耳管 (eustachian tube)	94, 245
耳管咽頭口 (pharyngeal opening of auditory tube)	123, 244
耳管扁桃 (tubal tonsil)	94, 124
子宮 (uterus)	170
子宮外膜 (perimetrium)	171
子宮頸部 (uterocervical)	171
糸球体 (glomerulus)	150, 251
糸球体濾過量 (glomerular filtration rate)	152
子宮内膜 (endometrium)	171
死腔 (dead space)	102
軸索 (axon)	22, 187, 229
歯頸 (tooth cervix, dental neck)	118
刺激 (irritation, stimulation)	235
刺激伝導系 (conducting system)	62
止血機構 (hemostasis, control of hemorrhage)	81
視交叉 (optic chiasm)	241
歯根 (tooth root)	118
視細胞 (photoreceptor cell)	237, 238
支持細胞 (sustentacular cell, feeder cell)	248
支持組織 (supporting tissue)	2, 14, 18
脂質 (lipid)	48, 142
脂質代謝 (lipid metabolism)	7
視床 (thalamus)	213
視床下部 (hypothalamus)	187, 213, 214
視床下部−下垂体系 (hypothalamo−hypophyseal system)	175

272　　　　　　　　　　　　　　　　　　　　　索引

視床下部ホルモン（hypothalamic hormones） 188
耳小骨（ear ossicles） 244
視床上部（epithalamus） 214
糸状乳頭（filiform papillae） 119
茸状乳頭（fungiform papillae） 119, 247
視神経（optic nerve） 235
視神経乳頭（optic nerve head） 238
歯髄（dental pulp） 118
歯髄腔（pulp cavity） 118
シス面（cis face） 8
自然免疫（natural immunity） 85
持続携帯式腹膜透析（continuous peritoneal dialysis） 155
舌（tongue） 119, 120
膝関節（knee joint） 31
シトクロム P450（cytochrome P450） 145
シトシン（cytosine） 11
シナプス（synapse） 23, 218, 229
シナプス伝達（synaptic transmission） 230
脂肪細胞（adipocyte） 136
脂肪酸（fatty acid） 5, 48, 132
脂肪小滴（adipose droplets） 10
脂肪組織（adipose tissue） 19, 48, 201
視野（visual field） 241
斜角筋（scalene muscle） 98
射精（ejaculation） 167
射精管（ejaculatory duct） 165
射乳（milk ejection） 175
斜裂（oblique fissure） 97
縦隔（mediastinum） 59
集合管（collecting duct） 150
収縮期（systole） 69
収縮期血圧（systolic pressure） 76
重層円柱上皮（stratified columnar epithelium） 14
縦走筋（longitudinal muscle） 53, 115
重層扁平上皮（stratified squamous epithelium） 14
重炭酸イオン（bicarbonate ion） 108, 131
重炭酸緩衝系（bicarbonate buffer system） 109
十二指腸（duodenum） 114, 125
十二指腸腺（duodenal gland） 125, 131
終脳（telencephalon） 210
絨毛（villi） 125, 180
手根骨（carpal bone） 28
主細胞（chief cell） 124, 131, 192
樹状細胞（dendrite） 80
樹状突起（dendrite） 22, 229
主膵管（main pancreatic duct） 128
受精（fertilization） 178
受精卵（fertilized egg） 169, 178
出血時間（bleeding time） 82
授乳期（lactation period） 174
受容器（receptor） 235
受容細胞（sensory receptor cell） 235
受容体（receptor） 5, 186
シュワン細胞（Schwann cell） 23, 210
循環器系（cardiovascular system） 24, 55
上衣細胞（ependymocyte） 231
上咽頭（epipharynx） 123
漿液腺（serous gland） 17, 120
消化（digestion） 113
消化液（peptic juice） 129
消化管（alimentary canal） 113
消化管壁（wall of alimentary canal） 114
消化器系（digestive system） 25, 113

消化吸収率（digestion-absorption rate） 141
消化腺（digestive gland） 114, 120, 128, 185
消化態（digestion） 138
松果体（pineal body / pineal gland） 199, 214
消化率（digestibility） 141
上気道（upper airway） 91
上行脚（ascending limb） 150
上行結腸（ascending colon） 128
小膠細胞（microglia） 23, 231
上行性伝導路（ascending conduction path） 218
上行大動脈（ascending aorta） 71
上肢（upper limb） 27
硝子体（vitreous body） 236, 240
硝子軟骨（hyaline cartilage） 20, 31
脂溶性ホルモン（fat-soluble hormones） 186
常染色体（autosome） 13
上大静脈（superior vena cava） 59, 74
小腸（small intestine） 114, 125
上腸間膜動脈（superior mesenteric artery） 71
小腸上皮（small intestine epithelium） 135
小腸粘膜上皮（small intestine mucus membrane） 125
小脳（cerebellum） 212, 214
上皮小体（parathyroid gland） 192
上皮組織（epithelial tissue） 2, 14
小胞体（endoplasmic reticulum） 6
漿膜（serous membrane） 114
静脈（vein） 56, 70
静脈角（venous angle） 87
静脈管（venous duct） 56, 181
静脈管索（venous ligamentum） 57
静脈系（venation） 74
静脈血（venous blood） 56, 79
静脈弁（venous valve） 71
上葉（superior lobe, upper lobe） 97
上腕（upper arm） 27
上腕筋（brachial muscle） 42
上腕骨（humerus） 28
触圧覚（sense of touch and pressure） 235, 258
食細胞（phagocyte） 85
食道（esophagus） 114, 124
女性生殖器（female genitalia） 167
触覚（tactile） 258
初乳（colostrum） 174
徐脈（bradycardia） 77
自律神経（autonomic nerve） 209
自律神経系（autonomic nervous system） 224
歯列（dentition, row of teeth） 117
腎盂（kidney pelvis, renal pelvis） 150
心外膜（epicardium） 61
心筋（cardiac muscle, myocardium） 22, 41, 51
心筋細胞（cardiomyocyte） 41, 51
心筋線維（cardiac muscle fiber） 41
心筋層（myocardium） 61
神経回路（neural circuit） 218
神経核（nucleus） 213
神経系（nervous system） 25, 209
神経膠細胞（glia cell） 23, 210, 231
神経細胞（neuron） 22, 210, 229
神経性調節（neuronal regulation） 77
神経節（ganglion） 228

神経節細胞（ganglion cell） 194, 239
神経叢（plexus） 224
神経組織（nervous tissue） 2, 14, 22
神経伝達物質（nerve transmitter substance, neurotransmitter） 23, 230
心室（ventricle） 59
心室筋（ventricular muscle） 67
心周期（cardiac cycle） 69
腎小体（renal corpuscle） 150
腎静脈（renal vein） 150
腎錐体（renal pyramid） 150
心尖（apex of heart, cardiac apex） 59
心臓（heart） 55, 59
腎臓（kidney） 149, 200
心臓血管中枢（cardiovascular center） 77
心臓壁（cardiac wall） 61
靱帯（ligament） 18, 31
伸張反射（stretch reflex） 46, 218
陣痛（birth pains） 182
伸展（extension） 42
心電図（electrocardiogram） 67
浸透圧受容器（osmoreceptors） 204
浸透圧の調節（osmoregulation） 204
腎動脈（renal artery） 72, 150
心内膜（endocardium） 61
腎乳頭（kidney papilla, renal papilla） 150
心嚢（heart sac） 59
腎杯（kidney calix） 150
心拍出量（cardiac output） 76
心拍数（heart rate） 63
真皮（dermis） 255
真皮乳頭（dermal papillae） 255
深部感覚（bathyesthesia, deep sensation） 235, 259
深部静脈（deep vein） 222
腎不全（kidney failure, renal failure） 155
心房（atrium） 59
心房筋（atrial muscle） 67
心房性ナトリウム利尿ペプチド（atrial natriuretic peptide） 78, 200
心房中隔（atrial septum, interatrial septum） 56
心膜（pericardium） 59, 61
腎門（renal hilus） 150
随意筋（voluntary muscle） 21, 42
膵液（pancreatic juice） 128, 131
錘外筋線維（extrafusal muscle fiber） 46
膵管（pancreatic duct） 125
水銀血圧計（manometer） 77
髄腔（medullary cavity） 29
髄質（medulla） 150
髄鞘（myelin sheath） 23, 259
水晶体（crystalline lens） 236, 239
膵臓（pancreas） 114, 128, 192
錐体（pyramid） 217
錐体細胞（pyramidal cell） 239
錐体路（pyramidal tract） 216
錐体路系（pyramidal system） 43
膵島（pancreatic islet） 192
錘内筋線維（intrafusal muscle fiber） 46
水分（water content） 138, 154
水分再吸収（water reabsorption） 204
水分摂取（water intake） 204
水平裂（horizontal fissure） 97
髄膜（meninx） 221
水溶性ホルモン（water-soluble hormone） 186
ステロイド（steroid） 36

273

ステロイドの産生(steroid production) 7
ステロイドホルモン(steroid hormone)
186, 194
ストレス(stress) 205
ストレス反応(stress reaction) 205, 229
ストレスホルモン(stress hormone) 229
ストレッサー(stressor) 206
スパイロメータ(spirometer) 101
精液(semen) 167
精管(vas deferens) 165
精細胞(spermatogenic cell) 163
精子(sperm) 163
静止膜電位(resting potential) 230
性周期(menstrual cycle) 175
成熟卵胞(mature ovarian follicle, Graafian
follicle) 199
星状膠細胞(astroglia) 23, 231
生殖器系(reproductive system) 25, 161
生殖細胞(genital cell) 12, 161
生殖堤(genital ridge) 161
性腺(gonad) 161, 195
性腺刺激ホルモン放出ホルモン(gonadotro-
pinreleasing hormone : GnRH) 176
性染色体(sex chromosome) 13
精巣(testis) 163, 195
精巣上体(epididymis) 165
声帯ひだ(vocal cord) 94, 96
成長ホルモン(growth hormone)
33, 186, 188
成長ホルモン放出ホルモン(growth hormone
releasing hormone) 188
成長ホルモン抑制ホルモン(growth hormone
inhibiting hormone) 188
精嚢(seminal vesicle) 165
性ホルモン(sex hormone) 186
声門(glottis) 96
声門裂(fissure of glottis) 96
生理的狭窄部(natural constriction) 156
生理的燃焼量(physiological burning
amount) 48
赤色骨髄(red marrow) 29
脊髄(spinal cord) 209, 217
脊髄神経(spinal nerve) 209, 217, 223
脊柱(vertebral colum) 27
セクレチン(secretin) 199
石灰化(calcification) 32, 35
舌下小丘(sublingual caruncle) 120
舌下腺(sublingual gland) 17, 120
舌下ひだ(sublingual fold) 120
赤血球(erythrocyte) 80
赤血球産生(erythropoiesis) 154
節後神経(postganglionic nerve) 77
節後ニューロン(postganglionic neuron)
228
舌根(base of tongue) 119
舌小帯(lingual frenum) 119
摂食(food intake) 113, 137
摂食中枢(feeding center) 135
摂食調節(feeding regulation) 136
節前ニューロン(preganglionic neuron) 228
舌体(body of tongue) 119
接着帯(zonula adherens) 16
接着斑(desmosome) 16
舌乳頭(lingual papilla, papillae of tongue)
247
舌扁桃(lingual tonsil) 94, 119
セラミド(ceramide) 253
セルトリ細胞(Sertoli cell) 161, 163

セレクチン(selectin) 126
セロトニン(serotonin) 186, 199
腺(gland) 16
線維芽細胞(fibroblast) 18
線維成分(fiber component) 18
線維軟骨(fibrocartilage) 20, 31
線維膜(fibrous membrane) 31
線維輪(fibrous ring) 67
前鋸筋(anterior serratus muscle) 98
仙骨(sacrum bone) 27
仙骨神経(sacral nerve) 223
前根(ventral root) 217
腺細胞(glandular cell) 185
前室間枝(anterior interventricular branch)
63
染色質(chromatin) 10
染色体(chromosome) 11, 13, 178
染色分体(chromatid) 11
仙髄(sacral cord) 217
前庭(vestibula) 245, 246
前庭窓(oval window) 245
蠕動運動(peristalsis) 53, 116, 137
前頭葉(frontal lobe) 210
セントロメア(centromere) 11
全肺気量(total lung capacity) 101
全分泌(holocrine) 17
腺房(acinus) 17
腺房細胞(acinar cell) 128
線毛(cilium) 14, 251
線溶系(fibrinolytic system) 81
前立腺(prostate) 165
前立腺特異抗原(prostate specific antigen)
166
前立腺部(pars prostatica) 157
前腕(forearm) 27
臓器(organ) 2
双極細胞(bipolar cell, bipolar nerve cell)
239, 250
総頸動脈(common carotid artery) 72
象牙質(dentin) 118
造血(hematopoiesis) 28
造血幹細胞(hematopoietic stem cell) 29
桑実胚(morula) 178
増殖期(proliferation stage) 177
臓側胸膜(visceral pleura) 97
総胆管(common hepatic duct) 132
総腸骨動脈(common iliac artery) 71
相同染色体(homologous chromosome)
12, 13
僧帽弁(mitral valve) 61
爪母基(nail matrix) 256
側頭筋(temporal muscle) 121
側頭葉(temporal lobe) 210
足突起(foot process) 152, 231
鼠径部(inguinal region) 162
組織(tissue) 2, 14
組織液(tissue fluid / interstitial fluid) 19
組織呼吸(tissue respiration) 98, 101
咀嚼(mastication) 114, 137
咀嚼筋(muscle of mastication) 121
疎性結合組織(loose connective tissue) 19
速筋線維(fast muscle fiber) 45
足根骨(tarsal bone) 28
ソマトスタチン(somatostatin)
137, 188, 193
粗面小胞体(granular endoplasmic
reticulum) 6

タ

体液(body fluid) 154
体液の調節(body fluid regulation) 204
体温調節(temperature regulation) 81
体幹(trunk) 27
体細胞分裂(somatic cell division) 11
胎児期(fetal period) 179
胎児循環(fetal circulation) 56, 181
代謝(metabolism) 143
大十二指腸乳頭(major duodenal papilla)
128
体循環(systemic circulation) 56
大食細胞(macrophage) 18
体性感覚(somatic sensation) 235
体性神経系(somatic nervous system) 224
大腿(thigh) 27
大腸(large intestine) 114, 127
大動脈(aorta) 71
大動脈弓(aortic arch) 71
大動脈弁(aortic valve) 61
大動脈裂孔(aortic hiatus) 71
タイト結合(tight junction) 16
大脳(cerebrum) 210
大脳基底核(basal ganglia) 210
大脳脚(cerebral peduncle) 216
大脳動脈輪(circle of Willis) 222
大脳皮質(cerebral cortex) 210
胎盤(placenta) 56, 178, 179
胎盤関門(placental barrier, placental
membrane) 57, 180
体壁(body wall) 116
唾液(saliva) 114, 120, 131
唾液アミラーゼ(salivary amylase) 120
唾液腺(salivary gland) 114, 120, 137
ダグラス窩(Douglas pouch) 170
ダグラスバック法(Douglas bag method)
110
脱水(dehydration) 114
脱分極(depolarization) 230
脱落膜(decidua) 179
多能性造血幹細胞(multipotent
hematopoietic stem cell) 80
多列線毛円柱上皮(pseudostratified ciliated
columnar epithelium) 14
胆管(bile duct, choledochus) 125
単球(monocyte) 80
短骨(short bone) 28
胆汁(bile) 129, 132
胆汁酸(bile acid) 132
胆汁色素(bile pigment) 132
単収縮(muscular twitching) 45
炭水化物(carbohydrate) 48
男性生殖器(male genitalia) 162
弾性線維(elastic fiber) 18
弾性組織(elastic tissue) 19
弾性軟骨(elastic cartilage) 20, 31
単層円柱上皮(simple columnar epithelium)
14
単層扁平上皮(simple squamous epithe-
lium) 14
単層立方上皮(simple cuboidal epithelium)
14
担体(carrier) 3
胆嚢(gall bladder) 114, 132
タンパク質(protein) 6, 48, 141
タンパク質の燃焼量(protein burning
amount) 110

タンパク尿(proteinuria) 159
淡明層(lucid layer, stratum lucidum) 253
知覚(perception) 235
遅筋線維(slow-twitch muscle fiber) 46
蓄尿(collection of urine) 157
恥骨結合(pubic symphysis) 20, 156
腟(vagina) 170, 171
窒素(nitrogen) 110, 143, 159
緻密質(compact layer) 29
チミン(thymine) 11
チモーゲン顆粒(zymogen) 128
着床(implantation) 178
中咽頭(oropharynx) 123
中間径フィラメント(intermediate filament) 9
肘関節(elbow joint) 42
中耳(middle ear) 243
中心窩(fovea centralis) 237
中心子(centriole) 9
中心静脈(central vein) 129
中心体(centrosome) 9
虫垂(appendix) 128
中枢神経系(central nervous system) 209
中脳(midbrain) 215
中胚葉(mesoderm) 178
中皮(mesothelium) 14
中膜(tunica media) 71
中葉(intermediate lobe) 97
チューブリン(tubulin) 9
腸液(intestinal fluids) 131, 138
聴覚(audition) 242
聴覚器官(auditory organ) 242
聴覚野(auditory area) 210
長管骨(long bone) 28
腸肝循環(entero-hepatic circulation of bilirubin) 133
腸間膜(mesentery) 125
腸腺(intestinal gland) 131
腸相(intestinal phase) 137
腸内細菌(intestinal bacteria) 138
跳躍伝導(saltatory conduction) 23, 230
直腸(rectum) 114, 128
チロキシン(thyroxine) 190
椎間板(intervertebral disk) 20, 31
椎骨(vertebra) 29
椎骨動脈(vertebral artery) 72, 222
痛覚(algesia) 235, 260
ツチ骨(malleus) 245
爪(nail) 256
手(hand) 27
低酸素症(hypoxia) 108
デオキシヘモグロビン(deoxyhemoglobin) 107
デオキシリボ核酸(deoxyribonucleic acid：DNA) 10
適刺激(adequate stimulus) 235
テストステロン(testosterone) 161, 165, 197
デスモソーム(desmosome) 16
電解質(electrolyte) 138
電解質コルチコイド(mineral corticoid) 195
電子伝達系(electron transfer system) 5
転写因子(transcription factor) 10
でんぷん(starch) 131
頭蓋(skull) 27
頭蓋骨(cranium) 28
導管(conduit) 16, 120, 185
動原体(centromere, kinetochore) 11

瞳孔(pupil) 237
糖質(carbohydrate) 140
糖質コルチコイド(glucocorticoid) 195
等尺性収縮(isometric contraction) 45
透出分泌(diacrine secretion) 17
糖新生(gluconeogenesis) 143, 195
透析(dialysis) 155
等張性収縮(isotonic contraction) 45
頭頂葉(parietal lobe) 210
洞房結節(sino-atrial node) 51, 62
動脈(artery) 56, 70
動脈管(ductus arteriosus) 57, 182
動脈管索(arterial ligament) 57
動脈系(arterial system) 71
動脈血(arterial blood) 56, 79
動脈弁(aortic valve) 61
透明帯(zona pellucida) 178
特異的生体防御機構(specific biological defense system) 87
特殊感覚(special sensation) 235
特殊心筋(specialized cardiac muscle) 22
特殊心筋線維(specialized cardiac muscle fiber) 42, 63
ドパミン(dopamine) 186, 188, 216
トライツ靱帯(Treitz ligament) 125
トランスファーRNA(transfer ribonucleic acid) 6
トランスポーター(transporter) 3, 230
トランス面(trans face) 8
トリアシルグリセロール(triacylglycerol) 48
トリグリセリド(triglyceride) 48
トリプシン(trypsin) 131
トリプトファン(tryptophan) 199
トリヨードチロニン(triiodothyronine) 190
トロポミオシン(tropomyosin) 53

ナ

内因子(intrinsic factor) 131, 137
内頸動脈(internal carotid artery) 72, 222
内喉頭筋(intralaryngeal muscle) 96
内肛門括約筋(internal anal sphincter) 145
内呼吸(internal respiration) 98, 101
内耳(inner ear) 245
内臓感覚(visceral sensation) 235
内臓感覚性線維(visceral sensory fiber) 224
内側翼突筋(medial pterygoid muscle) 121
内尿道括約筋(inner urethral sphincter) 156
内胚葉(entoderm) 178
内皮(endothelium) 14
内皮細胞(endothelial cell) 71
内分泌(endocrine, internal secretion) 185
内分泌系(endocrine system) 25, 185
内分泌腺(endocrine gland) 16
内膜(tunica intima) 71
内輪層(inner circular layer) 53, 115
内肋間筋(internal intercostal muscle) 98
ナトリウムイオン(sodium ion) 44
ナトリウムイオンチャネル(sodium ion channel) 64
ナトリウムチャネル(sodium channel) 230
軟骨(cartilage) 28, 30
軟骨細胞(chondrocyte) 20, 31
軟骨小腔(cartilage lacuna) 20
軟骨組織(cartilaginous tissue) 20
軟骨内骨化(endochondral ossification) 20, 32
軟膜(pia mater) 221
二酸化炭素(bicarbonate) 106

二酸化炭素解離曲線(carbon dioxide dissociation curve) 109
二酸化炭素の分圧(carbon dioxide partial pressure) 109
二次骨化中心(secondary ossification center) 33
二重らせん構造(double helix structure) 11
二尖弁(mitral valve) 61
乳化(emulsification) 132
乳酸(lactic acid) 48
乳酸シャトル説(lactate shuttle) 49
乳歯(milk teeth) 117
乳汁(milk) 172
乳腺(mammillary gland) 172
乳頭筋(papillary muscle) 61
乳糖不耐症(lactose intolerance) 140
乳糜槽(cistern of chyle, cisterna chyli) 89
ニューロン(neuron) 22, 210, 229
尿(urine) 149, 152, 159
尿意(desire to urinate) 158
尿管(ureter) 149, 156
尿管口(ostium of ureter, ureteral orifice) 156
尿検査(urinalysis) 159
尿細管(renal tubule, kidney tubule) 150
尿細管極(tubular pole, urinary pole) 150
尿酸(uric acid) 154
尿素(urea) 143, 154, 159
尿素回路(ornithine cycle, urea cycle) 143
尿中窒素(urinary nitrogen) 110
尿道(urethra) 149, 157
尿道球腺(bulbourethral gland) 166
尿量(urinary output) 160
尿路(urinary tract) 156
ヌクレオソーム(nucleosome) 10
熱傷(burn) 257
ネフロン(nephron) 150
粘液腺(mucous gland) 17, 120
粘膜(mucous membrane) 114
粘膜下組織(submucosal tissue) 114
粘膜固有層(lamina propria) 114
脳(brain) 209
脳幹(brain stem) 215
脳室(cerebral ventricle) 222
脳神経(cranial nerve) 209, 223
脳性ナトリウム利尿ペプチド(brain natriuretic peptide) 200
脳脊髄液(cerebrospinal fluid) 221
脳相(cephalic phase) 137
脳底動脈(active transport) 222
脳梁(corpus callosum) 210
ノルアドレナリン(noradrenaline) 52, 186, 195, 228

ハ

歯(teeth) 114, 117
胚(embryo) 178
肺(lung) 97
肺活量(vital capacity) 102
肺気量(lung capacity) 101
肺気量分画(lung capacity) 102
肺呼吸(lung breathing) 98
肺根(pulmonary root) 97
肺コンプライアンス(pulmonary compliance) 102
胚子(embryo) 178
肺循環(pulmonary ciruclation) 56, 101, 104

275

肺静脈(pulmonary vein)　56, 59
肺小葉(pulmonary lobule)　98
排泄(excretion)　113, 138
肺尖(apical)　97
肺動脈(pulmonary artery)　56
肺動脈圧(pulmonary arterial pressure)　105
肺動脈弁(pulmonary valve)　61
排尿(emiction)　157
排尿筋(detrusor muscle)　156
排便(defecation)　114, 145
排便反射(defecation reflex)　145
肺胞(alveolus)　56, 91, 98
肺胞囊(alveolar sac)　104
肺毛細血管圧(pulmonary capillary pressure)　105
肺門(pulmonary hilum)　97
排卵(ovulation)　169
排卵期(ovulation phase)　176
白質(white matter)　210
白色脂肪細胞(white adipocyte)　19
白体(corpus albicans)　169
拍動(beat, pulsation)　63
破骨細胞(osteoclast)　21, 30
破水(rupture of bag of waters)　182
バソプレシン(arginine vasopressin)　79, 154, 188
パチニ小体(pacinian corpuscle)　258
白血球(leukocyte)　18, 85
発生(development)　178
パネート細胞(Paneth cell)　126
ハバース管(haversian canal)　30
ハムストリング(hamstring)　43
パラトルモン(parathormone)　38, 192, 204
バルサルバ反射(Valsalva maneuver)　78
半規管(semicircular canal)　245, 247
半月弁(semilunar valve)　61
半消化態(semi-digestion)　138
ヒアルロニダーゼ(hyaluronidase)　178
ヒアルロン酸(hyaluronic acid)　19
皮下脂肪(subcutaneous fat)　255
皮下組織(subcutaneous tissue)　255
鼻腔(nasal cavity)　91, 92
鼻甲介(turbinate)　92
尾骨(coccyx)　27
尾骨神経(coccygeal nerve)　223
皮脂腺(sebaceous gland)　17, 256, 258
皮質(cortex)　150
皮質核路(corticopontine tract)　216
皮質骨(cortical bone)　29
皮質中枢(cortical center)　210
微絨毛(microvillus)　15, 125, 248
微小管(microtubule)　9
尾髄(coccygeal part of the spinal cord)　217
ヒス束(His bundle)　62
ヒスタミン(histamine)　137
ヒストン(histone)　10
鼻腺(nasal gland)　93
脾臓(spleen)　192
ビタミンA貯蔵細胞(vitamin A-string cell)　129
ビタミンB12(vitamin B12))　131, 137
ビタミンD(vitamin D)　36, 39, 156, 200
ビタミンK(vitamin K)　83
左冠状動脈(left coronary artery)　63
左鎖骨下動脈(left subclavian artery)　71
左総頸動脈(left common carotid artery)

71
非タンパク質呼吸商(non-protein respiratory quotient)　110
鼻中隔(nasal septum)　92
非特異的生体防御機構(non-specific biological defense system)　85
ヒト絨毛型性腺刺激ホルモン(human chorionic gonadotropin)　180
ヒト白血球抗原(human leucocyte antigen)　85
ヒトパピローマウイルス(Human papilloma-virus, infectious human wart virus)　171
ヒドロキシアパタイト(hydroxyapatite)　21, 118
泌尿器系(urinary system)　25, 149
皮膚(skin)　156, 252
皮膚感覚(cutaneous sensation)　235, 258
腓腹筋(gastrocnemius muscle)　42
皮膚腺(skin gland)　185
肥満細胞(mast cell)　18
ヒューマンカロリーメーター(human calorie meter)　110
表在静脈(superficial vein)　222
表皮(epidermis)　252
ヒラメ筋(soleus muscle)　42
ビリルビン(bilirubin)　132, 159
鼻涙管(nasolacrimal duct)　93, 240
ピルビン酸(pyruvic acid)　5, 48
披裂軟骨(arytenoid cartilage)　96
疲労骨折(stress fracture)　36
ピロリ菌(Helicobacter pylori)　114
頻尿(frequent urination, pollakiuria)　160
頻脈(tachycardia, frequent pulse)　78
ファーター乳頭(papilla of Vater)　125, 128
ファーター・パチニ小体(Vater-Pacini corpuscle)　258
フィブリノゲン(fibrinogen)　80
フィブリン血栓(fibrin thrombus)　82
フェロモン作用(pheromone action)　258
フォルクマン管(Volkmann canal)　30
不規則骨(irregular bone)　28
副眼器(ocular adnexa)　235, 240
副交感神経(parasympathetic nerve)　52, 209, 224
副甲状腺(parathyroid gland)　192
副甲状腺機能亢進症(hyperparathyroidism)　39
副甲状腺機能低下症(hypoparathyroidism)　39
副甲状腺ホルモン(parathyroid hormone)　39, 192, 204
腹腔動脈(celiac artery)　71
副細胞(mucous neck cells)　137
副腎(adrenal gland)　194
副腎アンドロゲン(adrenal androgen)　195
副腎髄質(adrenal medulla)　194
副腎髄質ホルモン(adrenal medullary hormone)　195
副腎皮質(adrenal cortex)　194
副腎皮質刺激ホルモン(adrenocorticotropic hormone)　188
副腎皮質刺激ホルモン放出ホルモン(cortico-tropin-releasing hormone)　188
副腎皮質ホルモン(adrenal cortical hormone)　186, 195
腹大動脈(abdominal aorta)　71
副鼻腔(paranasal sinus)　93

腹壁(abdominal wall)　98
腹膜透析(peritoneal dialysis)　155
不随意筋(involuntary muscle)　22, 42
不整脈(arrhythmia)　69
付属器官(appendages)　113
プチアリン(ptyalin)　120
負のフィードバック(negative feedback)　201
フリーラジカル(free radical)　9
プルキンエ線維(Purkinje fiber)　62
ブルンネル腺(Brunner gland)　125
フレイル(flail(frailty))　40
ブレスバイブレス法(breath-by-breath method)　110
ブローカ中枢(Broca center)　210
プロゲステロン(progesterone)　169, 197
プロテオグリカン(proteoglycan)　19, 31
プロトロンビン時間(prothrombin time)　83
フロー・ボリューム曲線(flow-volume curve)　103
プロラクチン(prolactin)　188
プロラクチン放出ホルモン(prolactin-releas-ing hormone)　188
プロラクチン抑制ホルモン(prolactin-inhibit-ing hormone)　188
分泌(secretion)　185
分泌顆粒(secretory granule)　6
分泌期(secretory phase)　177
分泌調節(secretory regulation)　201
分泌物(bodily secretion)　185
糞便(feces)　138
分娩(obstetric labor)　182
噴門(cardia)　124
分裂間期(intermitotic period)　11
分裂期(M phase, mitotic phase)　11
分裂前期(prophase of mitosis)　11
平滑筋(smooth muscle)　22, 42, 51
平衡覚器官(sense of equilibrium organ)　242
平衡覚系(sense of equilibrium system)　242
閉鎖帯(zona occludens)　16
ベインブリッジ反射(Bainbridge reflex)　78
壁細胞(gastric parietal cell)　124, 131, 137
壁側胸膜(parietal pleura)　97
ペースメーカー(cardiac pacemaker)　62
ヘテロクロマチン(heterochromatin)　11
ペプシン(pepsin)　124, 131, 137
ペプチドYY(peptide YY)　128, 137
ペプチドホルモン(peptide hormone)　186
ヘモグロビン(hemoglobin)　106, 107, 132
ヘモグロビン酸素解離曲線(hemoglobin-oxygen dissociation curve)　107
ペルオキシソーム(peroxisome)　9
ヘルパーT細胞(helper T cell)　87
便意(defecation desire)　145
辺縁系(limbic system)　210
娩出期(expulsive stage of labor)　182
扁桃(tonsil)　94
扁平骨(flat bone)　28
ヘンレのループ(loop of Henle)　150
縫合(suture)　28
膀胱(urinary bladder)　149, 156
膀胱三角(trigone of bladder)　156
膀胱反射中枢(vesical reflex center)　157
傍糸球体装置(juxtaglomerular apparatus)　154
房室結節(atrioventricular node)　62
房室束(bundle of His)　62

276　　　索引

房室弁(atrioventricular valve) 61
紡錘糸(spindle fiber) 9
胞胚(blastula) 178
ボウマン腺(Bowman gland) 252
ボウマン嚢(Bowman capsule) 150
傍濾胞細胞(parafollicular cell) 190
補助呼吸筋(accessory respiratory muscle) 98
補体(complement) 85
ボタロー管(ductus arteriosus) 57, 182
勃起(penile erection) 166
勃起障害(erectile dysfunction) 167
骨(bone) 28
ホメオスタシス(homeostasis) 203, 228
ホルモン(hormone) 16, 135, 185
ポンプ(pump) 3

マ

マイスナー小体(Meissner tactile corpuscle) 255, 258
マイスナー神経叢(Meissner plexus) 126
マイボーム腺(meibomian gland) 240
膜消化(membrane digestion) 130, 138
膜性壁(membranous wall) 97
膜タンパク質(membrane protein) 3, 6
膜電位(membrane potential) 22, 51
膜内骨化(intramembranous ossification) 32, 33
膜迷路(membranous labyrinth) 245
マクロファージ(macrophage) 18, 80, 85
末梢血管抵抗(peripheral resistance) 76
末梢神経系(peripheral nervous system) 209, 223
マリオットの盲点(Mariotte spot) 238
マルトース(maltose) 120
慢性腎臓病(chronic kidney disease) 153
慢性閉塞性肺疾患(chronic obstructive pulmonary disease) 103
満腹中枢(satiety center) 135
ミオグロビン(myoglobin) 46
ミオシン(myosin) 21, 42, 44
ミオシンフィラメント(myosin filament) 44
味覚(gustation) 247
味覚受容体(gustatory receptor) 248
味覚野(gustatory area) 210
右冠状動脈(right coronary artery) 63
右リンパ本幹(right lymphatic duct) 87
ミクログリア(microglia) 23, 231
ミクロフィラメント(microfilament) 9
味孔(gustatory pore, taste pore) 248
味細胞(gustatory cells, taste cell) 120, 248
ミセル(micelle) 132, 138
密性結合組織(dense connective tissue) 19
ミトコンドリア(mitochondria) 5, 51
ミトコンドリアDNA(mitochondrial DNA) 6
ミネラルコルチコイド(mineral corticoid) 195
未分化間葉系幹細胞(undifferenciated mesenchymal stem cell) 32
未分化前駆軟骨細胞(undifferentiated progenitor chondrocytes) 34
耳(ear) 242
味毛(taste hair) 248
脈圧(pulse pressure) 76
脈管系(vascular system) 87
脈絡叢(choroid plexus) 222
脈絡膜(choroid) 237

ミュラー管(Müller duct) 161
ミュラー管抑制因子(anti-müllerian hormone) 161
味蕾(taste bud) 119, 248
無機リン酸(inorganic phosphoric acid) 47
無形基質(ground substance) 18, 19
無髄(non-myelinated) 251
娘染色体(daughter chromosome) 9
眼(eye) 235
迷走神経(vagal nerve) 77
メサンギウム細胞(mesangial cell) 150
メッセンジャーRNA(messenger RNA) 6
メラトニン(melatonin) 186, 199, 214
メラニン(melanin) 10
メラニン細胞刺激ホルモン(melanocyte-stimulating hormone) 188
メラニン細胞刺激ホルモン放出ホルモン(melanocytestimulating hormone releasing hormone) 188
メラニン細胞刺激ホルモン抑制ホルモン(melanocyte-stimulating hormone-release-inhibiting hormone) 188
メラニン色素(melatin pigment) 254
メラノサイト(melanocyte) 254
メルケル細胞(Merkel cell) 255
メルケル触覚小体(Merkel tactile corpuscle) 258
免疫(immunity) 81
免疫機能(immune function) 85
免疫グロブリン(immunoglobulin) 87
免疫系(immune system) 24
毛細血管(capillary vessel) 56, 70
毛細リンパ管(lymphatic capillary) 87
盲腸(caecum) 114, 127
盲点(blind spot) 238
毛乳頭(hair papilla) 256
毛包受容器(hair follicle receptor) 258
毛母基(hair matrix) 256
網膜(retina) 237
毛様体(ciliary body) 237
モデリング(modeling) 33
モノカルボン酸輸送担体(monocarboxylate transporter) 49
門脈(portal vein) 75, 128

ヤ

有郭乳頭(vallate papillae) 119, 248
有棘層(prickle cell layer, spinous stratum) 253
有糸分裂(mitosis) 9
幽門(pylorus) 124
遊離脂肪酸(free fatty acid) 48
遊離リボソーム(free ribosome) 6
ユークロマチン(euchromatin) 11
輸出細動脈(efferent glomerular arteriole) 150
輸送体(transporter) 3, 230
輸入細動脈(afferent glomerular artery) 150
葉気管支(lobar bronchus) 97
葉状乳頭(foliate papillae) 119, 247
腰神経(lumbar nerve) 223
羊水(amniotic fluid) 56
腰髄(lumbar cord) 217
ヨウ素(iodine) 190
羊膜(amnion) 179

ラ

ライディッヒ細胞(Leydig cell) 161, 165

卵円窩(oval fossa) 59
卵円孔(oval foramen) 57, 181
卵黄嚢(yolk sac) 178
卵管(oviduct) 169
卵管采(fimbria tube) 169
ランゲルハンス細胞(Langerhans cell) 254
ランゲルハンス島(Langerhans islet) 128, 192
卵子(ovum) 168
卵巣(ovary) 168, 195
卵巣周期(ovarian cycle) 170, 175, 176
ランビエの絞輪(Ranvier node) 23, 230
卵胞(ovarian follicle) 168
卵胞期(follicular phase) 176
卵胞刺激ホルモン(follicle stimulating hormone) 168, 188
卵胞ホルモン(estrogen) 197
卵母細胞(oocyte) 169
力学的ストレス(mechanical stress) 35
離出分泌(apocrine) 17
リソソーム(lysosome) 8
立毛筋(arrector muscles of hairs) 256
リパーゼ(lipase) 132
リボソーム(ribosome) 6, 10
リボソームRNA(ribosomal ribonucleic acid) 6, 10
リポタンパク質(lipoprotein) 143
リポフスチン(lipofuscin) 252
リモデリング(remodeling) 21, 34
両眼視(binocular vision) 241
リン再吸収(phosphorus reabsorption) 39
リン酸カルシウム(calcium phosphate) 118
リン脂質(phospholipid) 3
輪状靱帯(annular ligament) 97
輪状軟骨(cricoid cartilage) 94
輪状ひだ(circular folds) 125
輪走筋(circular muscle) 53, 115
リンパ(液)(lymph) 87
リンパ管(lymph duct) 87, 125
リンパ球(lymphocyte) 18, 86, 87
リンパ系(lymphatic system) 24, 87
リンパ系幹細胞(lymphoid stem cell) 80
リンパ小節(lymphoid nodules) 94
リンパ節(lymph node) 87
リンパ組織(lymphatic tissue) 19
涙器(lacrimal apparatus) 240
涙小管(lacrimal canaliculus) 240
涙腺(lacrimal gland) 17, 240
類洞(sinusoidal capillary) 129
ルテイン(lutein) 169
ルフィニ小体(Ruffini corpuscle) 258
冷覚(cold sensation) 235, 260
レセプター(receptor) 5
レニン(renin) 154, 200
レニン・アンジオテンシン・アルドステロン系(renin-angiotensin-aldosterone system) 78
レプチン(leptin) 136, 201
連結体(conjugant) 3
肋軟骨(costal cartilage) 20, 30
肋骨(rib) 98
ロドプシン(rhodopsin) 238
濾胞上皮細胞(follicular epithelial cells) 190
ワルダイエル(Waldeyer) 94, 124
ワルトンのゼリー(Wharton jelly) 19
腕橈骨筋(brachioradial muscle) 42
腕頭静脈(brachiocephalic vein) 74
腕頭動脈(brachiocephalic trunk) 71

編者紹介

河田　光博
 1977 年 京都府立医科大学医学部医学科卒業
 現　在 京都府立医科大学名誉教授／京都岡本記念病院教育担当顧問

小澤　一史
 1984 年 東京慈恵会医科大学医学部医学科卒業
 現　在 佛教大学保健医療技術学部　教授

上田　陽一
 1987 年 産業医科大学医学部医学科卒業
 1991 年 産業医科大学大学院医学研究科博士課程修了
 現　在 産業医科大学　学長

NDC 491 287 p 26 cm

栄養科学シリーズ NEXT
人体の構造と機能及び疾病の成り立ち　栄養解剖生理学
  2019 年 11 月 6 日　第 1 刷発行
  2024 年 2 月 2 日　第 3 刷発行

編　　者 河田光博・小澤一史・上田陽一
発 行 者 森田浩章
発 行 所 株式会社　講談社
    〒112-8001　東京都文京区音羽 2-12-21
      販　売　(03)5395-4415
      業　務　(03)5395-3615

編　　集 株式会社　講談社サイエンティフィク
    代表　堀越俊一
    〒162-0825　東京都新宿区神楽坂 2-14　ノービィビル
      編　集　(03)3235-3701

本文データ制作
カバー印刷 株式会社双文社印刷
本文・表紙印刷
製本 株式会社ＫＰＳプロダクツ

落丁本・乱丁本は，購入書店名を明記のうえ，講談社業務宛にお送りください．
送料小社負担にてお取り替えします．なお，この本の内容についてのお問い合
わせは講談社サイエンティフィク宛にお願いいたします．
定価はカバーに表示してあります．

© M. Kawata, H. Ozawa and Y. Ueta, 2019

本書のコピー，スキャン，デジタル化等の無断複製は著作権法上での例外を除
き禁じられています．本書を代行業者等の第三者に依頼してスキャンやデジタ
ル化することはたとえ個人や家庭内の利用でも著作権法違反です．

JCOPY 〈(社)出版者著作権管理機構委託出版物〉

複写される場合は，その都度事前に(社)出版者著作権管理機構(電話 03-5244-
5088，FAX 03-5244-5089，e-mail : info@jcopy.or.jp)の許諾を得てください．
Printed in Japan

ISBN978-4-06-516599-7